全国中医药行业高等教育"十二五"规划教材
全国高等中医药院校规划教材(第九版)

# 中药生物技术

(供中药资源与开发、中药学等专业用)

主　编　魏建和(北京协和医学院)
　　　　陈建伟(南京中医药大学)
副主编　高文远(天津大学)
　　　　贺　红(广州中医药大学)
　　　　刘春生(北京中医药大学)
　　　　罗光明(江西中医药大学)
　　　　王淑敏(长春中医药大学)
　　　　赵淑娟(上海中医药大学)
主　审　胡之璧(上海中医药大学)

U0307831

中国中医药出版社
·北　京·

**图书在版编目(CIP)数据**

中药生物技术/魏建和，陈建伟主编 . —北京：中国中医药出版社，2017.2（2024.7重印）

全国中医药行业高等教育"十二五"规划教材

ISBN 978－7－5132－2746－9

Ⅰ．①中…　Ⅱ．①魏…　②陈…　Ⅲ．①中药学－生物工程－中医药院校－教材

Ⅳ．①R28

中国版本图书馆 CIP 数据核字（2015）第 212656 号

中 国 中 医 药 出 版 社 出 版

北京经济技术开发区科创十三街 31 号院二区 8 号楼

邮政编码　100176

传真　010 64405721

北京盛通印刷股份有限公司印刷

各地新华书店经销

*

开本 787×1092　1/16　印张 13.5　字数 312 千字

2017 年 2 月第 1 版　2024 年 7 月第 3 次印刷

书　号　ISBN 978－7－5132－2746－9

*

定价　35.00 元

网址　www.cptcm.com

# 全国中医药行业高等教育"十二五"规划教材
# 全国高等中医药院校规划教材（第九版）
# 专家指导委员会

**名誉主任委员**　王国强（国家卫生和计划生育委员会副主任
国家中医药管理局局长）

邓铁涛（广州中医药大学教授　国医大师）

**主 任 委 员**　王志勇（国家中医药管理局副局长）

**副主任委员**　王永炎（中国中医科学院名誉院长　教授　中国工程院院士）

张伯礼（中国中医科学院院长　天津中医药大学校长　教授
中国工程院院士）

洪　净（国家中医药管理局人事教育司巡视员）

**委 员**　（以姓氏笔画为序）

王　华（湖北中医药大学校长　教授）

王　键（安徽中医药大学校长　教授）

王之虹（长春中医药大学校长　教授）

王国辰（国家中医药管理局教材办公室主任
全国中医药高等教育学会教材建设研究会秘书长
中国中医药出版社社长）

王省良（广州中医药大学校长　教授）

车念聪（首都医科大学中医药学院院长　教授）

孔祥骊（河北中医学院院长　教授）

石学敏（天津中医药大学教授　中国工程院院士）

匡海学（黑龙江中医药大学校长　教授）

刘振民（全国中医药高等教育学会顾问　北京中医药大学教授）

孙秋华（浙江中医药大学党委书记　教授）

严世芸（上海中医药大学教授）

杨　柱（贵阳中医学院院长　教授）

杨关林（辽宁中医药大学校长　教授）

李大鹏（中国工程院院士）

李亚宁（国家中医药管理局中医师资格认证中心）

李玛琳（云南中医学院院长　教授）

李连达（中国中医科学院研究员　中国工程院院士）

李金田（甘肃中医药大学校长　教授）

吴以岭（中国工程院院士）

吴咸中（天津中西医结合医院主任医师　中国工程院院士）

吴勉华（南京中医药大学校长　教授）

肖培根（中国医学科学院研究员　中国工程院院士）

陈可冀（中国中医科学院研究员　中国科学院院士）

陈立典（福建中医药大学校长　教授）

陈明人（江西中医药大学校长　教授）

范永升（浙江中医药大学校长　教授）

欧阳兵（山东中医药大学校长　教授）

周　然（山西中医学院院长　教授）

周永学（陕西中医药大学校长　教授）

周仲瑛（南京中医药大学教授　国医大师）

郑玉玲（河南中医学院院长　教授）

胡之璧（上海中医药大学教授　中国工程院院士）

耿　直（新疆医科大学副校长　教授）

徐安龙（北京中医药大学校长　教授）

唐　农（广西中医药大学校长　教授）

梁繁荣（成都中医药大学校长　教授）

程莘农（中国中医科学院研究员　中国工程院院士）

谢建群（上海中医药大学常务副校长　教授）

路志正（中国中医科学院研究员　国医大师）

廖端芳（湖南中医药大学校长　教授）

颜德馨（上海铁路医院主任医师　国医大师）

**秘 书 长** 王　键（安徽中医药大学校长　教授）

洪　净（国家中医药管理局人事教育司巡视员）

王国辰（国家中医药管理局教材办公室主任
　　　　全国中医药高等教育学会教材建设研究会秘书长
　　　　中国中医药出版社社长）

**办 公 室 主 任** 周　杰（国家中医药管理局科技司　副司长）

林超岱（国家中医药管理局教材办公室副主任
　　　　中国中医药出版社副社长）

李秀明（中国中医药出版社副社长）

**办公室副主任** 王淑珍（全国中医药高等教育学会教材建设研究会副秘书长
　　　　中国中医药出版社教材编辑部主任）

全国中医药行业高等教育"十二五"规划教材
全国高等中医药院校规划教材（第九版）

# 《中药生物技术》编委会

主　编　魏建和（北京协和医学院）

　　　　陈建伟（南京中医药大学）

副主编　高文远（天津大学）

　　　　贺　红（广州中医药大学）

　　　　刘春生（北京中医药大学）

　　　　罗光明（江西中医药大学）

　　　　王淑敏（长春中医药大学）

　　　　赵淑娟（上海中医药大学）

编　委　（按姓氏笔画排序）

　　　　马　毅（甘肃中医药大学）

　　　　王厚伟（山东中医药大学）

　　　　白贞芳（北京中医药大学）

　　　　汤兴利（南京农业大学）

　　　　李慧玲（黑龙江中医药大学）

　　　　余　坤（湖北中医药大学）

　　　　宋振巧（山东农业大学）

　　　　张　芳（南京中医药大学）

　　　　张延红（甘肃中医药大学）

　　　　罗　容（首都医科大学）

　　　　赵伟春（浙江中医药大学）

　　　　俞年军（安徽中医药大学）

　　　　高志晖（北京协和医学院）

　　　　韩琳娜（山东中医药大学）

主　审　胡之璧（上海中医药大学）

# 前　言

　　"全国中医药行业高等教育'十二五'规划教材"（以下简称："十二五"行规教材）是为贯彻落实《国家中长期教育改革和发展规划纲要（2010—2020）》《教育部关于"十二五"普通高等教育本科教材建设的若干意见》和《中医药事业发展"十二五"规划》的精神，依据行业人才培养和需求，以及全国各高等中医药院校教育教学改革新发展，在国家中医药管理局人事教育司的主持下，由国家中医药管理局教材办公室、全国中医药高等教育学会教材建设研究会，采用"政府指导，学会主办，院校联办，出版社协办"的运作机制，在总结历版中医药行业教材的成功经验，特别是新世纪全国高等中医药院校规划教材成功经验的基础上，统一规划、统一设计、全国公开招标、专家委员会严格遴选主编、各院校专家积极参与编写的行业规划教材。鉴于由中医药行业主管部门主持编写的"全国高等中医药院校教材"（六版以前称"统编教材"），进入2000年后，已陆续出版第七版、第八版行规教材，故本套"十二五"行规教材为第九版。

　　本套教材坚持以育人为本，重视发挥教材在人才培养中的基础性作用，充分展现我国中医药教育、医疗、保健、科研、产业、文化等方面取得的新成就，力争成为符合教育规律和中医药人才成长规律，并具有科学性、先进性、适用性的优秀教材。

　　本套教材具有以下主要特色：

　　1. 坚持采用"政府指导，学会主办，院校联办，出版社协办"的运作机制

　　2001年，在规划全国中医药行业高等教育"十五"规划教材时，国家中医药管理局制定了"政府指导，学会主办，院校联办，出版社协办"的运作机制。经过两版教材的实践，证明该运作机制科学、合理、高效，符合新时期教育部关于高等教育教材建设的精神，是适应新形势下高水平中医药人才培养的教材建设机制，能够有效解决中医药事业人才培养日益紧迫的需求。因此，本套教材坚持采用这个运作机制。

　　2. 整体规划，优化结构，强化特色

　　"'十二五'行规教材"，对高等中医药院校3个层次（研究生、七年制、五年制）、多个专业（全覆盖目前各中医药院校所设置专业）的必修课程进行了全面规划。在数量上较"十五"（第七版）、"十一五"（第八版）明显增加，专业门类齐全，能满足各院校教学需求。特别是在"十五""十一五"优秀教材基础上，进一步优化教材结构，强化特色，重点建设主干基础课程、专业核心课程，增加实验实践类教材，推出部分数字化教材。

　　3. 公开招标，专家评议，健全主编遴选制度

　　本套教材坚持公开招标、公平竞争、公正遴选主编的原则。国家中医药管理局教材办公室和全国中医药高等教育学会教材建设研究会，制订了主编遴选评分标准，排除各种可能影响公正的因素。经过专家评审委员会严格评议，遴选出一批教学名师、教学一线资深教师担任主编。实行主编负责制，强化主编在教材中的责任感和使命感，为教材质量提供保证。

　　4. 进一步发挥高等中医药院校在教材建设中的主体作用

　　各高等中医药院校既是教材编写的主体，又是教材的主要使用单位。"'十二五'行规教材"，得到各院校积极支持，教学名师、优秀学科带头人、一线优秀教师积极参加，凡被选中参编的教师都以高涨的热情、高度负责、严肃认真的态度完成了本套教材的编写任务。

5. 继续发挥教材在执业医师和职称考试中的标杆作用

我国实行中医、中西医结合执业医师资格考试认证准入制度，以及全国中医药行业职称考试制度。2004年，国家中医药管理局组织全国专家，对"十五"（第七版）中医药行业规划教材，进行了严格的审议、评估和论证，认为"十五"行业规划教材，较历版教材的质量都有显著提高，与时俱进，故决定以此作为中医、中西医结合执业医师考试和职称考试的蓝本教材。"十五"（第七版）行规教材、"十一五"（第八版）行规教材，均在2004年以后的历年上述考试中发挥了权威标杆作用。"十二五"（第九版）行业规划教材，已经并继续在行业的各种考试中发挥标杆作用。

6. 分批进行，注重质量

为保证教材质量，"十二五"行规教材采取分批启动方式。第一批于2011年4月，启动了中医学、中药学、针灸推拿学、中西医临床医学、护理学、针刀医学6个本科专业112种规划教材，于2012年陆续出版，已全面进入各院校教学中。2013年11月，启动了第二批"'十二五'行规教材"，包括：研究生教材、中医学专业骨伤方向教材（七年制、五年制共用）、卫生事业管理类专业教材、中西医临床医学专业基础类教材、非计算机专业用计算机教材，共64种。

7. 锤炼精品，改革创新

"'十二五'行规教材"着力提高教材质量，锤炼精品，在继承与发扬、传统与现代、理论与实践的结合上体现了中医药教材的特色；学科定位更准确，理论阐述更系统，概念表述更为规范，结构设计更为合理；教材的科学性、继承性、先进性、启发性、教学适应性较前八版有不同程度提高。同时紧密结合学科专业发展和教育教学改革，更新内容，丰富形式，不断完善，将各学科的新知识、新技术、新成果写入教材，形成"十二五"期间反映时代特点、与时俱进的教材体系，确保优质教材进课堂。为提高中医药高等教育教学质量和人才培养质量提供有力保障。同时，"十二五"行规教材还特别注重教材内容在传授知识的同时，传授获取知识和创造知识的方法。

综上所述，"十二五"行规教材由国家中医药管理局宏观指导，全国中医药高等教育学会教材建设研究会倾力主办，全国各高等中医药院校高水平专家联合编写，中国中医药出版社积极协办，整个运作机制协调有序，环环紧扣，为整套教材质量的提高提供了保障，打造"十二五"期间全国高等中医药教育的主流教材，使其成为提高中医药高等教育教学质量和人才培养质量最权威的教材体系。

"十二五"行规教材在继承的基础上进行了改革和创新，但在探索的过程中，难免有不足之处，敬请各教学单位、教学人员及广大学生在使用中发现问题及时提出，以便在重印或再版时予以修正，使教材质量不断提升。

国家中医药管理局教材办公室
全国中医药高等教育学会教材建设研究会
中国中医药出版社
2014年12月

# 编写说明

1987 年 8 月由国家教育委员会决定在高等医药院校设置中药资源学专业。2002 年经教育部批准设置中药资源与开发专业，2008 年 7 月由中国自然资源学会天然药物资源专业委员会提出编写一套中药资源与开发专业系列教材。经过多方反复调研，最终确定本套教材的编写计划，并纳入国家"十二五"行业规划教材系列之中。本套教材在国家中医药管理局的统一规划和指导下，由全国高等教育研究会、全国高等中医药教材建设研究会具体负责，由南京中医药大学段金廒教授担任总主编，为我国中药与天然药物资源以及相关学科本科生提供了第一套包含 12 门课程的系列规划教材。

本系列教材的主要编写单位有：南京中医药大学、中国药科大学、中国中医科学院中药研究所、中国医学科学院药用植物研究所、山东中医药大学、长春中医药大学、北京中医药大学、黑龙江中医药大学、中国科学院昆明植物研究所、南京农业大学、沈阳药科大学、复旦大学、天津中医药大学、广东药学院、河南中医学院、湖北中医药大学、上海中医药大学、江西中医学院、安徽中医学院、甘肃中医学院、湖南农业大学等。

中药生物技术（Biotechnology of Chinese Traditional Medicine）是将传统医学和现代生物技术应用于中药材生产、鉴定，探寻有效成分生物合成及药用新资源培养，推动中药产业发展而产生的一门新兴交叉学科。中药，特别是中药资源领域应用生物技术在近二十年有了很大发展。

现代生物技术主要包括细胞工程、发酵工程、酶工程、基因工程四大工程。为了帮助中药资源专业学生更好地理解和掌握生物技术，学以致用，结合中药资源应用生物技术的实际特点，将本教材分十四章。细胞工程按培养对象、性质不同分为"组织培养技术""毛状根培养技术"和"悬浮细胞培养技术"三章阐述，其中组织培养技术是基础。基因工程技术虽然本教材只列一章，但内容丰富。基因工程的主要基础为分子生物学，而分子生物学从理论到技术均日新月异，为了学生更好掌握基因工程学科前沿，特设置了"基因组学"一章，简要阐述相关内容。发酵工程技术部分知识在"悬浮细胞培养技术""基因工程技术"和"酶工程技术"中有所交叉，除包含在上述三章中的内容外，本教材另设"药用菌发酵工程技术"一章。酶工程技术自成体系，单设一章。生物转化涉及酶工程和发酵工程，在中药活性成分转化中有较多应用，因此单设"生物转化技术"一章。"分子标记技术"是基因工程、分子育种的基础，在中药资源鉴定、亲缘关系判别等方面有大量研究和应用，因此单设"分子标记技术"一章。近年作为分子标记技术的一种，DNA 条形码技术发展迅速，在中药资源领域备受关注并得到较好研究，因此设置"DNA 条形码技术"一章。"合成生物学"实际是一门应用技术，是基因工程、发酵工程、酶工程等交叉的创新，在其他领域近几年发展较快，中药资源领域应用研究刚起步，专列一章。与"基因组学"呼应，将"蛋白质组学"作为一章进行简略介绍。作为基因工程、分子标记、基因组学、蛋白质组学等支撑的生物信息分析技术，已发展成为一门独立的学科"生物信息学"，本教材从实用角度也做了简略介绍。

　　作为教材，考虑到中药资源专业学生学习《中药生物技术》这门学科的主要目的是对基本概念有所了解，形成可应用的思路。因此每章的设置基本分为三个部分：第一部分为"概述"，主要阐述基本概念和原理；第二部分为"方法与技术"，由于生物技术、植物生物技术、中药生物技术只是从应用对象分类，概念、原理、方法基本相似，因此在阐述时没有严格进行对象界定；第三部分"应用实例"均选择较为成功或典型的中药资源应用实例。

　　青年教师在一线从事教学和研究工作，对生物技术有较深理解，因此本书每章分别由1~2位青年教师主笔，由副主编审定，然后由主编统稿。每章的编写人员如下：第一章绪论由魏建和编写；第二章组织培养技术由陈建伟、罗光明、汤兴利、马毅编写；第三章毛状根培养技术由陈建伟、罗光明、张延红编写；第四章悬浮细胞培养技术由罗光明、陈建伟、罗容编写；第五章基因工程技术由刘春生、贺红、余坤、李慧玲编写；第六章药用菌发酵工程技术由高文远、王淑敏、李慧玲编写；第七章酶工程技术由高文远、王淑敏、赵伟春编写；第八章生物转化技术由刘春生、贺红、张芳编写；第九章分子标记技术由刘春生、贺红、宋振巧、俞年军编写；第十章DNA条形码技术由陈建伟、韩琳娜、白贞芳编写；第十一章基因组学由赵淑娟编写；第十二章蛋白质组学由赵淑娟、徐艳红编写；第十三章合成生物学由魏建和编写；第十四章生物信息学由赵淑娟、王厚伟编写。高志晖负责整理稿件等工作。

　　生物技术是现代生物学应用领域发展和知识更新最快的学科之一，涉及面很广，学科体系理解各异。中医药院校学生的生物学背景差异较大，因此编写一本能够将基础知识、技术应用和前沿发展有机结合起来，生动有趣而言语精炼的教材，对编写组而言是一个巨大的挑战。本书只是迈出了尝试的第一步。望广大师生在使用过程中及时提出问题、建议，以便再版时改进。

《中药生物技术》编委会

2016年6月

# 目　录

# 第一章 绪 论

## 第一节 生物技术的概念与范畴

### 一、生物技术的概念

生物技术（biotechnology）最初由匈牙利工程师 Karl Ereky 于 1919 年提出，是应用生命科学研究成果，按照人们的意志，对生物或生物成分进行设计、改造和利用的技术。经过近一个世纪的发展，现代生物技术已经远远超出了 Karl Ereky 的定义。1982 年国际合作及发展组织将生物技术重新定义为：以现代生命科学理论为基础，结合工程技术手段和其他基础科学的科学原理，按照预先的设计改造生物体或加工生物原料，为人类生产出所需要的产品或达到某种目的的一系列技术。其中生物体是指获得优良品质的动物、植物或微生物品系。生物原料是指生物体的某一部分或生物生长过程所能利用的物质，如淀粉、糖蜜和纤维素等有机物，也包括一些无机化学品，甚至某些矿石。生物技术是门多学科交叉的应用学科，其核心是通过对生命活动规律的研究，有目的地为人类社会提供所需的产品。

### 二、生物技术的范畴

实际上生物技术并不神秘，远古时代人类利用微生物发酵生产酸奶、酿酒和制造酱料，即为传统生物技术中的"发酵工程"。发酵工程是应用历史最悠久、应用领域最广泛、与人类生活最密切的传统生物技术。得益于微生物学的研究，20 世纪初菌种培育技术大幅提高，使得以非纯种微生物自然发酵工艺为标志的传统生物技术发展为以纯种微生物发酵工艺为标志的近代生物技术。从而实现了乳酸、乙醇、柠檬酸、淀粉酶等的工业化发酵生产；而链霉素、金霉素、新霉素等抗生素的大规模液体深层通气搅拌发酵技术，带来了发酵工业的革命性变化。

随着现代生物技术的发展，植物细胞及其全能性（totipotency）的发现带来了包括器官培养、组织培养和细胞培养在内的"植物组织培养"技术的快速发展，成为现代生物技术中"细胞工程"的主要组成部分。特别是 20 世纪 70 年代，斯坦福大学的科学家首次利用限制性酶和连接酶合成了一条重组 DNA 分子，开创了被认为是 20 世纪最伟大的科学革命——现代 DNA 重组技术，使得通过遗传物质的直接改造获得基因重组工程菌或转基因动植物成为了现实，从而带动了以"基因工程"技术为主要特征的现代生物技术的发展。基因组测序技术的发展，特别是高通量测序技术的发明，蛋白质操作技术的提高，使"蛋白质工程"成为了现实。

现代生物技术可依据研究对象与技术手段差异分为细胞工程（cell engineering）、基因工程（genetic engineering）、酶工程（enzyme engineering）、发酵工程（fermentation engineering）以及最新发展的蛋白质工程（protein engineering）。

（1）细胞工程　在细胞水平进行开发利用的生物工程。指以细胞为基本单位，在体外进行培养、繁殖，或对细胞的一些特性进行改造，加速繁育或改良新品种，或获得有用物质的技术。

（2）基因工程　20 世纪 70 年代以后兴起的一门新技术。主要特征是利用 DNA 限制性内切酶和连接酶开展体外 DNA 重组，导入生物体内创造新生物或获得基因产物，也称 DNA 重组技术。

（3）酶工程　研究酶的生产和应用的技术，是利用酶、细胞器或细胞所具有的特异催化功能，对酶进行修饰改造，并借助生物反应器和工艺过程来生产人类所需产品的一项技术。

（4）发酵工程　利用微生物的某种或某些特定功能生产产品的技术。

（5）蛋白质工程　1981 年由美国基因公司 Ulmer 提出，指在基因工程基础上，结合蛋白质晶体学、化学，借助计算机辅助设计，对蛋白质进行修饰、改造和拼接，以产生所需蛋白的工程技术。

实际上，在现代生物技术的应用过程中，不同的生物技术之间的界限已经模糊不清，难以严格区分。如对某一生物活性物质进行生物转化生产，就是先利用基因工程和细胞工程获得工程菌，使其能够表达生物转化过程中的关键催化酶，再利用发酵工程发酵、分离获得大量关键催化酶，最终通过酶工程放大投产。近 30 年来，现代生物技术已经逐渐成为生命科学各个领域不可或缺的技术手段和内容。它不仅带动了新兴学科发展，还使传统学科突破自身瓶颈，焕发出新的生机与活力。并且越来越广泛地被应用于农业、医药、轻工食品、海洋开发、环境保护及可再生生物质能源等诸多领域。如在农业中已育成多种抗病、抗虫、高产、优质的农作物新品种；在医药领域利用转基因微生物生产干扰素、胰岛素等新药物和疫苗；在环境工程中利用微生物降解工业污染物；在食品工业中应用发酵技术生产酶、氨基酸、维生素等。生物技术已成为 21 世纪应用最为广泛的学科之一，对生命科学各个领域产生十分深远的影响。

# 第二节　中药生物技术的概念、应用与发展

## 一、中药生物技术的概念

将生物技术应用于中药生产，就产生了中药生物技术（biotechnology of chinese traditional medicine）。可认为中药生物技术是指将传统和现代生物技术应用于中药材鉴定和生产、中药有效成分生产，从而推动中药产业发展而产生的一门技术，是中药资源学中一门较新的分支学科。但实际上，利用生物技术生产中药的历史悠久，如淡豆豉（始载于汉代《名医别录》）就是大豆成熟种子蒸煮后的发酵加工品；神曲（始载于唐代《药性本草》）是面粉和其他药物混合后经发酵而成的加工品。可以说这些药物就是我国早期的中药生物技术产品。现代生物技术如组织培养技术在中药中的应用时间虽然较短，但在石斛、罗汉果 *Momordica grosvenori* Swingle 规模化培养等方面取得了巨大成功。而基因工程技术在中药生产的应用、研究较多，如转基因黄芪，但取得产业化成功的尚不多见。随着越来越多中药生物技术的发明和应用，中药材药源及其中药产业结构正在逐渐发生变化，生物技术对传统中药药源生产模式的改变如图 1-1。

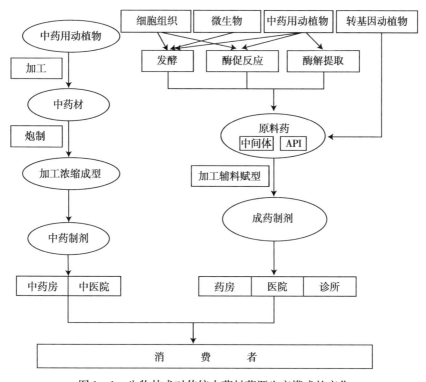

图 1-1　生物技术对传统中药材药源生产模式的变化

## 二、中药生物技术的应用与发展

**1. 中药资源保护、再生的生物技术**　中药资源的利用开始主要是利用野生资源，随着野生资源的日渐枯竭、生态环境的变化、人们保护意识的增强及生产技术的不断改进，发展人工药源逐渐成为一种趋势，利用现代生物技术实现中药资源的有效保护和可持续生产已成为中药生物技术的一个重要方向。采用的主要手段有：①试管苗的大规模培养。该方法具有繁殖量大、速度快和减少病毒的优点，到目前为止已有 100 多种药用植物经过离体培养获得试管植株。②利用组织细胞培养获得次生代谢物。对于中药材中活性强、含量低、化学方法难以合成的天然次生产物可采用此技术，以实现大规模商品化，但增殖效率不高、产量不稳定等技术瓶颈尚需突破。③中药化学成分的生物转化。利用定向生物转化技术可将天然药物中的高含量成分转化成微量高活性成分，就可以大大提高微量成分的含量，使其可达到产业化生产目的。

(1) 中药生物技术与中药鉴定　中药材传统鉴定方法有形态、显微结构、超微结构或化学指纹图谱等鉴定方法。随着现代分子生物学技术的快速发展，出现了基于 DNA 的分子鉴定技术，如 RAPD、AFLP、RFLP、SSR、SNP 等，这些方法通常针对特定物种选择不同的分子标记。近年发展的 DNA 条形码鉴定技术为动植物来源中药材的物种鉴定研究提供了一个方向。该方法可用叶片、种子等部位，或药用真菌的菌丝、孢子，药用动物的毛发、血液等，提取较为完整的 DNA，利用通用引物扩增短的特定序列 DNA 来实现快速鉴定。具有重复性好、通用性强、引物通用、可发展成为简单客观方法等优点，已成为近期的一个研究热点。针对加工后的中药饮片、粉末和以粉末入药的传统中成药的鉴定，可根据 DNA 存在部分降解的特点，设计通用引物扩增更短的 DNA 特定序列来实现动植物物种的快速准确鉴定。

(2) 植物细胞工程与中药资源再生　我国是利用药用植物最多的国家之一，为促进资源可持续利用，应用现代生物技术，通过细胞、组织培养可达到药用植物快速繁殖的目的，也可直接生产天然代谢产物。该技术尤其适用于资源短缺、采集困难、种植要求高和临床价值大的名贵中药。我国药用植物组织培养工作始于 20 世纪 60 年代中期，发展于七八十年代。实现了罗汉果、地黄 *Rehmannia glutinosa* Libosch.、红豆杉 *Taxus spp.*、长春花 *Catharanthus roseus*（L.）G. Don、铁皮石斛 *Dendrobium candidum* Wall. et Lindl.、金线莲 *Anoectochilus roxburghii*（Wall.）Lindl. 等珍稀药用植物的快速繁殖或脱毒组织培养。

20 世纪 80 年代末以来，我国药用植物细胞工程研究从筛选高产组织或细胞系、优化培养条件以期降低成本及提高次生代谢产物产量，过渡到了对次生代谢产物生物合成途径的调控，已建立了三七 *Panax notoginseng*（Burk）F. H. Chen、人参 *P. ginseng* C. A. Mey、西洋参 *P. quinque folium* L.、紫草 *Arnebia guttata* Bunge、延胡索 *Corydalis yanhusuo* W. T. Wang、甘草 *Glycyrrhiza uralensis* Fisch.、山莨菪 *Hyoscyamus niger* L.、长春花、丹参 *Salvia miltiorrhiza* Bge.、红豆杉等十余种药用植物细胞的液体培养系统；对长春花、三七、紫草、红豆杉等进行了大规模培养探索；紫草、人参、老鹳草 *Geranium wilfordii* Maxim. 的细胞发酵工程已实现商品化生产；黄连 *Coptis chinensis* Franch.、长春花、烟草 *Nicotiana tabacum* L. 等的细胞发酵工程已实现工业化生产。生物反应器是植物细胞培养技术走向工业化的前提条件。国内许多科研院所做了大量工作，在青蒿 *Artemisia annua* L. 等的反应器培养方面获得了初步成功。但整体上因在线综合细胞调控技术较落后、聚集现象和细胞的多相性、优良细胞株继代、污染等问题，工业化进程还比较缓慢。

(3) 毛状根培养与药用植物次生代谢产物生产　药用植物器官培养是生产次生代谢物的重要途径之一，可避开转基因作物的遗传稳定性、安全性评价等问题。药用植物本身就是产生一些有价值的次生代谢产物的载体，其中以 Ri 质粒转化的毛状根（hairy root）培养最受关注。通过发根农杆菌 *Agrobacterium rhizogenes*（Ar）侵染药用植物细胞后将其自身携带的 Ri 质粒上的 T－DNA 基因转移并整合进入药用植物细胞基因组当中，从而诱导药用植物细胞产生大量被称为毛状根的不定根。由于毛状根具有激素自养、生长迅速、生长周期短等特点，同时由于它是分化程度很高的器官培养物，所以代谢通路的表达比较完整，活性物质的高效合成较为稳定。目前国内外已有近 40 种药用植物成功建立了毛状根培养系统，如银杏 *Ginkgo biloba* L.、商陆 *Phytolacca acinosa* Roxb.、野葛 *Pueraria lobata*（Willd.）Ohwi、长春花、栝楼 *Trichosanthes kirilowii* Maxim、人参、甘草、菘蓝 *Isatis indigotica* Fort.、宁夏枸杞 *Lycium barbarum* L.、丹参、青蒿、黄芪 *Astragalus membranaceus*（Fisch.）Bge. 等。从这些毛状根培养物中提取出了包括黄酮类、生物碱类、蒽醌类、皂苷类、萜类等许多有开发价值的次生代谢产物，其中有的已工业化生产或中试生产，如莨菪碱。药用植物转基因器官培养可得到特定的化学成分，不需要获得完整的再生植株，因此目标单纯，过程也相对简单，难度较小。但因成本较高，较适合于有较大经济价值的化合物。

**2. 药用植物产量和质量提高相关生物技术**

（1）DNA 分子标记　利用分子标记开展重要农艺和产量性状的定位是分子育种的基础。20 世纪 80 年代是分子标记技术开发的发展期，分子标记用于简单性状的改良，很少有针对复杂数量性状分子的辅助育种实践。到目前为止，分子标记的类型经历了 3 个发展阶段，以限制性酶为基础的 RFLP 是第一代分子标记；以 PCR 反应为基础的 SSR 是第二代分子标记的代表；单核苷酸多态性（SNP）标记被称为第三代分子标记。分子标记除了大量用于中药基原鉴定、品种资源分析外，还可用于药用植物遗传连锁图的构建，重要药用植物 QTL 定位及克隆。但在药用植物上这些研究尚处于起步阶段。目前采用分子标记构建遗传图谱的仅有北柴胡 *Bupleurum chinense* DC.、罗汉果等。

（2）药用植物基因工程　由于研究基础薄弱以及受安全性问题制约等，药用植物基因工程研究尚处于基础数据积累阶段。最主要的工作集中在代谢途径的阐述、功能基因的克隆。目前在几大代谢途径方面，萜类、生物碱类及苯丙烷类及其衍生物的生物合成途径已基本阐明。获得转基因株的有丹参酮类合成酶转基因毛状根及青蒿素类合成酶转基因植株，而真正在生产中应用的转基因药用动植物还未见报道。

在植物基因工程技术和应用日渐成熟的今天，基因工程在药用植物领域有较广阔应用和发展空间。例如利用抗虫、抗病毒、抗逆等基因工程技术可提高药用植物的抗性；利用抗除草剂基因工程技术可降低药用植物栽培中的农药使用和管理成本。在解析清楚药用成分的次生代谢途径后，可以在人工培养过程中通过加入有效的代谢中间产物、促进剂或抑制剂增加有效成分的含量。另外，也可以通过纯化关键酶对代谢途径进行遗传操作，从而加强需要代谢途径获得较多的有效成分，或是终止我们不需要的代谢途径去除或减少不必需的或有毒成分，由此衍生出"代谢基因工程"。但在此过程中，要高度关注转基因带来的安全性问题，促进相关评价和管理的技术体系和法制体系的不断完善。

### 3. 中药活性成分的发酵生物技术与酶工程技术

（1）中药发酵技术　　借鉴中医药组方思想，将单味中药、具有类似或协同作用的中药进行发酵，目的是产生新化合物、增强功效或者降低单一药物不良作用。中草药经发酵、生物转化后，其有效成分能被充分分离、提取，生物活性更强。

发酵中药是传统中药加工炮制的重要方法之一，同时对药效提高、药性发生改变还有重要作用。如中药淡豆豉为桑叶 *Morus alba* L. 或麻黄 *Ephedra sinica* Stapf 等的发酵品，发酵淡豆豉时以桑叶、青蒿发酵者，药性偏于寒凉，多用于风热感冒或热病胸中烦闷之症，以麻黄、紫苏发酵者，药性偏于辛温，多用于风寒感冒头痛之症。目前临床应用的发酵（制品）中药主要有神曲、半夏曲、淡豆豉、豆黄等，其工艺均为固体发酵。

以中草药发酵生产药物的起步相对较晚，20世纪80年代研究主要集中在真菌类自身发酵产生次生代谢物，如灵芝 *Ganoderma Lucidum*（Leyss. ex Fr.）Karst. 菌丝体、冬虫夏草菌丝体发酵等。多为单一发酵，方式有固体发酵（solid fermentation）和液体发酵（solid substrate fermentation）之分。猴头、云芝、蜜环菌等采取固体发酵方式生产。液体发酵技术是在抗生素工业发展起来后才运用到药用真菌发酵中的，1958年 Szuecs 第一个用发酵缸来培养羊肚菌，具有可以进行工业化连续生产、规模大、产量高、发酵周期短和生产效益高等优点。目前适合液体发酵的药用真菌有70余种。1980年，Ibaraki 成功进行了人参细胞的工业化发酵培养，反应器的规模达到20000kg，已实现了工业化生产。1985年 Tabata 在紫草细胞工业化培养生产紫草素（shikonin）获得成功，在药用植物发酵培养的历史上具有里程碑的意义。目前工业上用的紫草素，主要来自发酵培养。利用中草药发酵技术在复方中药生产方面也取得显著成果，如成药片仔癀为临床退黄、消肿的良药，即是麝香、牛黄、蛇胆、三七等名贵中药的微生物发酵物。

（2）酶工程技术　　随着中药研究的深入，其有效成分逐渐明晰，提取过程不再是简单的物理提取。通过酶工程技术可在温和条件下对药效成分进行高选择性转化，不仅能克服工业常用提取方法中提取率低、工序复杂等问题，还能提高提取体系的澄清度、改变药材质地，同时利用酶作为生物催化剂，可对中药化学成分进行生物转化，修饰其结构或活性位点，从而获得新活性化合物。如工业生产薯蓣皂苷元自然发酵体系中加入纤维素酶、果胶酶、苦杏仁酶和葡萄糖苷酶，可多获得25%的薯蓣皂苷元。

### 4. 中药前沿生物技术的研究与应用

随着现代分子生物学、生物化学研究的不断深入，生物技术研究发展迅速。基于高通量测序技术的基因组学、转录组学的快速发展，以及基于蛋白质芯片技术的蛋白质组学的发展，极大地推动了基因表达网络调控机制的研究。另外还诞生了崭新的学科——系统生物学（systems biology）。系统生物学是以整体性研究为特征，研究一个生物系统中所有组成成分（DNA、RNA、蛋白质等）在特定条件下的相互作用关系。这其中的关键技术是高通量测序技术，一次能对几十万到几百万条 DNA 分子进行序列测定，使得对一个物种的转录组和基因组进行细致全面的分析成为可能，所以又被称为深度测序（deep sequencing）。目前单分子测序正在向规模化读取单个荧光分子方向迈进。

前沿生物技术在中药上的应用研究开展得如火如荼，如药用次生代谢成分的转录组学、蛋白质组学合成生物学研究。具有高价值的高活性药效成分基因克隆和表达，本草基因组学的研究正推动中药学研究迈向一个新的高点。

综上所述，中药生物技术在中药生产方面已经到了较好应用，未来随着技术的发展，将在中药研究上得到广泛的应用。中药生物技术主要研究发展方向如图1-2所示。

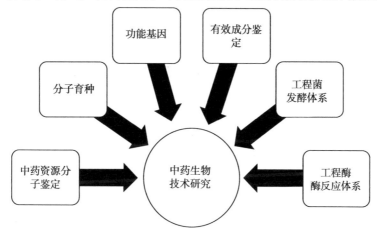

图1-2 中药生物技术主要研究发展方向

# 第二章　组织培养技术

## 第一节　概　述

### 一、概念

组织培养（tissue culture）是利用植物的离体器官、组织、细胞或细胞器，通过人工无菌培养，产生愈伤组织，再经诱导分化成完整植株或生产活性物质的技术。当植物的器官组织与完整植株分离之后，就不再受完整植株对它的控制。人为供给外植体（explant），指用于药用植物组织培养的接种材料，以合适的营养条件和生长调节物质，在离体条件下这些外植体可进行分裂生长，先脱分化（dedifferentiation），然后再分化（redifferentiation）成为完整的再生植株（regenerated plantlet）。外植体的第一次培养，称为初代培养；以后培养体转移到新鲜培养基中，其反复、多次移植、培养，统称为继代培养（subculture）。从理论上说，所有植物细胞与组织材料都能培养成功。但实际上接种外植体的不同，培养难易程度亦不相同。

由于植物组织培养技术在提高作物产量、培育作物新品种等方面具有广阔的应用前景，20世纪60年代以后，植物组织培养技术开始在生产上应用，并且逐渐朝产业化方向发展。近30多年来随着植物组织培养基础理论研究的深入，发展更为迅速，应用范围也越来越大，几乎以植物为研究对象的各个分支学科都在广泛地进行组织培养。通过植物组织培养，从单细胞都可人为产生结构复杂而完整的植株，因此作为生物学的一个根本问题——分化的研究，植物组织培养也占着越来越重要的位置。

### 二、原理

**1. 离体条件下组织器官的发生**　根据细胞全能性理论，植物的每个细胞都具有该植物的全部遗传信息和发育成完整植株的能力。即细胞携带着某种生物的一套完整的基因组，并具有产生该种生物完整个体的能力。

在植物的生长发育中，一个受精卵细胞可以成为具有完整形态和结构机能的植株，说明受精卵细胞具有该物种全部遗传信息，即全能性。同样，植物的体细胞是从合子的有丝分裂产生的，具遗传信息的传递、转录和翻译能力。通常在一个完整的植株上，某部分体细胞只表现一定的形态，行使一定的功能，这是由于它们受到其器官或组织所在环境的束缚，但其遗传潜力并没有丧失。一旦它们脱离原来所在的器官或组织，成为离体状态，在一定的营养、激素和外界条件的作用下，就可能表现出全能性，可生长发育成完整的植株。

大量研究表明，有结构的组织或器官，如根、茎、叶、幼穗和幼芽等外植体，在离体培养条件下经脱分化形成愈伤组织。愈伤组织具有发育成组织、器官的潜在能力。在一定的条件下，这种潜在的发育能力得到表达，开始新的分化。植物组织或细胞离体培养中再生植株的形成有器官分化和体细胞胚胎发生两种途径。这两种形态发生途经都是以细胞分化为基础的，包含了组织和器官的形成与分化。通过器官发生途经产生再生植株的基本方式有三种：一是先分化芽，待芽伸长后在其幼茎基部长根，形成完整的小植株，这种方式在木本植物组织培养中较为普遍；二是先分化根，再在根上产生不定芽而形成完整植株；三是在愈伤组织的不同部位分别形成芽和根，然后两者的维管组织相互连接，进而形成一个完整植株。

**2. 体细胞胚胎发生**　从 20 世纪 50 年代末期以来，人们在大量植物组织培养、单细胞悬浮培养中都观察到体细胞胚胎的发生，即二倍体体细胞产生的胚状结构。它起源于一个非合子细胞，区别于合子胚；它是组织培养的产物，区别于无融合生殖的胚；同时它的形成经历胚胎发育过程，也区别于组织培养的器官发生中芽和根的分化。因此，可以认为植物体细胞具有胚胎发生潜力。实际上，植物的每一种器官都可以形成胚，任何二倍体细胞，如果不可逆的分化并未进行的太远，都可以在恰当的培养基上经胚胎发生形成完整植株。

体细胞产生胚状体的过程称为体细胞胚胎发生，通过体细胞胚胎发生再生植株可以快速繁殖药用植物，同时可以制造药用植物人工种子，进行高效繁殖。

# 第二节　方法与技术

## 一、体细胞组织培养

药用植物体细胞组成的器官都是二倍体组织，如根、茎、叶、芽，花瓣中的花瓣、花丝、果皮、果肉和种皮等。实际应用中，芽培养、叶培养、茎尖培养和茎培养比较广泛。体细胞组织培养的途径大致为两类：①以芽或具有潜伏芽为外植体的体细胞培养途径。该途径大多不形成愈伤组织或胚状体，而直接由芽原基形成芽或丛生芽，再通过对芽进行生根诱导培养，再形成完整植株。②其他外植体的组织培养途径。一般需要经过愈伤组织或胚状体成苗的途径。愈伤组织成苗，茎尖和根是在愈伤组织的不同部位分别独立形成的，没有共同的维管束，形成的时间不一致；而胚状体是类似于胚的结构和功能的组织，它的发育类似于合子胚，可脱离愈伤组织在无激素的培养基上独立萌发出苗，其形成的芽和根是一致的。胚状体成苗数目多，速度快，结构完整。体细胞组织培养流程见图 2 - 1。

体细胞组织培养按培养材料一般分为愈伤组织培养、器官培养、细胞培养和原生质体培养。通常应用植物组织培养得到再生植株一般要经历愈伤组织培养和器官培养。

### 1. 愈伤组织培养

（1）愈伤组织培养的重要性　愈伤组织培养是指使植物各种器官或组织增殖形成细胞团的培养。利用愈伤组织培养，在理论上可以阐明植物细胞的全能性和形态发育的可塑性，还可以诱导产生不定芽或胚状体而形成完整的再生植株（或称再生苗、试管苗）。

（2）愈伤组织培养的条件　一般认为，愈伤组织培养成败的关键不在于植物材料，即外植体的来源，而在于诱发愈伤组织的培养条件。因为植物体是一个具有复杂结构的多细胞系统，植物体的不同组织以及组成组织的不同细胞，都以高度协调的方式在发挥作用。在目前试验的各种外植体材料中，几乎都能成功地从多种植物体诱发产生愈伤组

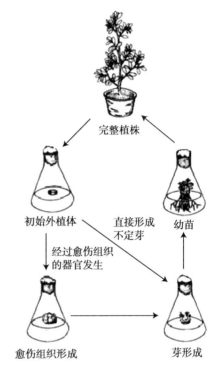

图 2 - 1　植株再生的体细胞组织培养流程

织，也可以说所有多细胞植物均有诱导产生愈伤组织的潜在可能性。其诱发的重要条件是加入了植物生长调节剂等培养因素。通常情况下，生长素和细胞分裂素对保持愈伤组织的高速生长是非常必要的，特别是当生长素和细胞分裂素联合使用时，能强烈刺激愈伤组织的形成。

（3）愈伤组织培养的分期　从一块外植体培养成一团愈伤组织，大致要经历启动期、分裂期和形成期三个时期。

①启动期：是指细胞准备进行分裂的时期。此时期外观上虽看不到外植体有多大变化，但细胞内部却发生了激烈变化，如 RNA 含量增加、细胞核变大等。

②分裂期：是指细胞进入分裂的时期。其特征是外层细胞出现分裂，RNA 含量最高、细胞核最大时标志细胞分裂进入最旺盛的时期。随着培养组织的不断生长和细胞分裂，不久即形成愈伤组织并开始进入分化新的结构。

③形成期：是指细胞进入形成愈伤组织的时期。其特征是紧接分裂末期，细胞趋于稳定，细胞分裂已从分裂期以组织的边缘细胞为主转向形成内部组织。

### 2. 器官培养

（1）器官培养的基本概念　器官培养是指对植物根、茎尖、叶、花以及幼小果实的无菌培养。在组织培养研究范畴中，器官培养不但研究最多，而且是应用上最卓有成效的。如根端的离体培养是研究合成的一种有效手段；茎尖培养通常用 0.1 ~ 1mm 的茎尖做为外植体来进行植物的无性繁殖，具有加速繁殖和去除病毒等优点。器官培养的特

点之一是保持了培养器官所具有的特征性结构。

（2）根培养　离体根培养具有生长迅速、代谢活跃，以及在已知条件下可据需要增减培养基中的成分的优点，所以多用来探索植物根系的生理及其代谢活动。如研究植物根系碳和氮素的代谢、无机营养的需要，维生素的合成与作用，生物碱的合成与作用等。

（3）茎尖培养　茎尖培养也具有繁殖迅速、方法简便及保持植株优良性状和去除病毒等优点。一般来说，带有叶原基的茎尖易于培养，$50 \sim 100\mu m$ 的生长点则较难培养，成苗更难。

（3）叶培养　因植物叶片具有很强的再生能力，经表面消毒的叶片（尤其是幼叶）接种于适宜培养基上可进行正常生长发育，进而诱导出愈伤组织或培养再生植株。由叶片发生不定芽的植物以蕨类为多，双子叶植物次之，单子叶植物最少。通过叶片离体培养的方法进行植株再生，也是加速扩大繁殖优良植株的一项有效措施。

## 二、性细胞组织培养

植物性细胞组织培养主要是花药培养和胚珠培养。是指把花药或花粉、未授粉的胚珠或子房分离出来，在人工合成的培养基上培养，使其成为正常的植株。

**1. 花药培养**　花药培养是指利用花粉具有单套染色体的特点，诱导产生单倍体（haploid）植株进行育种，可缩短育种周期获得纯系。单倍体植株指的是具有配子体染色体组的植株。天然的单倍体在自然界中很难发生，为获得单倍体，人们做了大量的工作，1964 年前，曾使用远缘杂交、延迟授粉、激素处理、激温处理、照射花粉授粉等方法，都收效甚微。直至 1964 年，Guha 和 Maheshwari 两位印度学者由南洋金花 *Datura metel* L. 花药培养获得了大量花粉植株以后，单倍体培养才得以发展。现在单倍体选育的品种不断诞生，我国学者也取得了很大成就。大略统计，全世界已有 52 属 2000 多种植物获得了单倍体植株，其中有大约四分之一是首先在中国得到的。故国际上现已公认，单倍体起源于印度，而应用却在中国；就单倍体育种水平而言，我国在世界上已处于国际领先地位。

**2. 胚胎培养**　胚胎培养是指对成熟或未成熟的胚胎进行培养，包括胚芽培养、胚珠和子房培养以及胚乳培养。

## 三、茎尖脱病毒培养

在中药农业生产中，病毒病的危害是影响中药产量和质量的重要因素。有些中药品种特别是以无性繁殖为主要方式的药用植物品种，因在自然环境中长期经受各种植物病毒病的重复传染而导致光合作用明显降低，生长势变弱，品种变劣，种性退化，产量降低。迄今我国已经报道的药用植物病毒病有地黄病毒病、浙贝黑斑病、曼陀罗花叶病、唐菖蒲花叶病、独角莲皱缩花叶病、太子参花叶病、天南星花叶病、薄荷病毒病等 10 余种。由于病毒病的危害，作物一般减产幅度在 30% 以上，成为药材生产的重要障碍。对于病毒病，目前尚无真正有效的防治措施，为解决这一难题，药学工作者利用植物茎尖分生组织脱毒培养，可以成功地获得脱毒苗，有效去除特定病毒，再通过组织培养克隆繁殖就可以获得大量脱毒优良种苗供生产应用。脱毒种苗是指用生物技术结合现代血清学理论，有选择性地将植株体内的病毒进行有效脱除，并在隔离条件下生产的无病毒种苗。在生产中其具体表现为生长健壮、抗病性强、经济产量高、品质优良。

组织培养技术的发展为脱毒提供了一条有效途径。目前应用最广泛的是茎尖脱病毒培养法、热处理法、抗病毒药剂法，或将不同的方法结合起来应用，效果更好。其中茎尖分生组织培养是生产无病毒植株最重要、最有效的组织培养方法，目前已广泛应用于草本植物的无毒培养，并在10多种木本植物上获得成功。中药地黄通过茎尖培养选育得到了抗性强、经济效益较高的茎尖16号地黄脱毒新品系。

**1. 茎尖脱病毒培养原理**　茎尖脱病毒培养是以茎尖为材料，在无菌条件下培养从而去除植物病毒的一种技术。茎尖培养之所以能够获得脱毒苗，源于病毒在植物体内分布是不均一的，其数量随植株部位及年龄而异，在受病毒侵染的植株中，茎尖顶端的分生组织一般是不含病毒的，其原因有三：其一，植物病毒本身不具有主动转移的能力。在植物体内病毒靠维管系统移动，分生组织没有维管系统存在，病毒仅通过细胞之间的胞间连丝移动，这种移动速度很慢，很难追上活跃生长的茎尖生长点。其二，茎尖分生组织细胞分裂旺盛，代谢活性很高，使病毒无法复制。其三，在茎尖分生组织中存在高水平内源生长素，可以抑制病毒的增殖。因此采用小的茎尖离体培养可脱除植物病毒。

**2. 茎尖培养育成脱毒苗的方法**　茎尖培养育成脱毒苗的方法大致需要经历病毒的诊断、脱毒、病毒的复查和无毒植株的繁殖4个环节。

（1）病毒的诊断　即对植物病毒病原进行鉴定。在脱毒之前，应了解植物携带哪几种病毒，病毒在体内的分布情况（可分为局部症状和系统症状），以确定培养茎尖的大小。

（2）脱毒　根据浸染病毒种类，采用合适的脱毒方法，如热处理、茎尖培养、愈伤组织培养、茎尖微体嫁接、珠心胚培养脱毒等，目前常采用热处理与组织培养相结合的方法脱毒。①热处理脱毒：又称温热疗法（themotherapy），是利用病毒和寄主植物对高温耐受性的差别，使植物的生长速度超过病毒的扩散速度，得到一小部分不含病毒的植物分生组织，进行无毒个体培育的过程。热处理病毒的基本原理是：将植物组织置于高于正常温度（植物病毒在37～40℃高温下可被纯化，并使其传播速度减慢或停止）的环境中，组织内部的病毒受热以后部分或全部纯化，但寄主植物很少或不会受到伤害。高温纯化病毒的主要表现为：病毒内部酶裂解，RNA断裂，造成病毒颗粒纯化或破坏；RNA聚合酶纯化，导致病毒RNA合成停止；病毒蛋白质构型发生变化，外壳蛋白质不能正确包装，病毒合成受阻；病毒移动速度下降，无法浸染茎尖分生组织。置于处理温度的时间因植物种类和器官的生理状况而异，一般为35～40小时，短则几十分钟，长可达数月。②茎尖培养脱毒：根据茎尖一般无病毒或少有病毒分布的原理，选取茎尖（由顶端分生组织及其下方的1～3个幼叶原基一起构成）或茎顶端分生组织（为茎的最幼龄叶原基上方的一部分，最大直径约为100μm，最大长度约250μm）获得无病毒外植体（大多数文献报道通过培养 100 ~ 1000μm 长茎尖获得）。

脱毒的技术流程：根据茎尖培养脱毒原理，在解剖镜下，将一定大小的茎尖分生组织剥取下来，进行离体培养，即可获得无病毒植株。脱毒一般流程如图 2 - 2。

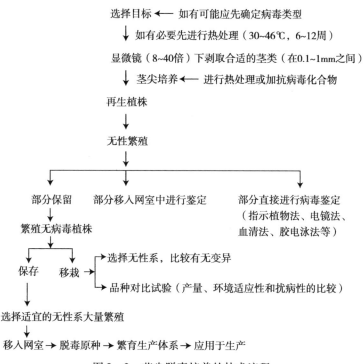

图 2 - 2　茎尖脱毒培养的技术流程

此外脱毒效果还与下列因素有关：①母体材料病毒侵染的程度：单一病毒感染的植株脱毒较容易，而复合浸染的植株脱毒较难；②外植体的生理状态：顶芽的脱毒效果比侧芽好，生长旺盛的芽比休眠芽或快进入休眠的芽好；③起始培养的茎尖大小：不带叶原基的生长点培养脱毒效果最好，带 1 ~ 2 个可获得 40% 脱毒苗。

（3）**病毒的复查**　多数植物，虽然经过脱毒，但仍有一部分再生植株带有病毒，只有少数是无病毒的，有时无病毒植株只占千分之几，所以有必要进行复查。脱毒后的复查应多次以多种方法进行，确实证明不存在病毒时，才能进入下一环节。复查常用方法有指示植物检测法、抗血清鉴定法、电子显微镜检查法和 PCR 检测法。

①指示植物检测法（indicator test plants）：1929 年由美国病毒学家 Holmes 创立，简单实用、操作方便，一直沿用至今，其原理是利用病毒在其他植物上出现的症状特征作为鉴别病毒种类的标准，将指示植物与茎尖苗进行汁液接种或嫁接培养，观察是否有病毒症状。一种是接种后产生的系统症状，并延伸到非接种部位；一种只在接种部位产生局部病斑（或坏死、褪绿）。常用的指示植物有荆芥、千日红、各种烟草等。这里介绍两种简易的利用指示植物鉴定病毒的方法。一是摩擦接种法。取培养植株的叶片置于研钵中，加入少量水和等量的 0.1mol/L 磷酸缓冲液（pH7.0），磨成匀浆，将其涂抹在指示植株叶片上，在指示植物的叶片上撒金刚砂，通过轻轻摩擦使汁浸入叶片表皮细胞而

又不损伤叶片。5 分钟后用清水清洗叶面。将指示植株放于带防蚜虫网罩的温室内。然后视其病斑的有无，来判断是否脱除了病毒。例如植物液接种后如使千日红叶片枯斑，黄花烟、心叶烟出现花叶，证明该植物体内具有马铃薯病毒。二是嫁接法。有些病毒不是通过汁液传播，而是通过专门的介体传播的，例如草莓黄花病毒、草莓丛枝病毒是通过一种特殊的蚜虫为介体进行传播的。这种病毒的鉴定，需将培养植株的芽嫁接在敏感植物上，根据敏感植株的病症来判断是否脱除了病毒。

②抗血清鉴定法：植物病毒是由核酸和蛋白质组成的核蛋白，因而是一种抗原，注射到动物体内即产生抗体。抗体存在于血清中称为抗血清（antiserum），血清中的抗体能与同系的抗原在体外特异性结合，这一特性就是血清学测定病毒的基本原理。由于不同病毒产生的抗血清都有各自的特异性，因而用已知病毒的抗血清来鉴定待测病毒试剂具有高度专一性，一般几分钟至几小时即可完成鉴定。常用的方法有琼脂双扩散、SDS 免疫电泳、对流免疫电 A 蛋白乳胶凝聚、病毒细菌协同凝聚、斑点免疫测定、胶体免疫技术和酶联免疫吸附技术。新发展的方法还有用致敏抗体（酶标 A 蛋白）代替常规抗血清形成的灵敏度较高的微量凝集法，以及便于定量的标准化抗血清纸片。其中酶联免疫吸附测定（enzyme – linked immunosorbent assay，ELISA）使用较多。它是将抗原、抗体的免疫反应和酶的高效催化反应有机结合起来的一种综合性技术，即通过化学的方法将酶与抗体或抗原结合起来，形成酶标记物。然后将它与相应的抗原或抗体反应，形成酶标记的免疫复合物。结合在免疫复合物的酶，在遇到相应的底物时，催化无色底物生成有色底物，通过比色计可以准确测定。优点是灵敏度高，测定快速，每次可以同时测定多个样品。

③电镜检查法：采用电子显微镜，可直接观察样品材料有无病毒存在，还可以进一步鉴定病毒颗粒大小、形状和结构，这些特征相当稳定，因此电镜检查法既准确又有效，但需要有一定的设备和技术。

④聚合酶链式反应检测法：聚合酶链式反应（polymerase chain reation，PCR）可将极微量的 DNA 片段在 4 小时左右特异性地扩增上百万倍，理论上可以检测到单分子 DNA 样品。例如采用 RT – PCR（reverse transcription – polymerase chain reation）将待测样品的总 RNA 与 cDNA 合成的试剂盒进行反应，合成 cDNA，然后利用病毒 DNA 特有的序列设计引物进行 PCR 反应，即可知道在寄主中是否有病毒基因的表达。

（4）**无毒植株的繁殖**　无病毒植株不具备抗病毒能力，而且在清除病毒后，体内营养和生理状况的改变可能使其他病毒和病原体更易浸染，因而对茎尖组织培养脱毒苗要实施定期检测，以确保种苗无病毒。防止繁殖中再浸染涉及三方面的工作：一是合理扩大繁殖体系；二是防止再浸染的保种措施，特别是防止昆虫；三是对分批繁殖的植株进行检验。此外，对于试管苗生产中的一些共性问题应进行更深入的研究，如玻璃苗的成因与防治，试管植物的营养、生理和代谢，遗传的稳定性等。

**3. 脱毒苗的离体保存**　一般是在实验室进行，一般每月继代一次，可以在培养基中加入生长延缓剂，如 B9 和矮壮剂可 2～3 个月继代一次，也可放到液氮或 4℃ 冰箱中保存。

### 四、原生质体培养和细胞融合技术

原生质体培养（protoplast culture）是用酶及物理方法对除去植物细胞壁得到的裸露植物原生质体进行培养。原生质体易摄取外来遗传物质、细胞器以及病毒、细菌等，可以用于体细胞杂交或外源基因导入等研究。许多植物裸露原生质体具有全能性，用这些原生质体为材料，可对细胞的分裂分化、生长发育、新陈代谢、遗传变异等许多重要生命活动进行有效研究。

原生质体融合（protoplast fusion）也叫做体细胞杂交，是以原生质体培养技术为基础，借用动物细胞融合方法发展和完善的一门新型生物技术，是以体细胞为材料，通过物理、化学因子的诱导进行融合，得到杂种细胞的过程。主要包括用于分离原生质体的材料准备，酶处理获得原生质体；原生质体的收集和纯化；原生质体活力检测；原生质体融合；原生质体培养及愈伤组织形成和植株再生等7个技术环节。

迄今利用原生质体已培养出完整植株近100种，其中药用植物有石刁柏、石龙芮、南洋金花、颠茄等10余种。

### 五、多倍体培养

多倍体植株的根、茎、叶等器官具有巨型性，可提高相应部位入药的药材产量。此外，多倍体植株通常具有较高含量的活性成分。从20世纪40年代起，多倍体技术已应用于植物的品种改良。人工诱导采用射线、中子、激光等物理方法，也有用秋水仙素、水合三氯乙醛、笑气等化学药剂处理植物生长点的化学方法。

秋水仙素诱导多倍体的做法是：将一定浓度的秋水仙素（一般为0.2%水溶液）加入培养基中，使种子在发芽中逐渐诱变加倍，然后通过组织培养的方法获得大批量的再生植株；也可用组织培养法先获得愈伤组织，然后转移到分化诱导培养基上诱导生芽，当培养基上长出绿色芽点时，将带芽点的愈伤组织置于含有秋水仙素的培养基上培养，或放入秋水仙素水溶液中浸泡，最后依次分化及生根培养即可获得多倍体的再生植株。

利用组织培养技术诱导多倍体操作简便，实验条件容易控制，重复性好，诱导效率高，嵌合体少，易于大批量处理和筛选，筛选出的优质株系可以应用组织培养技术在短期内大量繁殖，大大地缩短了育种周期。单倍体诱导同源多倍体的流程见图2-3。

### 六、植物离体繁殖技术

又称植物快速繁殖（快繁）或微型繁殖（微繁），是指利用植物组织培养技术对药用植物外植体进行离体培养，使其在短期内获得遗传性一致的大量再生植株的方法。植物快繁与传统营养繁殖相比，其特点主要表现在：①繁殖效率高。由于不受季节和灾害性气候影响，材料可以进行周年繁殖。生长速度快，材料以几何级数增殖。②培养条件可控性强。培养材料完全是在人为提供的培养基质和小气候环境条件下生长，便于对各种环境条件进行调控。③占用空间小。④管理方便，利于自动化控制。⑤便于种质保存和交换。

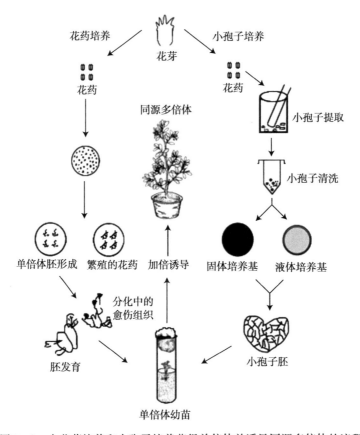

图 2 - 3    由花药培养和小孢子培养获得单倍体并诱导同源多倍体的流程

植物种类、外植体类型及培养基组成等对植物材料的生长、分化和再生均会有一定影响，使外植体器官形成方式表现出一定的差异。根据植物器官形成方式的不同，将器官的再生分为五种类型，即短枝发生型、丛生芽发生型、不定芽发生型、胚状体发生型和原球茎发生型。

**1. 短枝发生型**    指外植体携带带叶茎段，在适宜的培养环境中萌发形成完整植株，再将其剪成带叶茎段，继代成苗的繁殖方法。该方法与田间枝条扦插繁殖方法类似，故又称为微型扦插。本法能一次成苗，培养过程简单，移栽成活率高。

**2. 丛生芽发生型**    指使外植体携带的顶芽或腋芽在适宜培养条件中可以不断发生腋芽而呈丛生芽状，将单个芽转入生根培养基中，诱导生根成苗的繁殖方法。丛生芽发生型是大多数植物快繁的主要方式，它不经过愈伤组织，能使无性系后代保持原品种的特性，在生产中普遍应用。适宜这种方法快繁的植物，其外植体可用顶芽、侧芽和带芽茎段。如果顶芽仅切取尖端分生组织部分，则可产生无病毒植株，这种方法被广泛应用于植物脱毒培养中。

**3. 不定芽发生型**    指药用植物外植体在适宜培养基和培养条件下经过脱分化形成愈伤组织，然后经过再分化诱导愈伤组织产生不定芽，或外植体直接从其表面形成不定芽，将芽转到生根培养基中，经培养获得完整植株的繁殖方法。外植体的类型可涉及多种器官，如根段、茎段、叶片和花组织等。不定芽发生型也是许多药用植物快繁的主要方式。

**4. 胚状体发生型**　指外植体在适宜培养环境中，经诱导产生细胞胚的繁殖方法。外植体诱导产生的愈伤组织进一步发育为类似合子胚的体细胞胚，或外植体表皮细胞直接发育成体细胞胚。体细胞胚由于具有胚芽和胚根两极原基，不经生根培养即可直接形成完整小植株。胚状体发生途径具有成苗数量大、速度快、结构完整的特点，因而是外植体增殖系数最大的途径。但胚状体发生和发育情况复杂，通过胚状体途径快繁的植物种类，远没有丛生芽和不定芽涉及的广泛。体细胞胚再生的小植株与丛生芽或不定芽再生的小植株相比，具有两个显著差异：①胚状体多起源于单细胞。体细胞很早就具有明显的根端和苗端两极分化，极幼小时也是一个根、芽齐全的微型完整植物，无须诱导生根。②生理隔离。胚状体发育的小植株与周围愈伤组织或母体组织没有结构上的联系，出现生理隔离现象，小植株独立形成，易于分离。而丛生芽或不定芽发育的小植株，最初由分生细胞团形成单极性的生长点，发育成芽，致使芽苗与母体组织或愈伤组织紧密联系，如维管束组织、皮层和表皮组织等。转移生根时需进行切割才能与母体组织分开。体细胞胚发生的组织培养见图 2 - 4。

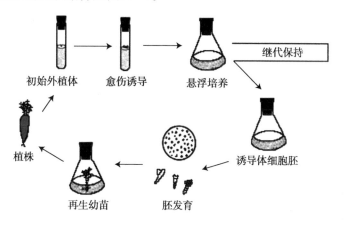

图 2 - 4　体细胞胚发生的组织培养流程

**5. 原球茎发生型**　特指兰科植物的一种快繁方式，系茎尖或腋芽外植体经培养产生原球茎（即扁球状体、基部生假根）的繁殖类型。原球茎是短缩的、呈珠粒状的、由胚性细胞组成的、类似嫩茎的器官，它可以增殖，形成原球茎丛。由茎尖或腋芽外植体诱导产生原球茎，切割原球茎进行增殖，或停止切割使其继续培养转绿，产生毛状假根，叶原基发育成幼叶，将其转移培养基生根，形成完整植株。1960 年法国学者 G. Morel 提出了利用茎尖离体快速无性繁殖兰花属植物的方法，此后国际上建立了"兰花工业"，原球茎繁殖体系成为兰花唯一有效的大规模无性繁殖方法。

快繁培养大致分为无菌培养体系的建立、繁殖体的增殖、芽苗生根和小植株的移栽驯化 4 个阶段：①无菌培养的建立阶段的任务是母株和外植体的选取、无菌培养物的获得及其外植体的启动生长，以利于离体材料在适宜环境中以某种器官发生类型进行增殖，本阶段是药用植物快繁能否成功的重要一步。②繁殖体增殖阶段的任务是使获得的培养材料进行增殖、分化，产生新的丛生苗、不定芽及胚状体，本阶段是药用植物快繁的重要环节，需要大量时间。③芽苗生根阶段是将上一阶段增殖得到的单个无根苗芽转移到生根培养基或适宜环境中诱导生根。因此这个阶段的任务是为移栽准备小植株，即将人工培养环境中的芽苗转移成在温室和田间能自养生存的植株。苗芽的生根可在离体环境中进行，也可在活体条件下产生。④小植株的移栽驯化阶段是试管小植株从异养到自养的转变、适应过程。移栽前需对试管植株进行高强光炼苗，使植株生长粗壮，并打开瓶口，降低温度，使其逐渐适应外界环境。

# 第三节　应用实例

## 一、铁皮石斛快繁技术

铁皮石斛 *Dendrobium officinale* Kimura et Migo 为兰科石斛植物，也是我国特有珍稀名贵药材，具有益胃生津、滋阴清热的功效。因其表皮呈铁绿色而得名，多加工成"枫斗"。因其主要分布在海拔 600~2500 米的山谷半阴湿林中的树干或岩石上，野生资源已濒临绝迹，1987 年被列入《国家重点保护野生药材物种名录》。为解决野生资源缺乏的困境，近年来建立了野生铁皮石斛实生苗无菌播种快速繁殖技术体系，使得铁皮石斛的人工栽培成活率和亩产量稳步提高，形成了集科研、种植、加工、销售为一体的铁皮石斛产业。铁皮石斛快繁技术要点如下。

**1. 外植体的消毒**　选取生长旺盛、无病害的铁皮石斛健康植株的一年生茎段，每 2 节为一段，放入 500mL 的烧杯中，用纱布单层绷口，扎紧，冲洗 30 分钟，冲水量调整到能使铁皮石斛茎段在水中漂动为好。将上述预处理后的材料带到无菌室超净工作台上，并将带茎段的腋芽的苞叶拨去，分别采用 3 种消毒方式进行消毒灭菌 2 次。

**2. 无菌体系的建立**　将上述材料每节剪成一段，去掉药物浸透的茎段部分，最后将茎段接种到试管培养基（MS + 6 – BA 2.5mg/L）中，每试管接种一个茎段，进行培养。培养条件为温度 26℃，光照时间 12 小时，光照强度 2000lx。建立铁皮石斛的无菌体系，待侧芽萌发后，再进行铁皮石斛原球茎诱导、增殖、分化、生根和瓶苗移栽等试验。每天记录铁皮石斛污染率，统计 45 天。

污染率 = 污染的个数/接种的个数

比较显示，铁皮石斛带芽茎段经单一消毒剂消毒后，污染率较高；而经复合消毒剂处理后污染率显著降低。铁皮石斛无菌体系较好的消毒方式为 70% 乙醇处理 30 秒钟后再用 0.1% $HgCl_2$ 处理 10 分钟。用这种消毒方式处理铁皮石斛带芽茎段可大量获得铁皮石斛的无菌苗。

**3. 原球茎的诱导**　用得到的无菌体系进行培养，待苗长至 3~4 节茎段时，剪取其带芽茎段，去掉叶片，作为外植体，进行原球茎的诱导培养。原球茎诱导培基本培养基为 MS + 2% 活性炭（AC），激素配方采用 6 – 苄氨基腺嘌呤（6 – BA）和萘乙酸

（NAA）的完全随机设计，共 8 种方案，每种方案重复 5 次，每次重复 5 瓶培养基，每瓶接入 5 个茎段。45 天后调查原球茎的诱导率及原球茎数量。

原球茎的诱导率＝产生原球茎的茎段数/接种茎段数

在不加激素的 MS 培养基中铁皮石斛的原球茎诱导率为 0，培养基中加入 6－BA 和 NAA 的各方案都有不同数量的原球茎产生，经方差分析选择配方 6，即 MS＋1.0mg/L 6－BA＋0.5mg/L NAA＋2g/L AC，原球茎诱导率显著高于其他方案，诱导率达 35.2%，6－BA 的质量浓度一般在 0.2～1.0mg/L，随着质量浓度的提高原球茎的诱导率升高，6－BA 在 1.0～1.4mg/L，随质量浓度的提高原球茎的诱导率逐渐降低。培养基加入 2g/L AC 可以有效的降低褐变率。

**4. 原球茎增殖** 将诱导形成的原球茎接种在原球茎增殖培养基上。基本培养基为 MS＋2% AC，激素配方采用 6－BA 和 2,4－D 的完全随机设计，9 种方案，每种方案重复 5 次，每次重复 5 瓶培养基，每瓶接入原球茎 5 块。然后在无菌条件下进行增殖试验 30 天后统计增殖率。

原球茎增殖率＝增殖的原球茎块数/接种原球茎块数

在不加任何激素的 MS 培养基中铁皮石斛的原球茎增殖率为 16.8%，加 6－BA 和 2,4－二氯苯氧乙酸（2,4－D）对铁皮石斛原球茎增殖有显著促进作用，经方差分析，首选配方 MS＋0.5mg/L 6－BA＋0.8mg/L 2,4－D＋2g/L AC，增殖率显著的高于其他方案，增殖率达到 89.6%。其次是配方 MS＋1.0mg/L 6－BA＋0.8mg/L 2,4－D＋2g/L AC，增殖率为 72.0%。

2,4－D 和 6－BA 促进铁皮石斛原球茎的增殖效果非常好。在原球茎增殖的继代培养中，20～25 天原球茎未充分成熟，增殖率较高，且颜色为鲜绿色；30 天后原球茎增殖率有所降低，颜色转为深绿色；原球茎切割块的大小以直径 0.5cm 为宜，过小易死亡而降低增殖率，过大增殖率也有所降低。

**5. 原球茎分化** 将增殖的充分成熟的较大原球茎块切割成直径 3～8mm 的小块，接种在芽分化培养基上。基本培养基为 MS＋2% AC，激素配方采用 6－BA 和吲哚丁酸（IBA）的完全随机设计，共 10 种方案，每种方案重复 5 次，每次重复 5 瓶培养基，每瓶接入原球茎 5 块，然后在无菌条件下进行分化培养，第 45 天统计分化率。

幼苗分化率＝分化出幼苗的原球茎块数/接种原球茎块数

在不加任何激素的 MS 培养基中铁皮石斛的原球茎分化率为 0，加入 6－BA 和 IBA 后，各组均有不同程度的分化，说明 6－BA 和 IBA 对铁皮石斛原球茎分化有促进作用。在 IBA 质量浓度一定时，铁皮石斛原球茎的分化率随着 6－BA 质量浓度的升高而升高，当 6－BA 质量浓度为 1.2mg/L 时，其分化率最高为 89.9%，当 6－BA 质量浓度超过 1.2mg/L 随质量浓度的升高分化率逐渐降低。经方差分析，配方 MS＋6－BA 1.2mg/L＋IBA 0.2mg/L＋2g/L AC 的分化率显著高于其他方案。从试验中还可以看到分化培养时原球茎切割的块越大分化越早，幼苗长得越壮；同一培养基中培养的时间越长分化率越高。在分化培养的过程中有少部分幼苗已经生根。

**6. 幼苗生根** 将原球茎分化出的幼苗接种于生根培养基上，基本培养基为 1/2MS

+15%土豆汁+2%AC，激素配方采用NAA的完全随机设计，共6种方案，每种方案重复5次，每次重复5瓶培养基。然后在无菌条件下进行生根培养，第45天统计幼苗生根率。

$$幼苗生根率 = 生根幼苗数/接种幼苗数$$

在不加任何激素的1/2MS培养基中铁皮石斛丛生芽的生根率为18.4%，加入NAA以后，各组丛生芽的生根率均有不同程度提高，生根时间提前。说明NAA对铁皮石斛丛生芽生根有促进作用，而且NAA的质量浓度在一定程度上影响着铁皮石斛组培苗的生根时间、生根率和瓶苗生长情况等。经方差分析，配方1/2MS+2～2.5mg/L NAA+15%土豆汁+2g/L AC的生根率显著高于其他方案，且生根率达到90.4%～92.8%，生根时间最早，于接种后第5～7天；根系发达，苗木生长健壮。加入15%土豆汁有利于促进生根及幼根的生长，加入2g/L AC有利于减轻褐化。用茎段外植体繁育的瓶苗在分化期间就有根系出现，进入生根培养基培养后，基部的气生根更发达，根系数量多达20～30条，且在根系上有白色粉末状，瓶苗叶片光亮，茎粗，节多，有利移栽。

## 二、地黄茎尖培养脱毒技术

地黄为玄参科地黄属植物，主产于河南温县、武陟、沁阳等地，河南、山西、山东等全国大部分地区均有种植。地黄是我国著名的四大怀药之一，块根入药，多加工成鲜地黄、生地黄和熟地黄，鲜地黄性寒，清热生津，凉血，止血；生地黄性寒，清热凉血，养阴生津；熟地黄性温，能补血滋阴，益精填髓。不同品种的地黄均为多种中成药的主要原料，全国年需求量约2000万公斤。地黄为异花授粉植物，不能留种，因而生产上长期采用块根营养繁殖，易受多种病害侵袭，其中以病毒危害最为严重，通常田间感染率达100%，病毒在植物体内代代相传，致使品种退化，产量下降，质量变差。为了解决病毒病制约地黄生产发展的问题，20世纪90年代中期以来，国内学者利用茎尖脱毒培养技术成功获得脱病毒植株，成为解决地黄病毒病的重要途径。地黄茎尖培养脱毒技术要点如下。

**1. 茎尖分离和接种** 从田间挖取当年种地黄块茎，洗净泥土，用70%乙醇表面消毒10秒钟，再用0.1% $HgCl_2$ 浸泡15分钟，然后用无菌水冲洗5次，将带芽眼的部分切成小块放入1/2MS基本培养基中，待无菌苗形成2～3片绿色小叶时，取出小植株，在40倍双目解剖镜下，剥取一茎尖，使生长锥部分暴露，再用解剖刀切取茎尖，茎尖带1～2个叶原基，大小为0.1～0.2mm，将切下的茎尖迅速放到茎基上。

**2. 培养基及培养条件** 适合地黄茎尖培养的培养基为：①MS+0.5mg/L 6-BA；②MS+0.5mg/L 6-BA+0.02mg/L NAA；③MS+0.5mg/L 6-BA+0.02mg/L NAA+0.1mg/L 赤霉素（$GA_3$）。取在茎尖培养基上继代繁殖的脱毒苗（高4～5cm），去掉展开的叶片，分为具茎尖和不具茎尖两部分，接种时，二者相间排列，应用100mL锥形瓶，每瓶分别接种7颗。培养条件为23℃，光强度1500lx，12h/d。

**3. 茎尖苗的增殖和根的诱导** 为了进一步强壮幼苗，于接种后30天左右将茎尖苗转移到MS+0.3mg/L 6-BA+0.02mg/L NAA的培养基上增殖，促进其进一步长成丛苗，再过 3~4 周，取带两片叶子的基段进行生根培养，不同激素对茎尖苗的生根有不同影响。从试验结果看 MS + 0.1mg/L GA$_3$ 可促进苗的生长，但小苗较弱，叶色较浅，无根形成，使用 MS + 1.0mg/L PP$_{333}$，可使小苗健壮生长，7 天左右即可生根，发根快而多，叶色浓绿，移栽后较易成活。

**4. 地黄的茎尖成苗对琼脂浓度的要求**　琼脂浓度太低，茎尖成苗容易发生玻璃化；琼脂浓度过高，茎尖成苗较慢。地黄茎尖诱导成苗合适的琼脂浓度（质量浓度）为 0.7%。

**5. 地黄试管苗**　脱毒地黄具有显著的经济效益和广阔的市场，而工业化生产优质地黄试管苗是满足市场需求的重要途径。试管苗的成本是大规模工业化生产的主要影响因素。为了降低成本，对 MS 基本培养基的配方进行了调整。调整以后，培养基中的大量元素占基本培养基的 1/4，微量元素、铁盐及维生素等为基本培养基的 1/2；以食用白砂糖代替蔗糖，用量为原蔗糖用量的 1/2。由此不但使成本降低了 48.7%，而且试管苗的生长速度及长势都与原培养基没有明显差异。

# 第三章　毛状根培养技术

毛状根培养技术是 20 世纪 80 年代在植物细胞培养技术领域发展起来的一项新技术。植物被发根农杆菌感染后，在伤口处就会形成不定根，不定根除菌后能迅速生长，并产生多个分枝，呈毛发状，称为毛状根（hairy root）。毛状根具有遗传基因稳定、生长迅速、易于培养等特点，可在离体培养条件下表现出次生代谢产物的合成能力，还能够合成许多悬浮细胞培养所不能合成的物质，某些产物的产量甚至高于正常植物。到目前为止，国内外现已成功培养出天仙子 *Hyoscyamus niger* L.、黄芪、紫草、红花 *Carthamus tinctorius* L.、青蒿、决明 *Cassia tora* Linn. 等药用植物的毛状根，人参皂苷、黄连素等已通过毛状根培养得以工业化生产。利用毛状根培养生产植物次生代谢产物具有较大生产潜力。

## 第一节　概　述

### 一、发根农杆菌质粒及其作用机理

发根农杆菌是根瘤菌科 *Rhizoliacea* 农杆菌属 *Agrobacterium* 的一种革兰阴性好氧菌，外形呈杆状，具鞭毛，能侵染大多数双子叶植物和裸子植物及少数单子叶植物，在侵染部位形成大量毛状根。发根农杆菌之所以具有致根性，是因为其染色体外存在大小为 180～250kbp 的侵入性致发根质粒（rhizogen inducing plasmid，Ri 质粒），带有冠瘿碱（opine）合成基因，该基因只能在被侵染的真核细胞中转录，而不能在农杆菌中转录。Ri 质粒具有三个功能区，即致瘤区（virulence region，Vir 区）、转移进入植物细胞核的 T - DNA 区和复制起点区（Ori）。前两个区与转化和诱导毛状根有关。通常状态下，

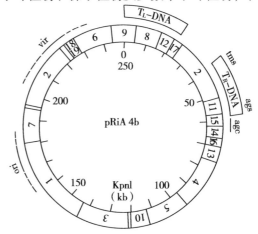

图 3 - 1　农杆碱型发根农杆菌的 Ri 质粒（pRiA4b 即 pArA4b）的物理结构

Vir 区的基因处于抑制状态，当发根农杆菌感染寄主植物时，被感染的植物细胞分泌合成小分子酚类化合物，如乙酰丁香酮（acetosyringone）、香豆醇和芥子醇等，它们能够刺激农杆菌，使处于抑制状态的 Vir 区基因被激活，产生一系列限制性核酸内切酶，酶切产生 T-DNA 链，并引导 T-DNA 链与细菌细胞膜上的特定部位结合，然后向植物细胞转移，进入植物细胞核内，T-DNA 随后插入整合进植物细胞的基因组中，其整合和表达的结果导致大量毛状根的产生（见图 3-1）。被转化的植物能诱导产生发根农杆菌作为唯一碳源和氮源而分解利用的冠瘿碱。根据其诱导的冠瘿碱的不同，发根农杆菌 Ri 质粒分为 4 种菌株类型：农杆碱型（agropine type）、甘露碱型（maanopine type）、黄瓜碱型（cucumopine type）和米奇矛品型（mikimopine type）。其中含有农杆碱型 Ri 质粒的菌株具有更广泛的宿主和更强的致根特性（见表 3-1）。

表 3-1　Ri 质粒的类型和所诱导产生的冠瘿碱种类

| Ri 质粒类型 | 冠瘿碱种类 | 代表性菌株 | 质粒 |
|---|---|---|---|
| 农杆碱型 | 农杆碱（agropine） | A4 | pArA4a |
| | | | pArA4b |
| | | | pArA4c |
| | 农杆碱酸（agropinic acid） | 15834 | pArA15834a |
| | | | pArA15834b |
| | | | pArA15834c |
| | 甘露碱（mannopine） | HRI | pRiHRI |
| | 甘露碱酸（mannopinic acid） | R1236 | pRi1200∷Tmr$^+$ |
| | 农杆碱素 A（agrocinopine A） | R1600 | pRi1000，pTVK291 |
| 甘露碱型 | 甘露碱 | 8196 | pRi8196a |
| | | | pRi8196 |
| | | | pRi8196c |
| | 甘露碱酸 | TR101 | pTR101a |
| | | | pTR101b |
| | | | pTR101c |
| | 农杆碱酸 | TR7 | pTR7a |
| | | | pTR7b |
| | | | pTR7c |
| | 农杆碱素 C（agrocinopine C） | C58C1 | PRi8196 |
| | | TR107 | Ri107 |
| 黄瓜碱型 | 黄瓜碱（cucumopine） | 2655 | pRi2655 |
| | | 2657 | pRi2657 |
| | | 2659 | pRi2659 |
| 米奇矛品 | 米奇矛品（mikimopine） | 1724 | pRi1724 |

对于任何一种类型的发根农杆菌而言，其菌体内都存在大小各异的 3 种质粒。例如在 A4 菌株的菌体内，存在着 pArA4a（约 180kbp，质量为 $110 \times 10$ amu）、pArA4b（约 250kbp，质量为 $160 \times 10$ amu）和 pArA4c（约 430kbp，质量为 $260 \times 10$ amu）3 种质粒，其中 pArA4b 质粒与毛状根的诱发有关，呈环状结构（见图 3 - 1）。不同类型 Ri 质粒上的 T - DNA 差异很大，农杆碱型 Ri 质粒的 T - DNA 按图谱相对位置分为 $T_L$ - DNA 和 $T_R$ - DNA 两个区域，两区域之间为一个非插入的 DNA 区，$T_L$ - DNA 上有诱根的 rol 基因，$T_R$ - DNA 上则含有与 Ti 质粒同源的 aux 基因和 ops 基因，其余 3 型 Ri 质粒的 T - DNA 为一连续的区域。

## 二、毛状根的遗传转化特性

发根农杆菌能够侵染几乎所有的双子叶植物和少数单子叶植物。目前已有数百种植物受到 Ri 质粒感染后生成毛状根，其中大部分是双子叶植物和裸子植物，关于单子叶植物染菌的报道近年来也日渐增多。发根农杆菌 Ri 质粒进行转化时经过以下步骤：①发根农杆菌在植物伤口若干位点附着；②受伤的植物组织产生酚类化合物如乙酰丁香酮以及多糖类化合物，诱导 Ri 质粒内 vir 基因的表达；③vir 基因表达的产物作用于 T - DNA 产生 T - DNA 链；④T - DNA 链转化形成 T - DNA 复合体或者单独通过菌毛分泌进入植物细胞；⑤T - DNA 复合体在植物及细菌蛋白的共同作用下被摄入细胞核内；⑥T - DNA 复合体整合进入植物基因组并表达产生生物学效应，诱发产生大量毛状根。

利用发根农杆菌 Ri 质粒进行转化具有以下特性：第一，Ri 质粒转化的植物毛状根不仅生长速度快，而且易从转化的植物细胞上再生植株，获得大量的无性繁殖植株。第二，由发根农杆菌转化植物产生的毛状根来源于同一个植物细胞。因此，毛状根的每一细胞都是转化的，这便于遗传操作。第三，毛状根的无性系可以通过激素自主进行选择。第四，由发根农杆菌 Ri 质粒转化植物所产生的毛状根分化为正常植物的分化率高，遗传稳定，并且容易建成一系列能够在不同植物细胞核染色体上插入一个 T - DNA 拷贝的株系。第五，毛状根具有生长迅速，分枝多，数量大，没有向地性，能够产生有价值的次生物质。由毛状根再生的完整植株虽然多表现正常，但也常出现节间缩短、顶端优势较弱、叶片皱缩等特殊特征，这无疑为植物转化体的筛选带来了很大方便。

# 第二节　方法与技术

目前发根农杆菌转化的方法很多，但转化的基本程序是一致的。

## 一、菌株筛选及活化

发根农杆菌经过驯化培养，已选育出一些适于诱导植物毛状根的菌株，主要有天然农杆碱型的 A4、ATCC15834、16834、LBA9402 及 1601、R1000、R1200 等人工构造质粒；还有黄瓜碱型的 2635、2657、2659 等；以及甘露碱型的 5196、TR101、TR7 等。每一种菌株对不同植物的发根能力是不同的，常用于实验的发根农杆菌有 ATCC15834、ATCC39207、G58P GV3296、A4、NCPPB2659、R1500、R1601、LBA9402、TR105 等菌株，这些菌株均含有致根性 Ri 质粒。在准备将菌株感染外植体前，首先选择合适的细菌菌株，然后将菌株在 LB 等斜面培养基上活化 2～3 次后，最后转至液体培养基上培养，当菌液的光密度在 0.5～0.7 之间时用于感染外植体。

## 二、外植体选择及处理

目前诱导出毛状根的植物外植体材料有叶片、子叶、茎段、愈伤组织等，其中叶片、子叶、胚轴为转化的首选外植体。大量实验资料表明，植物材料的幼嫩部位，特别是用种子萌发直接获得的无菌幼苗更易获得毛状根。这是因为幼嫩的生长旺盛的组织对农杆菌更敏感，被感染后，伤口附近的细胞易脱分化形成较多的感受态细胞，从而有利于农杆菌的诱导而产生毛状根。在发根农杆菌侵染前，外植体材料预先在无激素的固体培养基上培养 1～3 天，可以提高毛状根的诱导率。

## 三、毛状根转化方法

针对转化受体的不同，利用发根农杆菌感染植物的方法也各异，归纳起来有以下 3 种。

**1. 活体接种法** 用活化好的新鲜菌液对发芽后数日或两周内的无菌幼苗的茎部进行 2～3 次注射接种，两周内注射部位产生毛状根。完整植株能合成抗菌物质，一般不易转化，所以感染发育旺盛的完整植株难以产生毛状根。

**2. 外植体共感染接种法** 对根茎切段、叶片、叶柄、下胚轴、子叶及其他分生组织等外植体进行常规灭菌，用刀片或剪刀切成小块或小段，用活化好的菌液进行注射涂抹或与菌液共培养，然后将外植体置于 MS 培养基，诱导毛状根产生，这种方法操作简便易行，转化效率较高，最为常用。

**3. 原生质体共培养转化法** 受体是悬浮的细胞或原生质体。将悬浮液与活化细菌共培养后，除菌，在含有抗生素的培养基上培养获得转化的细胞克隆，常用于转化悬浮培养的细胞。

## 四、毛状根除菌及其培养体系的建立

用发根农杆菌诱导产生毛状根后，必须尽快除去毛状根吸附的农杆菌，使毛状根在无菌条件下快速生长。除菌的方法有抗生素除菌法和温度除菌法，或将两者联合使用。

抗生素除菌法是将毛状根转至含有抗生素的培养基上，经数代转移直到完全无菌为止，常用的抗菌素有羧苄青霉素、利福霉素和头孢霉素等；温度除菌法是将毛状根转移至不含抗生素的培养基上，经过 39～40℃ 温度条件处理，再转移到新培养基上，达到完全除菌目的。

由于农杆菌转化植物细胞时 Ri 质粒上的 T－DNA 片段整合到植物基因组中是随机的，因此，克隆的毛状根其生长速度、分枝形态也有差异。建立植物毛状根培养体系时要选择那些生长速度较快、分枝较多的根，对生长缓慢的根要筛除。然后在低盐浓度的液体培养基（如 White 培养基）中黑暗、恒温条件下进行悬浮、振荡培养，即毛状根的增殖培养。在连续培养过程中，对毛状根进行驯化，使其适合发酵培养。获得生长状态稳定的毛状根后，需进一步开展发酵工艺研究，优化培养条件，提高发状根培养及次生代谢产物的发酵水平，最终建立毛状根生产药用植物次生代谢产物的规模化发酵培养技术体系。

### 五、毛状根鉴定

首先，根据毛状根的形态及生长特性进行初步鉴定，形态学上被诱导出的毛状根和正常根存在很大的差异，毛状根在无激素培养基上生长迅速，并具有多根毛、多分枝、无向地性等特点。毛状根在液体培养基中的生长速度，往往大于相应的细胞培养物或未转化的根培养物，这些表型为判定毛状根提供了简单而又方便的依据。其次，可通过测定毛状根中特定的成分冠瘿碱来进行化学鉴定，这也是目前较为常用的一种方法。冠瘿碱合成酶基因在发根农杆菌中并不能表达，只能在真核生物中表达，在转化细胞中特异合成冠瘿碱是发根农杆菌的一种特殊营养底物，因此冠瘿碱的有无可作为转化指标之一。常用高压纸电泳法进行冠瘿碱的检测，用硝酸银试剂或磷钼酸试剂染色。但检测冠瘿碱仅可作为"正检测"，即有冠瘿碱存在，表明根已被转化，反之则不一定，这是因为 $T_L - DNA$ 经常是全长转移，而 $T_R - DNA$ 的转移则可在较大范围内（5~20kbp）变动。因此并不是在所有情况下毛状根都含有冠瘿碱，因为编码冠瘿碱合成的基因正位于 $T_R - DNA$ 上。另外，冠瘿碱基因表达不稳定，会随时间的变化而变化，尤其是农杆碱型菌株诱导的毛状根，冠瘿碱基因的表达常常受到抑制。此外，用 Southern 分子杂交法检测 T - DNA 能有力地证明培养的根组织是否被转化。

# 第三节  应用实例

## 一、丹参毛状根培养

丹参毛状根培养利用 75L 气升式反应器进行大规模培养。培养 50 天时所获得的丹参毛状根中原儿茶醛和丹酚酸 B 的含量，与球状气升式反应器和三角瓶培养中总丹参酮的含量进行比较均很接近，说明放大培养是相当的成功。工艺流程如下。

**1. 无菌苗的准备**  将丹参种子流水冲洗 24 小时后用 0.1% 的升汞溶液灭菌 5 分钟，灭菌后的蒸馏水漂洗 3 次后撒播到灭菌后的湿滤纸上发芽。发芽后的种子移到无激素的 MS 培养基（MS0）上即可长成正常的无菌植株，将无菌植株的叶片切成的 0.5cm² 的小块，接种到 MS + 6 - BA 2mg/L 的培养基上，在光照下（约 3000lx）培养，约 2 周后从叶片的边缘分化出不定芽，将健壮的不定芽移植到 1/2 MS0 培养基上可以获得正常的无菌植株。

**2. 发根农杆菌 Ri 质粒转化**  以在 1/2 MS0 培养基生长的丹参无菌苗作为试验材料。用发根农杆菌（15834 株）直接感染的方式进行 Ri 质粒转化诱导毛状根。切去无菌苗的茎尖及一部分叶片，在切口处接菌，10~14 天后可诱导出大量毛状根，而且生长良好，切去一批后从被感染处还能再生长出一批。

**3. 毛状根除菌与增殖**  要建立起正常的毛状根必须经除菌过程，以便获得无菌的毛状根。通常用抗生素除菌，即将毛状根从母体上切下后移植到含抗生素的培养基上，经数代转移直到完全无菌。将丹参毛状根从被感染的无菌苗上切下，移植到不含抗生素的 MS0 培养基上，在 39~40℃温度条件下处理 2 天后再移到 25℃下培养，毛状根恢复生长而细菌不再生长，完全达到除菌目的。除菌后的丹参毛状根在 MS0 培养基上正常生长，每 4~5 周可继代培养 1 次。在 MS0 上建立起丹参毛状根继代培养。

**4. 检测** 用 Southren 印迹分子杂交法证实发根农杆菌 Ri 质粒的 T-DNA 转化到丹参细胞的 DNA 中。

**5. 液体悬浮培养** 将带生长点长 1~2cm 的丹参毛状根在 MS+NAA0.1mg/L 处理 4 天后，转入 67-Ⅴ 基本培养基（装有 100mL 培养基的 500mL 三角瓶中接种 15mg 鲜重的毛状根），在 100r/min 摇床上，25℃黑暗条件下悬浮培养 44 天，丹参毛状根增殖倍数可达 370.5 倍。

**6. 生物反应器大规模培养** 将 3.68g 的丹参毛状根接种到装有 7500mL 的 67-Ⅴ 液体培养基的 10L 球状气升式反应器中，在 150r/min 的摇床上进行振荡培养，所有培养工作都在 25℃和弱光下进行培养 50 天后收获毛状根，毛状根的增殖倍数高达 241.71 倍。对于 75L 的气升式反应器，则内装 56.25L 67-Ⅴ 液体培养基，反应器的通气量为 0.05vvm。采用紫外分光光度法测定丹参毛状根总丹参酮含量。利用 75L 气升式反应器进行进一步放大培养，发现原儿茶醛和丹酚酸 B 这两种水溶性成分的含量，在 75L 气升式反应器培养 50 天时所获得的丹参毛状根中与 10L 球状气升式反应器培养 50 天时所获得的丹参毛状根相当，因此，利用气升式反应器进行丹参毛状根初级放大和中试规模的培养是可行的。

## 二、甘草毛状根培养

在 10L 反应器的放大培养甘草毛状根，3 周的培养期间，增殖速度可达 189mg/L·d。工艺流程如下。

**1. 无菌苗的准备** 将甘草种子磨破种皮后，用 0.1%升汞表面灭菌约 8 分钟，用灭菌蒸馏水冲洗 3 次，播种在含 20~30g/L 蔗糖的 1% 琼脂培养基上，放置在 2000lx、15h/d、25℃条件下发芽。种子发芽长出幼苗后，用胚茎或子叶作为诱导发状根的材料。

**2. 毛状根的诱导** 在无菌操作条件下，切去实生苗的胚根，用胚茎或子叶小心划出伤痕，在切口和伤痕处按种发根农杆菌，然后移植到不含生长激素的 MS 培养基上，在漫射光、25℃条件下培养，诱导毛状根。甘草实生苗的胚茎或子叶被发根农杆菌感染 7~10 天后从被感染处长出毛状根，2 周后将毛状根（约 1cm）切下，转移到含有 1mg/mL 羧苄氨基青霉素、不含激素的 MS 培养基上。每隔 10~15 天转移到新的培养基上，直到完全除菌为止。

**3. 液体悬浮培养** 甘草毛状根液体培养时，以 MS 为基本培养基，pH 值 5.8，接种量 3.6mg、25℃黑暗条件下，100r/min 摇床上液体培养 20 天，增殖倍数达接种量的 45.9 倍，这样的增殖速度超过常规的细胞培养。

**4. 放大培养** 将毛状根在 500mL 圆底烧瓶中培养，每瓶培养基约 100mL，在 100r/min 摇床上液体悬浮培养。以后又放大到容积 10L、培养基约 2L 的摇床，以转速约 90r/min 培养，毛状根生长正常。在 3 周的培养期间，按使用的培养基量计算，增殖速度可达 189mg/L·d。

# 第四章    悬浮细胞培养技术

## 第一节    概    述

Haberlandt（1902）首次尝试从开花植物的叶片中分离并培养单个细胞，虽然他没能使游离细胞进行细胞分裂，但他的研究工作激发了学者对此方面的探索研究。现今，游离细胞的培养获得成功，并且可以诱导细胞进行分裂从而获得整个植株。胚细胞的悬浮培养使大规模无性繁殖成为可能，可作为研究工具和重要化学物质产生的来源，同时可用于种质库的保存。悬浮细胞培养对于植物次生代谢产物的生产更是产生了深远影响。自从 Routine 和 Nickel（1956）首次提出用植物细胞培养技术生产有用次生代谢产物以来，据不完全统计应用于植物细胞培养技术生产次生代谢产物的植物已达百种以上，近半数次生代谢产物含量超过原植株。

悬浮细胞培养是指将游离的单细胞或细胞团按照一定的细胞密度悬浮在液体培养基中进行培养。细胞悬浮培养一般是把未分化的易碎愈伤组织转移到液体培养基中，并使用适当的设备进行连续振荡培养。悬浮培养也可以从用机械法得到的无菌幼苗，吸胀的胚、叶片等开始。悬浮培养前，可以轻轻研磨叶片组织，柔软的组织可以用手动的玻璃匀浆器打碎成匀浆。得到的匀浆中含有完整的活细胞、死亡细胞和细胞碎片，要进行过滤和离心，然后才能转移到振荡的液体培养基中培养。也可以使用能消化果胶的果胶酶获得单个细胞，即酶法分离单个细胞。但用于基础研究和应用研究的单细胞系都是从培养的组织中分离得到的。开始培养时，首先把植物器官切割下来的新鲜外植体转移到含有合适生长调节物质的固体培养基上。在此培养基上，外植体产生愈伤组织，可以把此初始愈伤组织与外植体分离，重新转移到新鲜培养基上培养，从而得到合适数量的愈伤组织。这样愈伤组织就可以被转移到液体培养基中，振荡培养得到悬浮细胞。

悬浮细胞培养的基本原理是植物细胞的全能性。植物细胞全能性是指植物体的每个活细胞都具有该植物体的全部遗传信息，在特定的离体培养条件下，具有发育成完整植株的潜在能力。但实际上，表达全能性的难易程度随植物种类和细胞种类不同而异。那些高度特化的细胞几乎不可能再分裂，不可能进一步表达其遗传潜力，因而也不能表现细胞全能性。而特化程度较低的细胞如植物的分生组织，则易于表现出细胞全能性。

悬浮细胞培养大致可分为分批培养和连续培养两种类型。分批培养是指将一定量的细胞或细胞团分散在一定量的液体培养基中进行培养,目的是建立单细胞培养物。在培养过程中,除了气体和挥发性代谢产物可以同外界空气交换外,一切都是密闭的。当培养基中的主要营养物质被耗尽时,细胞的分裂和生长就会停止。所以为了分批培养的细胞能不断增殖,必须及时进行继代培养。连续培养是利用特制的培养容器进行大规模细胞培养的一种方式。在连续培养中,不断注入新鲜培养基,排掉等体积的用过的培养基,培养液中的营养物质得到不断补充。由于新鲜培养液的容积与流出的原有培养液相等,可调节流出与注入的速度,培养的细胞生长速率相对一致,形成一个稳定的培养状态。

# 第二节 方法与技术

## 一、悬浮细胞培养条件

悬浮细胞的培养条件包括营养条件和环境条件。

**1. 营养条件** 主要是指悬浮细胞培养基的组成、pH 和渗透压。

(1) 培养基的组成

①基本组成

氮:硝酸盐是最常用的氮源,它的基本作用包括:通过硝酸盐和亚硝酸盐还原过程,参与细胞的生理生化活动;构成硝酸盐吸收和传递系统;诱导调控蛋白的表达,从而促进某些基因的系统表达。有些细胞悬浮培养系统中含有 $NH_4^+$ 和 $NO_3^-$ 成分,此时,培养物的氮吸收量常取决于培养基的 pH 和培养物的年龄。例如,矮牵牛悬浮细胞在 pH 值 $4.8 \sim 5.6$ 下培养,起始吸收的 $NO_3^-$ 和 $NH_4^+$ 多,可是在许多情况下,$NH_4^+$ 只能在低 pH 的培养基中被利用。低浓度的总氮通过刺激细胞分裂导致大量小细胞的形成,而高浓度的总氮往往利于细胞生长。

磷:植物细胞以各种方式吸收磷。磷常常是细胞分裂和生长的限制因子,它与细胞生理生化过程中的能量传递,以及 RNA 和 DNA 合成直接相关。磷通常抑制游离氨基酸的积累。

硫:硫的缺失使所有蛋白质的合成自动停止。如果细胞缺乏含硫的氨基酸,就不能合成蛋白质。例如用硫代硫酸盐、L-半胱氨酸、L-甲硫氨酸和谷胱甘肽代替无机盐,能使烟草悬浮细胞充分生长;而 D-半胱氨酸、D-甲硫氨酸和 DL-高半胱氨酸只能使烟草悬浮细胞的生长减少程度保持最低。

镁、钾、钙:这些大量元素不可或缺。在大豆等植物的培养中,在培养期间几乎所有的 $K^+$ 都被培养细胞所吸收;相反,在烟草的细胞培养中,发现到培养末期仍有最初浓度(20mmol/L)一半的 $K^+$ 留在培养基中未被利用。

氯:氯离子通过作用于酶分子,影响光系统的功能。它对液泡形成体中 ATP 酶的活动也有影响,还可以干扰细胞的渗透调节。在许多情况下,氯离子可由溴离子代替。

微量元素:微量元素的影响与所培养的细胞种类密切相关。例如锰对芸香的细胞培养是必需的，对胡萝卜悬浮细胞的生长有促进作用，而对水稻无影响。缺铁常常导致细胞中途停止生长，而高浓度的铁通常又有抑制作用。同时，还应考虑各种元素的互作效应。例如极少量的钛有助于大量元素的吸收；硼特别影响葡萄糖的吸收。

②有机成分

氨基酸类：除精氨酸和赖氨酸外，添加作为氮源（$NO_3^-$）替代物的氨基酸，通常抑制细胞的生长。实际上，在某些情况下，精氨酸能够补偿其他氨基酸的抑制作用。相反，在颠茄的愈伤组织培养中，精氨酸又是一种抑制剂，但以 $NH_4^+$ 作为氮源时却无抑制作用。此外，不同氨基酸之间是相互影响的。例如在烟草细胞悬浮培养中，半脱氨酸的吸收受 L - 亮氨酸、L - 精氨酸、L - 酪氨酸和 L - 脯氨酸的抑制；L - 半胱氨酸和 L - 高半胱氨酸抑制硫酸盐吸收，从而对蛋白质合成和细胞生长产生负面影响。

维生素类：对维生素的需求因植物而异。

③碳源

碳水化合物：悬浮细胞对各种碳水化合物的反应取决于所培养的植物种类和碳水化合物浓度。例如，有些培养物在仅含葡萄糖的培养基上便能正常生长，而有些培养物需要在培养基中加入果糖或蔗糖（2% ~ 3%）才能正常生长。葡萄糖对细胞数、细胞团大小、干重等的增加最有效。肌醇对各种培养物都是必需的。

$CO_2$：为了维持悬浮细胞生长以及使光自养培养物完全绿化，需要连续提供 2% ~ 5% 的 $CO_2$。一般细胞生长随着 $CO_2$ 质量分数的增加而增加，也有例外情况。

④植物激素

生长素类：生长素类的影响随所培养的植物种类和生长素种类不同而不同。2,4 - D 特别有利于薄壁细胞的生长，在植物细胞悬浮培养中，常加入适宜浓度的 2,4 - D。

细胞分裂素：细胞分裂素的效果受多种因素的影响。因所选用的植物种类、激素种类及浓度不同而异。植物细胞中的细胞分裂素可被细胞分裂素氧化酶钝化。例如烟草，细胞分裂素的降解受到外援细胞分裂素的调控，导致细胞分裂素氧化酶的迅速增加。细胞分裂素诱导细胞分裂，从而使细胞数增加，这种细胞数的增加是由一种修饰磷脂模式来决定的。目前有关细胞分裂素的作用位点及作用机理还不甚明确。

乙烯：内源乙烯生产是旺盛分裂细胞的特征，因此其生产受到生长素的促进。在非光合培养物中，乙烯同其他激素有协同作用。乙烯诱导细胞壁增厚。例如用 2 - 氯 - 乙烯 - 磷酸处理释放乙烯，结果造成液泡体积减小，从而导致致密的细胞发育。

（2）培养基的 pH 和渗透压

pH：对铁吸收和悬浮细胞活力的影响很大。$H^+$ 浓度的变化常常影响特定的酶反应。在有些培养中，因为椰汁和聚乙烯吡咯烷酮具有缓冲作用，可使活力下降的悬浮细胞改善状态。渗透压对细胞生长的影响近年逐渐受到重视。在各种植物的悬浮培养中，增加葡萄糖、蔗糖、山梨糖醇，特别是甘露醇的浓度，能够增加细胞干重和鲜重，同时使细胞体积变小。

**2. 环境条件** 通常包括振荡频率和光照条件等。振荡频率对悬浮培养中的细胞团大小、细胞活力和生长均有影响。例如，玫瑰细胞在 300r/min 下仍能存活而且不被损伤，可是烟草细胞只能耐受最大为150r/min的振荡频率。在 *Digitalis lanata* 的悬浮培养中，低振荡频率（80～100r/min）对细胞生长的刺激极小；在100r/min以上时，对细胞生长的刺激作用明显。光的波长及光照强度对悬浮培养细胞具有影响。高光照度能够提高烟草绿色愈伤组织来源的单细胞植板效率，但抑制无叶绿素培养物的细胞生长。通常，26℃±3℃的温度较适合，温度过高、过低均不利于悬浮细胞的增殖。

## 二、悬浮细胞培养方法

### （一）悬浮细胞培养材料选择

悬浮细胞培养材料可以来源于愈伤组织、植物器官、吸胀胚胎、无菌苗、外植体芽尖、根尖及叶肉组织等。

根尖及叶肉组织的细胞排列松弛，是分离单细胞的好材料。这些游离的单细胞很多都能够在液体培养基中成活，并持续分裂。从叶肉组织中分离得到单细胞的方法常用机械法和酶解法。机械法是将叶片轻轻研碎，然后通过过滤和离心将细胞净化。用机械法分离细胞的优点有：细胞不会受到酶的伤害，无需质壁分离。但机械法只适用于薄壁组织排列松散，细胞间接触点很少的材料。用机械法分离时，游离细胞的产量低，不容易获得大量活细胞。酶解法是从叶肉组织中分离单细胞的常用方法，能克服机械法细胞产量低的弱点。用于分离细胞的离析酶不仅能降解中胶层，而且能软化细胞壁，因此，用酶解法分离细胞时，必须对细胞进行渗透压保护。用酶解法分离叶肉细胞，有可能得到海绵薄壁细胞或栅栏薄壁细胞的纯材料。但是在一些物种中，特别是小麦、玉米和大麦等禾谷类植物中，用酶解法分离叶肉细胞是很困难的。因为在这些禾谷类植物中，由于叶肉细胞伸长并在有些地方发生收缩，因而在细胞间可能形成了一种互锁结构，从而阻止它们的分离。

由愈伤组织建立悬浮培养细胞系是目前广泛采用的一种方法。可以从植物的根、茎、叶、芽和胚等器官和组织中诱导愈伤组织，宜选择颜色浅、疏松易散碎、生长快的愈伤组织进行起始培养。

### （二）悬浮培养系的建立

悬浮培养系建立的基本过程是：将愈伤组织、植物器官、吸涨胚胎、无菌苗、外植体芽尖、根尖及叶肉组织，经匀浆机破碎后用纱布或不锈钢网过滤，得到的单细胞滤液作为接种材料，接种于试管或培养瓶等器皿中，置于振荡器上培养（图4-1）。

**1. 植物器官分离单细胞**

（1）机械法：叶肉组织分离单细胞可用机械法，将叶片轻轻研碎，通过过滤和离心将细胞净化，其方法如下。

①在研钵中放入10g叶片和40mL研磨介质（20μmol/L蔗糖，10μmol/L MgCl$_2$，20μmol/L Tris-HCl缓冲液，pH7.8），用研杆轻轻研磨。

②将匀浆用两层细纱布过滤。

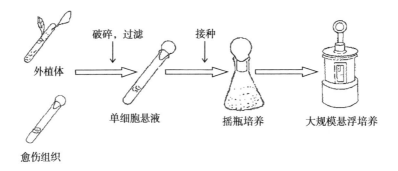

图4-1 悬浮培养系建立过程图

③在研磨介质中低速离心，净化细胞。

（2）酶解法：利用叶肉细胞分离单细胞也可以用酶解法。以烟草为例，其具体步骤如下。

①从60~80日龄的烟草植株上切取幼嫩的完全展开叶，进行表面消毒，之后用无菌水充分洗净。

②用消过毒的镊子撕去下表皮，再用消过毒的解剖刀将叶片切成4cm×4cm的小块。

③取2g切好的叶片置于装有20mL无菌酶溶液的三角瓶中。酶溶液组成为0.5%离析酶，0.8%甘露醇和1%硫酸葡聚糖钾。

④用真空泵抽气，使酶溶液渗入叶片组织。

⑤将三角瓶置于往复式摇床上，120r/min，25℃振摇2小时。期间每隔30分钟更换酶溶液1次，将第一个30分钟换出的酶溶液弃掉，第二个30分钟后的酶溶液主要含有海绵薄壁细胞，第三个和第四个30分钟后的酶溶液主要含有栅栏细胞。

⑥用培养基将分离得到的单细胞洗涤2次后即可进行培养。

在酶溶液中加入硫酸葡聚糖钾能提高游离细胞的产量。为保持细胞完整加入适当的渗透压调节剂，常用的有甘露醇、山梨醇，适宜浓度通常为0.4~0.8mol/L；也可以用葡萄糖、果糖、半乳糖、蔗糖等。

**2. 愈伤组织分离单细胞** 由离体培养的愈伤组织分离单细胞方法简便，故被广泛使用，其具体方法如下。

（1）将未分化、易散碎的愈伤组织转移到装有适当液体培养基的三角烧瓶中，然后将三角烧瓶置于水平摇床上以80~100r/min进行振荡培养，获得悬浮细胞液。

（2）用孔径约200μm的无菌网筛过滤，以除去大块细胞团；再以4000r/min速度离心，除去比单细胞小的残渣碎片，获得纯净的细胞悬浮液。

（3）用孔径60~100μm的无菌网筛过滤细胞悬浮液，再用孔径20~30μm的无菌网筛过滤；将滤液进行离心，除去细胞碎片。

（4）回收获得的单细胞，并用液体培养基洗净，即可用于悬浮培养。

如果愈伤组织十分紧密，其细胞不易分散，可采用如下两种方法。一是增加生长激素的浓度,加快细胞分裂和生长速度;二是用果胶酶打破细胞间的连接,使愈伤组织成为游离细胞。将已建立的愈伤组织转移到锥形瓶或其他适当容器的液体培养基中,然后将容器置于摇床上不断振荡。由此得到的培养物叫"悬浮培养物"。在此,振荡至少有两种作用。首先,它可以对细胞团施加一种缓和的压力,使它们破碎成小细胞团和单细胞;其次,振荡可以使细胞和小细胞团在培养基中保持均匀分布。此外,培养基的运动还会促进培养基和容器内空气之间的气体交换。可以用来建立生长快、易散碎的愈伤组织培养基,一般来说也适用于该物种的悬浮培养。为了提高细胞的分散程度,对于生长素和细胞分裂素的比例需进行一些调节。在活跃生长的悬浮培养物中,无机磷酸盐的消耗很快,其浓度即会变成一个限制因子。因此,为了进行高等植物的细胞悬浮培养,特别设计了 $B_5$ 和 ER 两种培养基。但一般来说,这两种培养基以及其他合成培养基,也只有当细胞的初始群体密度达到 $5 \times 10^4$ 个/mL 或更高时才适用。当细胞密度较低时,在培养基中还需要加入其他成分。

为了获得充分分散的细胞悬浮液,最重要的是尽可能使用疏松、易散碎而且生长快的愈伤组织。如果把愈伤组织在半固体培养基上保存 2 ~ 3 个继代周期,它的松散性常会增加。然而,即使在分散程度最好的悬浮液中也存在着细胞团,只含有单细胞的悬浮培养是很难做到的。分批培养继代前应先使锥形瓶静置数秒,以便让大的细胞团沉降下去,然后再从上层吸取悬浮液。经过多次继代和选择后,就有可能建立起理想的细胞悬浮培养物。

### (三)生长的测定

**1. 细胞数目**　细胞数目是悬浮细胞培养生长情况重要参数之一。对细胞聚合体中的细胞进行计数,要用三氧化铬处理细胞聚合体。1 体积细胞悬浮培养物加入 4 体积的 12% 三氧化铬水溶液,70℃加热至细胞完成染色并发生质壁分离。用吸管吹打细胞聚合体使其部分浸软。保温时间和需要浸软的程度随培养时间的长短而变化。原生质体的收缩使得统计细胞团中细胞的数目变得容易了,可以在普通显微镜下对细胞进行计数。

**2. 鲜重**　把预先称重的尼龙滤网放置在漏斗上,再把细胞收集到滤网中,用水冲洗除去培养基,真空抽干、称重。为得到相对合理、准确的细胞鲜重,取样细胞要多些。

**3. 干重(压缩细胞体积)**　取适量悬浮培养物,置于梯度圆锥形离心管中离心,计量离心得到的体积为沉淀体积(即压缩细胞体积),单位是毫升沉淀/毫升培养物。弃去上清,将沉淀置于预先称重的滤纸上冲洗,80℃下过夜烘干、干燥器中冷却后称重即得细胞干重。

### (四)单细胞培养技术——Bergmann 细胞平板培养技术

Bergmann(1960)首次建立了在琼脂平板上进行细胞悬浮培养的技术。这一技术对于得到单细胞克隆特别有用。首先在未浸软条件下统计细胞数目,以便能够在单位体积平板介质中建立起数量已知的细胞单位。悬浮细胞可通过稀释或低速离心进行细胞定量。第一步准备2倍浓度的悬浮培养物和含琼脂的营养介质，含有细胞团的悬浮培养物用筛子过滤，保证用作平板培养的都是好的悬浮培养物。第二步将等体积悬浮培养物和琼脂介质混匀，然后迅速分装到有盖培养皿中，分装时要保证细胞均匀而且以薄层分布，约1mm厚。第三步将培养皿封口，于25℃下保温培养21天。步骤如图4-2所示。培养完成后，每板的克隆数可以按如下方法得到：把平板固定在一张照相纸上，以照相放大机为光源，得到每个平板的投影迹。这种照相法可以清楚记录下克隆数。

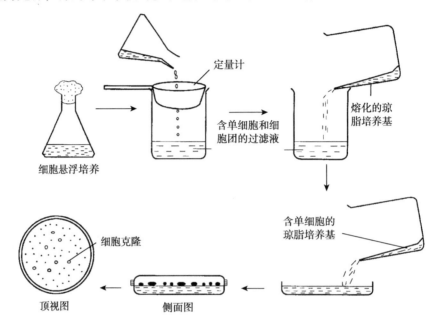

图4-2 Bergmann细胞平板培养技术步骤图

### （五）悬浮细胞培养的同步化

细胞悬浮培养中细胞分裂是随机发生的。因此，培养体系中可能存在处于不同分裂时期的细胞。为了研究细胞的分裂和代谢，在利用生物反应器生产植物次生代谢产物时，常常使培养细胞同步化。同步化培养的定义为：培养体系中大多数细胞的细胞生长周期或生长周期的特定阶段是一致的，即体系中大多数细胞同时通过每一个细胞生长周期阶段。悬浮培养中，活跃的细胞比例较少，细胞有形成聚合体的趋势，这是实现同步培养的障碍。细胞同步化的方法包括物理法和化学法。

物理法主要是通过控制细胞或细胞团的物理特性，如细胞或细胞团的大小等，或通过调控生长环境条件如控制光照、温度等，实现高度同步化。将悬浮细胞分别通过20目、30目、40目、60目的滤网过滤、培养、再过滤，重复几次后可获得同步化细胞。此方法简便，是目前控制植物体细胞同步化常用的方法。用分级仪筛选胚性细胞也可得到发育比较一致的体细胞胚，其原理是根据不同发育时期的体细胞胚在溶液中的浮力不同而设计的。低温处理可使DNA合成受阻或停止，细胞趋向 $G_1$ 期；当温度恢复至正常后，大量培养细胞进入DNA合成期，从而实现培养细胞的同步化分裂。如4℃低温处理悬浮培养细胞 24 小时，再恢复培养 24 小时后，在一定程度上使其同步化。交变应力作用也可直接影响细胞周期或细胞分裂的同步化，促进 S 期细胞的 DNA 合成，有助于细胞有丝分裂。

化学法的原理是使细胞遭受某种营养饥饿，即饥饿法；或者通过加入某种生化抑制剂阻止细胞完成分裂周期，即抑制法。在长春花悬浮培养中先使细胞在无磷酸盐环境中饥饿 4 天，再将其转移到含有磷酸盐的培养基中，结果获得同步化。有研究表明通过 N、P 同时饥饿处理一种海藻培养细胞 50 小时可使 50% 细胞处于 $G_1$ 期，解除饥饿后，细胞立即进入 S 期，恢复细胞生长，实现了同步化。此外，烟草品种 Wisconsin 38 的悬浮培养细胞受到细胞分裂素饥饿、胡萝卜细胞受到生长素饥饿也取得了同步化效果。使用 DNA 合成抑制剂如 5 - 氨基尿嘧啶、羟基脲和胸腺嘧啶脱氧核苷等，也可使培养细胞同步化。当细胞受到这些化学药物的处理后，细胞周期只能进行到 $G_1$ 期，细胞都滞留在 $G_1$ 期和 S 期的边界上。当这些抑制剂去掉后，细胞即进入同步分裂。用羟基脲处理小麦、玉米、西芹等植物的培养细胞均得到细胞同步性。还有一些物质添加到培养物中可使细胞同步化。如以氮或乙烯定期注入大豆的化学恒定式培养物中，能诱导细胞同步化；通过控制培养基中的 2,4 - D 的浓度来调控龙眼体细胞胚的发育过程也获得了一定效果。

细胞同步化处理对细胞本身也会产生一定的伤害，如果细胞没有足够的活力，不仅无法获得理性的同步化效果，还可能造成细胞的大量死亡。因此，对细胞进行同步化处理前，被处理细胞应进行充分的活化培养。处于对数生长期的细胞一般适于同步化处理。

## 三、悬浮细胞培养的类型

### （一）分批培养

小规模细胞悬浮培养的过程中，除了气体和挥发性代谢产物可以同外界空气交换外，其他都是隔离的。当培养基中的主要营养物质耗尽时，细胞的分裂和生长即停止。只有通过继代培养才能使培养细胞持续繁殖。故小规模细胞悬浮培养也称为分批培养或间歇培养。所用的容器一般是 100~250mL 锥形瓶，每瓶中装有 20~75mL 培养基。

继代培养的方法：从培养瓶中取一小部分悬浮液，转移到一定比例的成分相同的新鲜培养基中（约稀释 5 倍）。在对悬浮培养细胞进行传代时，可使用吸管或注射器，但其进液口必须小到只能通过单细胞或小细胞团（2~4 个细胞）。传代前应先使培养瓶静置数秒，以便让大的细胞团沉降，然后再由上层吸取悬浮液。对于较大的细胞团，在传代时可将其在不锈钢网筛中用镊子尖端轻轻磨碎后，再培养。

根据培养基在容器中的运动方式区分，分批培养时有 4 种振荡培养方法：①旋转培养。培养瓶呈 360° 缓慢旋转移动，使细胞培养物保持均匀分布并保证空气供应。②往返振荡培养。机器带动培养瓶在一直线方向往返振荡。③旋转振荡培养。机器带动培养瓶在平行面上作旋转振动，摇床的转速是可控的，对于大多数植物组织来说，以转速

30～150r/min 为宜（不要超过150r/min），冲程范围应在2～3cm。转速过高或冲程过大会造成细胞破裂。④搅动培养。利用搅棒不断搅动培养基以使培养基运动。

分批培养时，悬浮细胞充分分散是很重要的。选择易散碎的愈伤组织建立培养体系、选择合适的培养基和传代方法均可提高细胞的分散程度。分批培养所用设备相对简单，方法较简便，重复性好。

## （二）连续培养

大规模细胞培养通过生物反应器进行，其共同特点是在连续培养中不断注入新鲜培养基，排掉用过的培养基，在培养物的容积保持恒定情况下，培养液中的营养物质不断得到补充。这种培养分为封闭型和开放型。在封闭型中，去除的旧培养基由加入的新培养基补充，进出数量保持平衡。悬浮在排出液中的细胞经机械方法收集后，又被放回到培养系统中。因此，在这种"封闭型连续培养"中，随着培养时间的延长，细胞数目不断增加。与此相反，在"开放型连续培养"中，注入的新鲜培养液与流出的原有培养液和细胞的容积之和相等，并通过调节流入与流出速度，使培养物的生长速度永远保持在一个接近最高值的恒定水平上。开放型培养又可分为两种方式。一是化学恒定式，二是浊度恒定式。在化学恒定式培养中，以恒定速率注入的新鲜培养基，其某种选定营养成分（如氮、磷或葡萄糖）的浓度被调节成一种生长限制浓度，从而使细胞的增殖保持在一种稳定状态之中。在这样一种培养基中，除生长限制成分外，其他成分的浓度皆高于维持生长所要求的浓度。而生长限制因子则被调节在这样一种水平，即它的任何增减都可由相应的细胞增长速率的增减反映出来。在浊度恒定培养中，新鲜培养基是间断注入的，注入的量取决于细胞增长引起的培养液的浑浊度。可以预先选定一种细胞密度，当超过这个密度时则使细胞随培养液一起排出，因此能保持细胞密度的恒定。

## （三）半连续培养

半连续培养采用的是"抽干与再装满"的方式。新鲜培养基的加入是不连续的，被偶尔的"抽干与再装满"过程隔开，所以被移出的培养基总是被相应体积的新鲜培养基全部取代。在这些培养体系中，虽然细胞数目呈指数增加，但细胞密度维持在一定范围内，这个范围受流入与流出培养基的取代时间限制。这种培养方式可以说是开放式的，在加入新鲜培养基的间隔时间内，细胞密度和营养环境条件是在不断变化的。

## 四、次生代谢物的生产

利用细胞大规模培养系统生产药用植物次生代谢产物具有不可替代的优点。主要表现在：①可实现工业化生产，不占用耕地；②与药用植物栽培不同，它采用发酵工业反应器的生产系统和回收工艺，可以不受天气、地理、季节等自然条件的限制；③通过诱变、细胞杂交等技术可以筛选出高产细胞株，加上培养条件的改善，可以得到较高产量；④在完全由人工控制的条件下，可以实现一年四季不间断生产，不受地区、季节、土壤及有害生物的影响；⑤在无菌条件下完成，能排除病菌及虫害对药用植物的侵扰；

⑥减少农田种植药用植物的面积，有利于粮食作物的生产；⑦有利于药用植物代谢途径的研究，还可以利用基因工程手段探索或创造新的合成路线，得到新的有药用价值的物质。虽然多数利用细胞生产药用植物次生代谢产物仍处于实验研究阶段，但有些已进入工业化生产，如利用红豆杉细胞培养生产紫杉醇、利用人参细胞培养生产人参皂苷、利用紫草细胞培养生产紫草素、利用三七细胞培养生产三七皂苷等。

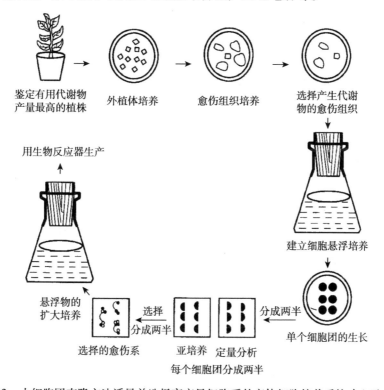

图4-3　小细胞团克隆方法诱导并选择高产量细胞系的离体细胞培养系统建立示意图

不同药用植物建立悬浮细胞培养系统的技术细节不尽相同。图4-3以细胞团法筛选高产细胞株为例展示了药用植物建立离体细胞培养系统的一般步骤。第一，诱导产生愈伤组织，建立悬浮细胞培养体系。可通过种子表面消毒发芽获得无菌实生苗，或直接从野生苗取适当部位的外植体，置于适当培养基上诱导产生愈伤组织。适当的激素配比有时直接影响诱导出愈伤组织的合成能力。第二，高产细胞株的筛选和培养条件的建立。对于最初诱导而来的愈伤组织来说，合成次生代谢产物的能力往往不是很高甚至没有合成能力，必须使用一定的方法筛选出具有高产性状的细胞株。另外，培养基的成分和激素配比，以及光照、温度、pH等其他培养条件都可以直接影响培养细胞的合成和生长，因此，必须对各种因子效应做深入细致的研究，并最终确定最佳培养条件。第三，进行药用植物细胞的大量悬浮培养。实验室内研究时，常常使用大锥形瓶或圆底锥形瓶在摇床上按一定转速培养。中试或生产时则需借助合适的生物反应器。见图4-4、图4-5、图4-6。这些生物反应器是按照细菌发酵罐原理，专门为植物细胞培养而设计的，经过大量培养后收获的细胞即可用于检测和回收代谢产物。

药用植物细胞悬浮培养开始阶段，植物细胞几乎都处于一个生物量（即细胞量）纯粹增长的阶段，以后才开始大量合成和积累次生代谢产物。与微生物相比，药用植物细胞具有其自身的特点，如易于聚集、质地脆弱、生长较缓慢、生理和代谢活性较低等。当细胞处于对数生长初期时，细胞较小，具浓密的细胞质、较大的核或明显的核仁，只有为数不多的小液泡。此时细胞的内质网发达并具有较多的核糖体，这类细胞分裂频率也较高。但在对数生长后期，细胞体积变大，细胞质变稀，而且经常具有一个被胞质分隔成若干部分的大型液泡，占据

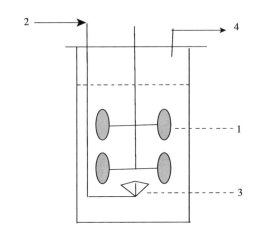

图 4 - 4　搅拌式反应器示意图

1. 搅拌器；2. 无菌空气入口；3. 空气分布器；4. 空气出口

细胞中心大部分的位置，这种大型液泡造成的膨胀压力往往使细胞对搅拌敏感。如果搅拌不恰当，可破坏这种大液泡细胞，并使细胞内积累的有毒物质甚至水解酶类释放出来，对其他细胞有害。在悬浮培养状态下的药用植物细胞，只有少数情况下是单个细胞。在对数生长后期的培养中，由于细胞表面粘连，多为大小不一的细胞团，有时甚至可能产生一定的组织分化。悬浮培养药用植物细胞时，多数情况下，只有当细胞的分裂状态基本停止，细胞群体处于对数生长后期并产生一定的分化后，才开始合成和积累次生代谢产物。这种生长和合成的矛盾不利于次生代谢产物的生产。有时采用两步培养法可以获得最佳产量，即第一阶段尽量在最短时间内得到最大的生物量；然后更换条件，利用合成培养基进行第二阶段的培养，以得到更多的次生代谢物。两阶段培养基的主要差别在于植物激素种类及配比不同。

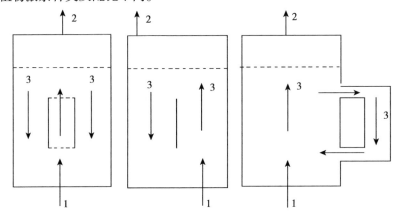

图 4 - 5　气升式反应器示意图

注：1. 空气进口；2. 空气出口；3. 气流循环方向

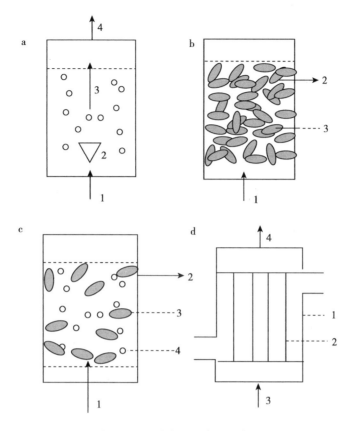

图 4-6 四种主要反应器示意图

注：a. 鼓泡式反应器示意图：1. 进气口；2. 空气分布器；3. 气流方向；4. 排气口

b. 填充床式反应器示意图：1. 进液口；2. 排液口；3. 固定化细胞

c. 流化床式反应器示意图：1. 流体进口；2. 流体出口；3. 细胞团或固定化细胞；4. 气泡

d. 中空纤维反应器示意图：1. 外壳；2. 中空纤维；3. 进液口；4. 排液口

## 第三节　应用实例

人类利用药用植物细胞悬浮培养生产次生代谢成分已经取得了令人瞩目的成就。但药用植物细胞是一个复杂的体系，细胞内部存在多种正反馈和负反馈调控机制，细胞的各种亚体系之间也存在着复杂的相互影响、相互偶联关系。药用植物细胞在悬浮培养过程中生长缓慢、不耐剪切力、目标代谢产物含量低等缺点也影响工业化生产进程。通过调节关键酶的表达、增加新基因、调节特殊基因、运用反义 RNA 技术等调节次生代谢，将为药用植物细胞悬浮培养解决众多理论与实践问题。药用植物细胞悬浮培养技术与生化工程技术结合，针对不同的培养要求，研制高效的生物反应器系统，将为今后药用植物资源的开发利用和发酵工业的发展注入崭新的活力，以满足人们对药用植物次生代谢产物的需求。

## 一、丹参细胞悬浮培养

丹参来源于唇形科丹参的干燥根和根茎，为常用重要中药。丹参的菲醌类化合物有较好的消炎抗菌作用，尤其对冠心病、心绞痛等心血管疾病有良好的疗效。许多治疗心血管疾病的中药配方和中成药，丹参都是主要药味之一，因此丹参的临床需要量大。此外丹参酮为红色色素，在化妆品生产方面也有一定开发潜力。

余沛涛等研究了植物苯丙氨酸解氨酶在丹参细胞分化中的作用。在丹参愈伤组织分化过程中出现2个苯丙氨酸解氨酶活性高峰。第一高峰在分化或不分化培养基中都存在，似与组织分化无关。第二高峰只存在于分化培养基中。苯丙氨酸解氨酶活性在即将或刚分化的组织中活性最高，可作为组织启动分化的指示酶。铁锈醇为丹参的水溶性成分，1985年Miyasaka等用B−F中的一个细胞系（B）进一步研究了铁锈醇的生产。在无2,4−D的培养基中铁锈醇只在生长的延迟期和静止期产生，和活跃的细胞分裂成负相关。2,4−D能促进细胞生长但却显著抑制铁锈醇的产生。和2,4−D不同，吲哚−3−乙酸（IAA）不能促进细胞生长，但能促进铁锈醇生产。光照对细胞生长影响不大，但却抑制铁锈醇的生产。1986年Miyasaka等研究了丹参悬浮培养中铁锈醇和隐丹参酮的生物合成调节。驯化的（即不需加生长素就可正常生长）悬浮培养细胞中只在延迟期产生铁锈醇。而向驯化的悬浮培养物中加入蔗糖后，在静止期铁锈醇也恢复了产生。另外，他们还建立了两步培养法。先将细胞系B的驯化细胞在一般培养基（MS + $D_{0-1}$ $K_{0-1}$）上培养，然后转到去掉Fe−EDTA或去掉Fe的MS + $K_{0-1}$但无2,4−D的培养基中培养，这时细胞生长被完全抑制，而铁锈醇可在整个培养期间连续产生。细胞系A在连续继代培养中，产生的隐丹参酮逐渐减少。因此他们通过细胞团选择法选出一高产细胞系$A_5$。细胞系$A_5$在MS + $K_1$但无Fe−EDTA的培养基上的生长几乎完全被抑制，但却可连续产生隐丹参酮和铁锈醇。1987年Miyasaka等报道了营养因素对悬浮培养细胞中隐丹参酮和铁锈醇生产的影响。研究表明，蔗糖、氮源和硫氨素对这些化合物的产生是必需的，磷酸盐、$MnSO_4$和激动素表现出轻微的有益影响。MS培养基的所有其他成分，对这些化合物的生产都是非必需或有抑制作用的。据此，他们设计出一种简化的隐丹参酮生产培养基。

丹参细胞悬浮培养的一般步骤如下：以丹参叶片为外植体，在加有2,4−D 1mg/L、KT 0.1mg/L、蔗糖30g/L、琼脂7g/L的MS培养基上诱导形成愈伤组织。培养条件为黑暗，温度25℃±1℃。以相同培养基每隔30天继代一次。在250mL三角瓶内装50mL液体培养基，接入3g（鲜重）生长旺盛质的疏松的上述愈伤组织悬浮培养。摇床转速120r/min，其他培养条件同上，每2周继代一次。每次继代，取含有细胞的培养液10mL，加入40mL新鲜液体培养基。

## 二、红豆杉细胞悬浮培养

红豆杉细胞悬浮培养常被用来生产紫杉醇。紫杉醇是一种高效、低毒、广谱并且作用机制独特的抗癌药物，可用于卵巢癌、乳腺癌、肺癌的治疗。利用植物细胞悬浮培养技术生产紫杉醇是一种有效的方法。该方法一般利用紫杉醇含量较高的红豆杉外植体，如老茎、树皮等愈伤组织，通过筛选变异的愈伤组织，获得高产细胞系。如日本曾利用短叶红豆杉和东北红豆杉进行愈伤组织诱导，筛选得到的细胞系在培养 4 周后增殖了 5 倍，紫杉醇含量达到 0.05%，比原来的红豆杉皮紫杉醇含量高出 10 倍。Ketchum 利用红豆杉属的 6 种植物进行愈伤组织诱导，获得了可产生紫杉醇的细胞株，其中 2 个细胞株在悬浮培养条件下培养时间可超过 29 个月和 16 个月，紫杉醇含量超过了 20mg/L。中科院昆明植物研究所经过多年研究，对多种红豆杉的不同外植体进行愈伤组织诱导和培养，筛选出了高产紫杉醇细胞株。华中科技大学梅兴国等通过胁迫筛选法获得了红豆杉抗苯丙氨酸细胞变异系，生产紫杉醇的含量显著高于原型细胞系的 3～5 倍。Shuler 等进行了东北红豆杉悬浮细胞培养，在研究培养基中营养成分的消耗规律时，发现蔗糖、葡萄糖、果糖、磷源、氮源及 $Ca^{2+}$、$Mg^{2+}$ 和 $Fe^{3+}$ 对于紫杉醇的产生起到重要的作用。据 Pork 等的考查，当培养基中糖的起始浓度在 20～100g/L 范围时，若糖浓度达到 40g/L，细胞的比生长速率最大，为 0.017 单位/日；若糖浓度达到 60g/L，悬浮细胞的浓度最高达 34g/L；若糖浓度达到 80g/L，紫杉醇的产量为 1.36mg/L。此外，适宜的生物反应器和环境条件也直接影响紫杉醇的产量。据报道，Yonn 和 Park 在 5L 反应瓶中进行悬浮细胞培养时，采用的细胞接种量为 33.3%，10 天后细胞干重、湿重均可增至 4 倍。培养到第 9 天，胞外紫杉醇含量达到 1.8μg/g。目前大多数紫杉醇合成代谢酶都已被分离并且基因克隆成功，从而能够在分子水平上对紫杉醇生物合成途径实施人工调节以提高悬浮细胞培养中紫杉醇的合成量，甚至可能完全实现生物合成。

红豆杉细胞悬浮培养的一般步骤如下：以红豆杉老枝为外植体，以 B5 培养基为基础，碳源为浓度 1.0%～3.0%（W/V）的蔗糖，在 1.0～3.0mg/L 2,4－D 或者 2,4－D 与 IAA、NAA、KT、6－BA 等激素配合使用诱导愈伤组织。以 B5 和 6,7－V 为基础培养基，添加 NAA 10mg/L＋6－BA 2mg/L 对愈伤组织进行继代培养，至愈伤组织变得较疏松时进行悬浮培养。一般采用 B5 培养基蔗糖做碳源进行细胞悬浮培养。

# 第五章  基因工程技术

简单讲，基因工程就是把人们需要的某个基因（目的基因）转移到待改造的生物（受体）细胞里，使受体细胞表达目的基因。通过基因工程技术可以跨越生物物种屏障，使不同物种（甚至是人与其他生物之间）的遗传信息进行重组和转移，定向快速改造生物。自1972年基因工程问世以来，短短几十年间发展迅速，在食品、医药、能源、环境等领域发挥了巨大作用，许多农、林、牧、副、渔、医产品都打上了基因工程的烙印，基因工程产品已成为许多国家的重要经济来源。一方面，通过基因工程技术改造生物体，创造出转基因生物（如转基因牛、转基因大豆等）；另一方面，通过植物基因工程发展生物反应器，生产药用蛋白或其他人类所需的保健品和工业原料。我国是药用动植物资源大国，将基因工程技术应用于提高药用动植物的抗病性、提高中药产量、改善代谢途径、提高活性成分含量等方面，既有利于发展人工养殖或种植，也有利于保护珍稀濒危物种，又体现了实施中药可持续发展战略的需要。鉴于中药的特殊价值，中药基因工程研究虽起步相对较晚，但其发展潜力已被人们重视，因此可以预见其发展前景广阔。与此同时，转基因生物产品的风险和安全性问题也备受关注和争议。

## 第一节  概  述

### 一、概念

基因工程（gene engineering）是指按照人们预先设计好的蓝图，从分子水平上对基因进行体外操作，将外源基因加工后插入到载体中，转化受体细胞并使目的基因得以扩增和表达，从而实现定向改造生物，得到所需的生物性状或基因工程产品的技术。基因工程的核心技术是 DNA 重组技术，另外还包括基因的定位、分离、克隆、定点突变、测序技术、转化技术、基因表达的分子检测技术、产物的分离纯化技术等。

基因工程诞生于基因重组。1972年，美国斯坦福大学 Paul Berg 及其同事第一次成功实现了 DNA 体外重组。他们使用限制性内切酶 *Eco*R Ⅰ，分别在体外酶切 λ 噬菌体 DNA 和猿猴病毒 *SV*40 DNA，然后用 T4 DNA 连接酶将酶切 DNA 片段连接起来，获得了 λ DNA 和 *SV*40 DNA 重组的杂合 DNA 分子。但这只是化学水平上的 DNA 分子重新组合，并没有实现生物学意义上可遗传、可增殖的目的。1973年，美国斯坦福大学 Stanley Cohen 等人把大肠杆菌 R6-5 质粒（其上带有卡那霉素抗性基因）和 pSC101 质粒（其上带有四环素抗性基因）用 *EcoR* I 酶切，再用 T4 DNA 连接酶连接成重组 DNA 分子，并将该重组 DNA 分子转化导入大肠杆菌，结果发现被转化的大肠杆菌表现出对卡那霉素和四环素的双重抗性。在此基础上，1974 年 Cohen 和 Berg 等人合作，把非洲爪蟾 *Xaenopus Laevis* 编码核糖体基因的 DNA 片段与 pSC101 质粒重组后导入大肠杆菌，实现了真核生物基因在原核生物中的表达。

此后基因工程发展迅速，至 20 世纪末已日趋成熟，预计 21 世纪将是基因工程应用研究的鼎盛时期。1978 年，首次实现通过大肠杆菌生产人胰岛素；1981 年，第一只转基因小鼠诞生；1982 年，基因工程胰岛素在美国上市，转基因烟草也获得成功；1985 年，转基因兔、猪、羊诞生；1986 年，第一个 DNA 重组人体疫苗乙肝疫苗研制成功；1989 年，转基因棉花获批准进行田间实验；1990 年，基因治疗开始进入临床实验、第一个转基因动物鲑鱼获批准养殖；1994 年，转基因番茄在美国上市；1997 年，克隆羊"多莉"（Dolly）在英国诞生。目前，基因工程技术已广泛应用于生物学基础理论研究、生物的遗传改良、生物反应器、基因诊断、基因治疗、基因制药等，在农业、医药、林业、畜牧等行业产生了巨大经济价值和社会效益。

## 二、原理

概括起来，基因工程的基本程序包括分、切、接、转、筛、表 6 个内容或步骤（图 5-1）。

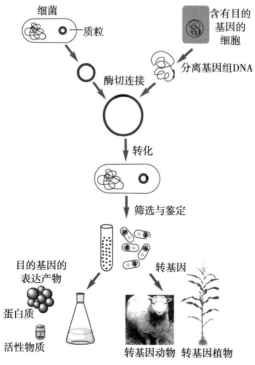

图 5-1 基因工程的基本程序

**1. 目的基因的制备（分）**　从现有的生物体基因组中利用酶切消化和聚合酶链式反应（polymerase chain reaction，PCR）扩增（图5-2）等方法，分离获得带有目的基因的 DNA 片段，或通过 PCR、筛选文库、图位克隆等方法克隆出目的基因，或利用化学方法人工合成特定的基因。

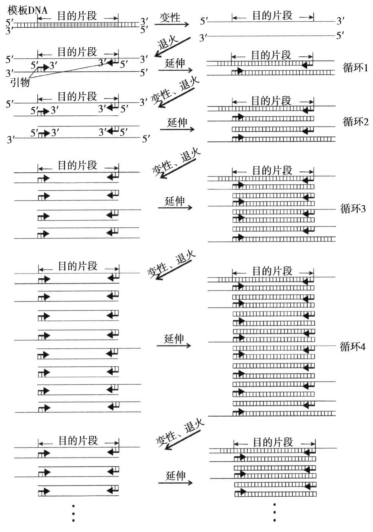

图 5-2　PCR 扩增反应原理

**2. 对目的基因和载体进行适当切割（切）**　便于二者的连接。

**3. 重组 DNA 分子的构建（接）**　在体外将带有目的基因的外源 DNA 片段连接到具有选择标记的病毒、质粒或其他载体分子中，形成具有自我复制能力的重组 DNA 分子。

**4. 重组 DNA 分子转移到受体细胞（转）**　通过转化、感染或显微注射等手段，将上述人工构建的重组 DNA 分子转移到受体细胞，并使其整合和稳定增殖。

**5. 转化子的筛选（筛）**　从繁殖细胞群体中筛选出获得了重组 DNA 分子的受体细

胞克隆，从筛选出的受体细胞克隆中提取出已得到扩增的目的基因，供进一步分析研究。

**6. 目的基因表达与功能的鉴定（表）** 克隆基因在新的遗传背景下实现功能表达，产生人类所需的物质或得到转基因动植物。

### 三、基因工程安全性与应用展望

**1. 安全性问题** 基因工程的生物安全性问题一直备受公众关注。主要涉及两个方面。

一是环境安全性问题，其核心是转基因植物释放到自然界之后，转基因逃逸（transgene escape）所造成的转基因作物与其野生亲缘种间的基因转移，以及对自然生态环境和生物种群的动态平衡的影响。从目前的研究看，尚未发现有明确直接的证据证明转基因植物对生态环境的不利影响。

二是食品安全性问题，指其对人类健康的影响，涉及食品的营养学、毒理学、致病性、致敏性等诸多方面。目前还没有确切的证据说明转基因食品的危害，但人们还是从心理上担心转基因食品的长远危害，这种长期影响的不确定性也是大部分人排斥和反对转基因食品的主要原因。转基因植物导致食品安全隐患的原因主要有外源基因本身、调节基因、载体、选择标记基因等。要打消人们的心理隐患，首先必须确保转入外源基因或基因产物对人畜无毒；另外还有改进实验体系，运用一些对人类安全的实验方法。现在随着转基因技术的发展和完善，科研人员已经发现了安全的转基因方法，如运用双边界载体避免抗性选择标记基因、运用特异启动子让目的基因在特定组织或器官表达、利用重组酶特异切除外源基因等。

**2. 药用植物基因工程的应用展望** 一方面基因工程引发了激烈的争论和多方面的顾忌；另一方面基因工程技术及其产品具有巨大的经济和社会需求，它被人们寄予缓解饥饿的期待，凝聚了人们改善生活质量、提高生活水平的美好希望。

药用植物基因工程的发展方向除了抗病虫害、抗逆性、增加产量等同大宗农作物转基因的发展方向类似外，更重要的是改善药用植物的品质、增加药用成分的含量上。为此有必要对药用植物的功能基因进行深入研究，建立转基因模式药用植物可以为药用植物基因工程研究提供模型和方法。从基因工程的技术和科学层面，以及安全性评价等，集中对少数几种代表性药用植物进行深入系统的研究，为其他药用植物提供借鉴。

## 第二节 方法与技术

### 一、目的基因克隆

在生命科学各领域，"克隆"（clone）一词已被广泛应用。在高等生物个体水平上，克隆表示具有相同基因型的同一物种的个体或个体组成的群体，如从同一受精卵分裂而来的单卵双生子就属于同一克隆；在细胞水平上，克隆指由同一个祖细胞分离而来的一群遗传相同的子细胞群体；在分子生物学水平上，将外源 DNA 插入具有复制能力的载体 DNA 中，使之能永久保存和复制的过程称为克隆。

目的基因是指准备导入受体细胞内的，以研究或应用为目的所需要的外源基因。获取目的基因是基因克隆中最关键的步骤，因为没有目的基因，就谈不上基因工程。获得目的基因的方法很多，但也是十分困难的一步。根据获得基因的途径主要可以分为两大类：一是根据基因表达的产物——蛋白质进行基因克隆，二是从基因组 DNA 或 mRNA 序列基因克隆。

**1. 根据基因表达的产物——蛋白质进行基因克隆**　这是通过蛋白质的氨基酸序列反向推测基因的核苷酸的方法。首先分离和纯化控制目的性状的蛋白质或者多肽，并进行氨基酸序列分析，常采用双向凝胶电泳－质谱技术和高效液相色谱－质谱联用技术。然后，根据所得氨基酸序列推导得到可能的核苷酸序列（即可能的基因组合），再采用化学合成方式合成该基因，或根据该蛋白质 N 端序列设计简并引物，通过逆转录 PCR 技术（RT－PCR）得到基因的 cDNA（complementary DNA）。cDNA 是与某 RNA 链互补的单链 DNA。RT－PCR 是逆转录与 PCR 扩增相结合的技术，以总 RNA 或信使 RNA（messenger RNA，mRNA）逆转录合成的 cDNA 第一条链为模板，进行 PCR 扩增。所谓简并引物，指编码一段蛋白质序列的不同碱基序列的混合物。因为编码氨基酸序列的密码子具有简并性（一个氨基酸可能有多个密码子），不同生物的同一个氨基酸的密码子可能不同，因此通过设计简并引物的方法才能克隆到未知的同源基因。最后，通过相应的功能鉴定确定所推导的序列是否为目的基因。该法的关键是分离纯化出纯度很高的蛋白质，而许多蛋白质的分离、纯化绝非易事，特别是对于含量较少的微量样品而言更加困难，有些基因并不编码蛋白质产物，因此该法虽然有许多优点，但总体来说技术复杂，操作困难，效率较低，所以较少采用。

**2. 从基因组 DNA 或 mRNA 序列进行基因克隆**　分子生物学技术，尤其是 PCR 技术的广泛应用，为基因克隆提供了快速、高效的方法。多种生物基因组序列完成和表达序列标签（expressed sequence tagging，EST）数据库的建立，为大规模进行基因克隆提供了巨大帮助。目前从基因组序列 DNA 或者 mRNA 序列获得基因的方法已经成为基因克隆的主要方法，常用有以下几种。

（1）同源序列法（homology based candidate gene method）克隆目的基因　序列法根据相同祖先同源基因的核苷酸序列高度保守、基因家族成员所编码的蛋白质结构中具有保守氨基酸序列的特点，而发展的起来的克隆基因家族未知成员的方法。基本方法是：如果某基因在模式生物或其他生物中已有报道，但是在当前所研究的生物中尚无报道，可以先根据已知同源基因序列，分析这些基因的保守序列，根据保守序列设计简并引物，以基因组 DNA 或 mRNA 逆转录产生的 cDNA 为模板，进行 PCR 或 RT－PCR 扩增，扩增产物经纯化后连接到载体上，进行序列分析并与已知基因序列进行验证比较。如果仅得到基因片段，还要利用基因文库或 cDNA 文库筛选全长序列，或通过 cDNA 末端快速扩增技术（RACE，rapid amplification of cDNA ends）得到全长序列。

（2）通过 mRNA 的差异分离基因　生物的基因表达具有时空性，即在个体发育的不同阶段，或在不同的组织、细胞中，不同基因按时间、空间进行有序表达，并非所有基因都同时表达。差异显示反转录 PCR（differential display of reverse transcriptional PCR，DD - PCR）是分离有组织特异性或诱导专一性表达基因的有效方法之一，通过对来源于特定组织类型的总 mRNA 反转录成 cDNA，进行 PCR 扩增、电泳，并找出待测组织和对照之间的特异扩增条带，即可获得差异表达的 cDNA 序列，将之克隆后作为探针对基因文库或 cDNA 文库进行筛选而获得目的基因。该方法自问世以来已被广泛用于差异表达基因的克隆鉴定中。

克隆差异表达基因的方法除了 DDRT - PCR 之外，还有差减杂交（subtractive hybridization）、抑制性差减杂交（suppression subtractive hybridization）、RNA 任意引物 PCR（RNA - arbitrarily primed PCR）、代表性差异分析（representational difference analysis）、DNA 微阵列或 DNA 芯片（DNA Microarray）等。

（3）图位克隆法（map - based cloning）分离目的基因　植物的大多数性状，尤其是重要的经济和农艺性状在植物生长发育过程中的生理生化功能还不清楚，也有的基因表达产物量很低，这就限制了根据基因的功能进行基因克隆策略的应用。随着各种生物分子标记连锁图的相继建立和越来越多的基因被定位，图位克隆技术也于 20 世纪 90 年代初应运而生。图位克隆又称定位克隆（positional cloning），它是根据目标基因在染色体上的确切位置，寻找与其紧密连锁的分子标记，根据遗传连锁分析，将目的基因定位到染色体的某个具体位置，再通过染色体步移法（chromosome walking）不断缩小筛选区域，进而克隆目的基因。图位克隆技术的优点在于无需预先掌握基因产物的任何信息，是用于分离基因编码产物尚不清楚的基因的有效方法之一。从理论上讲，任何一种可鉴定出突变性状的基因，都可以从突变体开始，逐渐定位并分离到基因，最后证实该基因就是造成突变的原因。

（4）功能互补法（functional complementation）分离目的基因　T - DNA 是位于根癌土壤杆菌的 Ti 质粒中的一段可转移的 DNA 区段，当根癌土壤杆菌感染植物时，T - DNA 区域能发生高频的转移。转座子（transposon）是染色体上一段可复制、移动的 DNA 片段，可以从染色体的一个位置移动到另一个位置。当 T - DNA 或转座子插入植物基因组中目的基因的内部或其邻近位点时，便会诱发该基因发生突变，并最终导致表型变化，形成突变体植株。如果它们切离或转座到其他位置，失活基因的功能又可以得到恢复。在大肠杆菌、酵母菌中，已获得数千个特定基因缺失的突变体，拟南芥、水稻等也有大量的 T - DNA 插入突变、转座子插入突变和基因缺失突变体，其范围已涉及基因组中绝大多数基因。

功能互补法是指以这些突变体为受体，将外源基因克隆到其相应的表达载体上，转化这些受体，从中选择表型恢复成野生型的克隆体，从这些克隆体中可获得与这些突变体功能互补的外源基因。主要有 T - DNA 标签法（T - DNA tagging）和转座子标签法（transposon tagging）两种类型，即将 T - DNA 插入突变体和转座子插入突变体中，如果有我们感兴趣的突变类型，可通过反向 PCR 直接找到 T - DNA 和转座子的插入位点附近的 DNA 序列，并以此为探针，筛选野生型基因的 cDNA 文库，分离到其编码基因的 cDNA，进一步筛选基因文库得到基因组 DNA 序列。

（5）电子克隆（in silico cloning）技术分离目的基因　EST 是对某个基因 cDNA 克隆测序所得的部分序列片段。由于基因表达调控作用不同，同一个基因的 mRNA 剪接位点和方式不同，所以同一个基因的全长 cDNA 可能包含多个 EST。BLAST（basic local alignment search tool）是一套在蛋白质数据库或 DNA 数据库中进行相似性比较的计算机软件，它可以获得一组相互重叠的 DNA 片段，进一步拼接成一个完整的基因。电子克隆是以数学算法为手段，以计算机和互联网为工具，利用现有基因序列、EST 序列、蛋白序列和生物信息数据库，发掘新基因，并通过生物学实验进行编码序列和功能验证而克隆基因的方法。基本方法是：①选择感兴趣的 DNA 或氨基酸序列，来源包括通过研究基因的差异表达获得的大量差异表达片段、定位克隆获得的候选基因部分片段、近似物种中的同源基因及其他各种来源的 DNA 序列。②用 BLAST 工具从 Genbank 中获得一组相互重叠的 EST 或基因组序列片段，并尽可能向两端延长获得大片段或全长 cDNA。③分析开放读码框确定翻译起始位点及前导肽等，确定基因 5'端的完整性。④在基因的两端设计引物，用 RT - PCR 扩增全长基因。⑤对克隆的基因进行表达、功能验证。

**3. 获取目的基因的方法选择策略**　传统获取目的基因的方法技术相对成熟，应用广泛，以基因文库为核心形成了一个相互联系的整体。根据目的基因的背景条件可将分离目的基因的方法归纳为以下 4 种策略。

（1）已知目的基因的部分序列或其他物种中同源基因的保守序列，可采用 PCR 相关技术简便、快速地获取全长目的基因，或用已知的目的基因部分片段为探针通过核酸分子杂交从基因文库中筛选。

（2）已知基因表达的蛋白产物，可通过同源序列法获取目的基因。

（3）已知目的基因紧密连锁的分子标记或有可操作的功能性转座子，可通过转座子标签法或图位克隆法获得目的基因。

（4）已知目的基因在组织、细胞的差异表达或诱导差异表达，可采用 mRNA 差异显示相关技术获取基因。

## 二、目的基因转化载体系统的构建

一般含目的基因的 DNA 片段因不含复制所需的序列信息（复制起始位点），即使进入宿主细胞也不能进行增殖。因此，必须将其与能够自我复制的 DNA 分子（如质粒、噬菌体等载体）连接形成重组 DNA 分子，再通过转化或其他途径导入宿主细胞从而实现目的基因的复制、表达或获得转基因生物。外源 DNA 片段同载体的连接主要依赖于工具酶（限制性内切酶、连接酶和其他修饰酶等）和合适的载体，主要过程（图 5 - 3）是利用限制性内切酶将载体切开，再用连接酶把目的基因连接到载体上，获得重组 DNA。

**1. 基因工程的载体**　载体（vector）是将 DNA 片段（目的基因）转移至受体细胞的一种能自我复制的 DNA 分子，在基因操作过程中使用载体有两个目的：一是用它作为运载工具，将目的基因转移到宿主细胞中去；二是利用它在宿主细胞内对目的基因进行大量的复制。理想的基因工程载体有助于目的基因的重组、选择和鉴定。载体至少要求满足以下几点要求：①容易进入宿主细胞，而且效率越高越好。②能在宿主细胞中复制繁殖，而且最好要有较高的自主复制能力。③容易插入外源 DNA 片段，插入后不影响其进入宿主细胞和在细胞中的复制。也就是要求载体上要有合适的限制性核酸内切酶位点。④容易从宿主细胞中分离纯化出来，以便重组操作。⑤有容易被识别筛选的标志，以便克隆操作。载体的种类很多，目前已构建和应用的不下千种，常用的有以下几种。

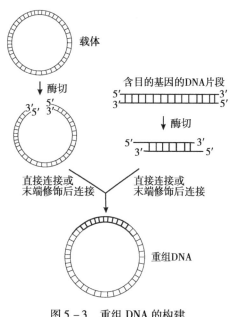

图 5 - 3　重组 DNA 的构建

（1）质粒载体　质粒（plasmid）是细菌染色质以外，能自主复制的、共价、闭合环状双链 DNA 分子，它广泛存在于细菌细胞中，并非细胞生长所必需，但其携带的基因可赋予细胞某些抵御外界环境因素不利影响的能力，如对抗生素的抗性、细菌毒素的分泌、复杂化合物的降解等。由于细菌或细胞中天然存在的质粒通常不具备作为基因克隆载体的良好条件，基因工程中使用的质粒载体是经过人工改造的、满足人们不同实验目的的改良质粒。广泛应用的质粒如大肠杆菌 pBR322 质粒、pUC 系列质粒等。

pBR322 质粒（图 5 - 4）长 4361bp，含有氨苄青霉素抗性基因、四环素抗性基因、ColE1 派生质粒 pMb1 的复制起点，常用的限制性内切酶单切点有 Pst Ⅰ（位于 *amp'* 中）、BamH Ⅰ、Sal Ⅰ（位于 *tet'* 中）、EcoR Ⅰ（位于 *amp'* 启动子中）、Hind Ⅲ（位于 *tet'* 启动子中）。外源目的基因可插入这两个抗生素基因之一，从而造成插入失活，可通过负选择法获得重组子。该质粒克隆外源 DNA 片段的能力不大，一般小于 6kbp。目前广泛使用的许多质粒载体几乎都是由此发展而来的。

pUC 系列质粒是 pBR322 的衍生质粒，它保持了 pBR322 的复制起点、氨苄青霉素基因（序列有突变），增加了大肠杆菌乳糖操纵子的启动子和 *lacZ* 基因部分区段（可产生 α 肽），新增了多克隆位点。另外，这些质粒缺乏控制拷贝数的 *rop* 基因，因此不经扩增也有很高的拷贝数（500 ~ 700 个/细胞）。其中 pUC18 和 pUC19（图 5 - 5）是最常用的质粒载体，大小只有 2686bp，结构紧凑，几乎不含多余的 DNA 片段。这两个质粒的结构几乎完全相同，只是多克隆位点的排列方向相反。pUC 质粒可通过蓝白斑直接选择重组子，因为经 IPTG 诱导 LacZ 酶催化 X - gal 后会使菌落变蓝，当外源目的基因插入多克隆位点后，破坏了 α 肽的功能，该产物不能与宿主 LacZ 的 N 端有缺失的产物发生 α 互补，无 LacZ 酶活性，因此不能使 X - gal 变蓝，仍为白色菌落。

（2）噬菌体载体　噬菌体（phage）是一类细菌病毒的总称，结构比质粒复杂，病

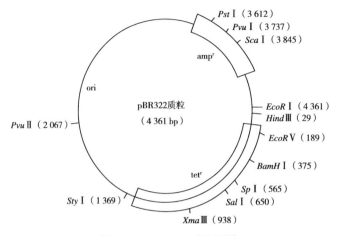

图 5-4　pBR322 质粒图谱

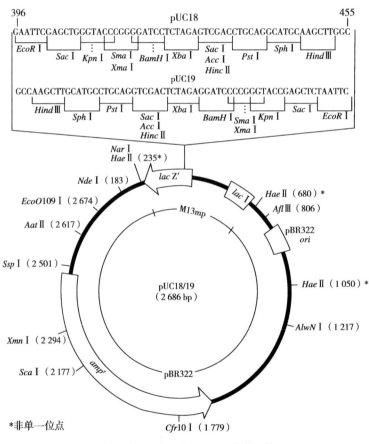

图 5-5　pUC18 和 pUC19 质粒图谱

毒颗粒主要由核酸和外壳蛋白组成。噬菌体通过感染宿主细胞，利用宿主细胞的合成系统进行核酸和外壳蛋白的合成，从而实现增殖。基因工程中使用的噬菌体载体主要有 λ噬菌体和 M13 噬菌体。

λ 噬菌体由 DNA（λDNA）和外壳蛋白组成，结构上分为头部和尾部。λDNA 为双链线状分子，全长约 48502bp，两端各有 12bp 的单链互补黏性末端，当 λ 噬菌体进入细菌细胞后，黏性末端可配对形成双链环状 DNA 分子，这种黏性末端结合形成的双链区域称为 cos 位点（cohesive‑end site）。λ 噬菌体载体可分为两种类型：①插入型载体（insertion vector），该载体通过特定的酶切位点允许插入小于 10kbp 的外源目的 DNA 片段，广泛应用于 cDNA 及小片段 DNA 的克隆，例如 λgt11、λZAPⅡ 等。②替换型载体（replacement vector），该载体允许外源 DNA 片段替换非必需 DNA 片段，适用于克隆高等真核生物的染色体 DNA，如 EMBL3、EMBL4 等，这类载体经限制性内切酶消化，分离左右臂去掉中间部分，可与 9～23kbp 的外源 DNA 连接，经体外蛋白包装，感染宿主细菌就可获得噬菌体文库。

M13 噬菌体是一类特异的雄性大肠杆菌噬菌体，基因组为一长度 6.4kbp 的且彼此同源性很高的单链闭合环状 DNA 分子。感染宿主后不裂解宿主细胞，而是从感染细胞中分泌出噬菌体颗粒，宿主细胞仍能继续生长和分裂。该类噬菌体作为克隆载体，可以通过质粒提取技术在细菌培养物中获取。M13 噬菌体载体不作为常规基因克隆的载体，而主要用于克隆单链 DNA。

（3）黏粒载体　带有 λ 噬菌体黏性末端 cos 序列的质粒称为黏粒（cosmid），又称黏端质粒。它兼具 λ 噬菌体的高效感染力和质粒易于克隆、选择的优点，既能像质粒一样在宿主细胞内复制，也可以像 λDNA 一样被包装到噬菌体颗粒中去。该载体本身只有 5～7kbp，在大肠杆菌中和一般的质粒相同，但外源长片段 DNA（38～45kbp）与其连接形成两端为 cos 的线状聚合体分子时，可被包装蛋白 Ter 系统识别其两端的 cos 位点并包装到噬菌体头部，感染宿主菌后又环化以大质粒的状态存在。因此黏粒要比噬菌体载体有更大的克隆容量，适合构建基因组文库。常用的有 Pjb8、c2RB、Supercos‑1 等。

（4）人工染色体载体　人工染色体（artificial chromosome）指人工构建的含有天然染色体基本功能单位的载体系统，利用染色体的复制元件来驱动外源 DNA 片段复制，它所装载的外源 DNA 片段的容量可以与染色体的大小媲美。主要有酵母人工染色体（yeast artificial chromosome，YAC）、细菌人工染色体（bacterial artificial chromosome，BAC）、哺乳动物人工染色体（mammalian artificial chromosome，MAC）等。

（5）穿梭载体　穿梭载体（shuttle vector）是指能够在两类不同宿主中复制、增殖和选择的载体，该载体至少含有两套复制单元和两套选择标记，相当于两个载体的联合。例如 PBPV‑BV1 就是大肠杆菌和哺乳动物穿梭载体，该载体可在大肠杆菌中复制，外源基因克隆到该载体后，再转入动物细胞可稳定地复制及表达。利用 BIBAC 等植物的双元载体系统，克隆植物基因后可直接进行转化，外源插入片段两端的 T‑DNA 通过农杆菌介导可直接整合到植物基因组中。许多酵母菌附加体型表达载体均为大肠杆菌酵母菌穿梭载体。

（6）表达载体　表达载体（expression vector）是指能使插入的目的基因进入宿主细胞表达的克隆载体，也就是说在克隆载体基本骨架的基础上增加基因表达元件，如涉及转录的启动子和终止子、核糖体结合位点、翻译起始密码子和终止子等，包括原核生物表达载体和真核生物表达载体。常用的大肠杆菌表达载体有 Pet 系列和 λ 噬菌体表达系统等。所表达的蛋白质可形成包涵体，或在细胞质中表达，甚至分泌到胞外，或表达融合蛋白。酵母菌是比较典型的真核生物基因表达系统，它不仅生长快，操作简单，而且具有哺乳类细胞翻译后的加工能力，例如糖基化。许多蛋白可与信号肽融合，表达产物可分泌到胞外并完成二硫键的形成、蛋白质的折叠和其他修饰，例如乙酰化、甲基化等。

**2. 基因工程的工具酶** 在基因工程实际操作中，工具酶的使用是一项基本技术，无论是获得目的基因，还是进行 DNA 分子的体外重组与克隆，都涉及工具酶。用于基因工程的工具酶种类繁多、功能各异，可粗略分为限制酶、连接酶、聚合酶和修饰酶四类，其中限制性内切酶和 DNA 连接酶在分子克隆中尤为重要。

（1）**限制性内切酶** 限制性内切酶（restriction endonuclease）是一类能识别 DNA 分子内部特定序列并在固定部位将其切断的核酸内切酶。它是研究者在对噬菌体的宿主特异性限制 - 修饰现象进行研究时发现的。细菌可以抵御某些病毒的入侵，而这种"限制"病毒生存的原因就是细胞内部具有可摧毁外源 DNA 的限制性内切酶。

根据其特性，限制性内切酶可分为Ⅰ型、Ⅱ型和Ⅲ型。Ⅰ型和Ⅲ型限制性内切酶识别位点与切割位点分离，并且酶成分复杂，具有多种功能，种类稀少，在基因工程中很少应用。基因工程中广泛使用的为Ⅱ型限制性内切酶，其具有以下 3 个基本特性：①识别位点序列和切割序列一致，且该序列多具有回文对称结构。②所切割的位点常呈轴对称分布，即产生黏性末端，部分限制性内切酶产生平末端。③所产生的互补黏性末端长度多为 4 ~ 8bp，它们可以配对并被 DNA 连接酶高效连接。一般所说的限制性内切酶，除非特指，均指Ⅱ型限制性内切酶。如 *EcoR*Ⅰ、*Hind*Ⅲ和 *Hpa*Ⅰ的识别序列、切割位点和切割后产生的末端如图 5 - 6。

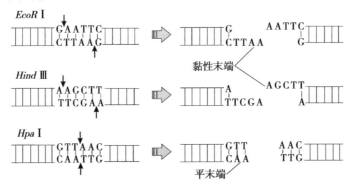

图 5 - 6 EcoRⅠ、Hind Ⅲ和 HpaⅠ的识别序列和切割位点

（2）**连接酶** 连接酶（ligase）就是将两段核酸分子连接起来的酶，常用的有 T4 DNA 连接酶和大肠杆菌 DNA 连接酶。应用连接酶在体外进行 DNA 片段的连接，通常有 3 种方法：①黏性末端连接，最常用，连接容易、效率高，用 T4 DNA 连接酶和大肠杆菌 DNA 连接酶均可进行连接；②平末端连接，用 T4 DNA 连接酶进行，反应要求高（酶量、ATP、温度等）、效率低，如非必须一般不使用该方法；③同聚物加尾或加特定

接头对平末端进行修饰，得到黏性末端，再进行连接，这种方法有效克服了平末端连接效率低的问题。

（3）DNA 聚合酶 DNA 聚合酶（DNA polymerase）催化以 DNA 或 RNA 为模板合成 DNA 的反应，主要用于 DNA 的体外合成、探针标记等。根据模板的不同可将 DNA 聚合酶分为两类，依赖 DNA 的 DNA 聚合酶和依赖 RNA 的 DNA 聚合酶。前者常用的有大肠杆菌 DNA 聚合酶Ⅰ、T4 DNA 聚合酶、T7 DNA 聚合酶，另外还有耐热的 DNA 聚合酶，如 Taq DNA 聚合酶，主要用于 PCR 技术。后者又被称为逆转录酶（reverse transcriptase），是以 RNA 为模板，在引物及 dNTP 的存在下合成 DNA 的一种酶，常用于将 mRNA 逆转录为 cDNA，对构建 cDNA 文库和 RT-PCR 十分重要。它们的共同特征都是按照模板的核苷酸序列，将 dNTP 依次加到 DNA 分子的 3'-OH 上，催化其聚合反应，形成 DNA 长链分子。

（4）修饰酶 在基因克隆技术中，除了限制性内切酶、聚合酶、连接酶这些主要的工具酶外，还经常使用某些对 DNA 或 RNA 分子进行修饰的酶，以使操作更加简便高效。

①末端转移酶（terminal transferase）：主要来源于小牛胸腺或髓细胞，该酶在无模板的情况下，就可催化 dNTP 在 DNA 片段 3'-OH 端的聚合反应，3'-OH 单链 DNA 及 3' 突出的双链 DNA 都是其有效底物，该酶主要应用于 DNA 片段的同聚物加尾克隆和末端标记反应。

②T4 多核苷酸激酶（T4 polynucleotide kinase）：是一种磷酸化酶，可催化 ATP 的 γ 磷酸转移到 DNA 或 RNA 分子 5'-OH 末端，使其磷酸化。该酶主要应用于对缺乏 5'-磷酸的 DNA 或合成接头进行磷酸化、DNA 5' 端标记反应，以及 PCR 产物进行的连接反应中。

③碱性磷酸酶（alkaline phosphatase）：催化核酸分子脱除 5' 磷酸，该酶广泛应用于载体脱磷，避免载体自连反应，以小牛肠道碱性磷酸酶应用较为普遍。

④外切核酸酶（exonuclease）：从 DNA 或 RNA 的一端开始逐个降解核苷酸。有些外切核酸酶从 3' 端开始逐个水解核苷酸，称为 3'→5' 外切酶，有的则从 5' 端开始逐个水解核苷酸，称为 5'→3' 外切酶。按特性及底物性质可将外切核酸酶分为单链外切核酸酶和双链外切核酸酶，前者包括大肠杆菌外切酶Ⅰ、外切酶Ⅶ，后者如大肠杆菌外切酶Ⅲ、λ 外切酶，T7 基因 σ 外切酶等。Bal 31 外切核酸酶除具有 3' 外切核酸酶活性，可从线形 DNA 分子的 3' 端去除核苷酸外，还具有高度的单链特异性内切酶活性，可在切口、缺口、双链 DNA 或 RNA 的单链区进行切割。主要应用于基因的缺失突变、DNA 限制酶切图及 DNA 二级结构的测定。

## 三、重组体导入宿主细胞

构建好的含有目的基因的重组 DNA 分子必须导入相应的宿主细胞进行增殖，才能获得大量同一重组 DNA 分子。载体 DNA 分子上具有能被宿主细胞识别的复制起始位点，因此可以在宿主细胞中复制，重组体中的目的基因随载体一起被扩增，最终获得大量同一重组 DNA 分子。将外源重组体导入受体细胞的方法有借助生物载体的转化、转染、转导和借助物理化学等手段直接导入（如基因枪、电击转化和显微注射等方法）。

**1. 重组体 DNA 分子的转化或转染**　广义的转化（transformation）是某一基因型细胞从周围介质中吸收来自另一基因型的细胞的 DNA 而使基因型发生相应变化的现象。在基因工程中，转化是指感受态的细菌捕获并表达载体 DNA 分子的过程，而转染（transfection）则是专指感受态的细菌捕获和表达噬菌体载体和黏粒载体 DNA 分子的生命过程。但从本质上讲，两者并没有根本的差别。无论转化还是转染，其关键因素都是用氯化钙、电击等方法处理大肠杆菌细胞，以提高膜的通透性，从而使外源 DNA 分子能够容易地进入细胞内部。

**2. 体外包装的 λ 噬菌体的转导**　转导（transduction）是指一个细胞的 DNA 或 RNA 通过噬菌体载体的感染而转移到另一个细胞的过程。先将重组的 λ 噬菌体 DNA 或重组的黏粒载体 DNA，在体外包装成具有感染能力的 λ 噬菌体颗粒，然后感染相应的宿主细胞，使这些带有目的基因序列的重组体 DNA 注入宿主细胞。

**3. 直接转化技术**

（1）基因枪法（particle gun）　基本原理是将 DNA 包被在微小（一般直径为 0.6～1μm）的金粉或钨粉表面形成微弹，然后在高压作用下将微弹射入细胞，微弹上携带的外源基因就可以进入细胞，整合到染色体上并表达，从而实现对细胞的转化。基因枪法没有物种限制，对动物、植物和微生物都可应用。但缺点是转化体中往往产生多拷贝 DNA 插入，较易产生基因沉默现象。

（2）微注射法（microinjection）　是进行基因转化的一种经典技术，其理论和技术方面的研究比较成熟。此法是利用琼脂糖包埋、聚赖氨酸粘连和微吸管吸附等方式将受体细胞固定，然后使用极细的毛细管在显微镜下将目的 DNA 注射进入受体细胞，所用受体一般是原生质体或生殖细胞。在动物细胞或卵细胞的基因转化以及核和其他细胞器移植方面应用较多。显微注射虽然操作繁琐费事，但转化率较高，且适用于各种材料。

（3）电激法（electroporation）　当细胞处于外加电场内时，随着细胞膜电位的增高，会在膜表面造成非对称穿孔，形成可逆的瞬间通道从而允许外源基因进入细胞。该法在细菌、酵母和动物细胞的转化方面应用较早，并取得了很好的效果，在植物细胞上应用较晚。

## 四、重组体克隆筛选与鉴定

体外重组产生的 DNA 分子，通过转化、转染、转导等途径引入宿主细胞，并非所有受体细胞都能被重组 DNA 分子导入，这就需要筛选出含有目的基因的重组体克隆。同时也需要用某种方法检测从这些克隆中提取的质粒或噬菌体 DNA，看其是否确实具有插入的外源 DNA 片段。即便在这一问题得到了证实之后，也还不能肯定这些重组载体所含有的外源 DNA 片段就一定是编码所研究的目的基因序列，因此，必须要对重组体进行筛选。重组体克隆检测法主要有遗传检测法、原位杂交法、免疫学法和结构分析筛选法等。

**1. 遗传检测法（表型特征筛选）**

（1）**抗药标志的筛选法**　载体具有某种抗生素的抗性基因，在转化后只有含载体的细菌才能在含该抗生素的培养平板上生长并形成单菌落，而未转化的细胞则不能生长，这是一种正向选择方式。

（2）**插入效应筛选法**　将目的基因插入载体某一耐药基因内部使该基因失活，即可区分单纯载体和含目的基因的重组载体的转化菌落。如 pBR322 含 *amp*r、*tet*r 双抗药基因，若将目的基因插入载体的 *tet*r 基因中，则含目的基因的转化细胞只能在含 Amp 的培养液中生长，而不能在含 Tet 的培养液中生长。

（3）**蓝白显色筛选法**　通过载体和宿主菌之间基因内互补来实现。β-半乳糖苷酶由大肠杆菌乳糖操纵子中的 *lacZ* 基因编码，正常情况下，底物乳糖可诱导 lac 操纵子产生 β-半乳糖苷酶，将乳糖分解为半乳糖和葡萄糖。在筛选用显色反应中，常用乳糖类似物 IPTG 代替乳糖诱导 β-半乳糖苷酶，而 IPTG 则不被分解；显色剂常用无色的 X-gal，可被 β-半乳糖苷酶分解为蓝色化合物。许多载体都带有包括乳糖操纵子的调控序列和编码 β-半乳糖苷酶前 146 个氨基酸（α 肽段）的基因序列，并在编码区中构建了多克隆位点，可使几个氨基酸插入到 β-半乳糖苷酶基因的氨基端，而不影响功能。若有外源基因插入多克隆位点则破坏编码序列产生无活性的 α 肽段。宿主菌为缺失产生 α 肽段的突变体，但能产生其余肽段。两者之间进行基因内互补就能产生有活性的 β-半乳糖苷酶基因。β-半乳糖苷酶基因在 IPTG 的诱导下产生 α 肽段，与宿主菌其余肽段结

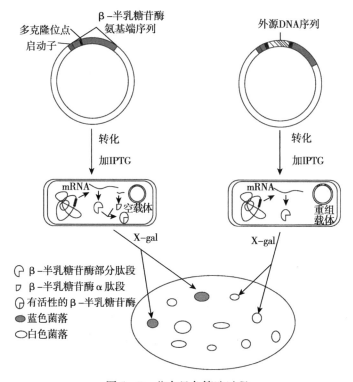

图 5-7　蓝白显色筛选过程

合形成有活性的 $\beta$ - 半乳糖苷酶，使显色底物 X - gal 分解成蓝色化合物，从而使菌落发蓝。若有外源片段插入载体的多克隆位点，则使 $\beta$ - 半乳糖苷酶基因失活，不能产生 $\alpha$ 肽，形成白色菌落。利用此方法仅通过目测就可轻松筛选出重组菌落（图 5 - 7）。

**2. 菌落（噬菌斑）原位杂交筛选**　将待选菌在平板上培养成菌落，按相应位置（原位）转移至合适的膜上，经变性使膜上的 DNA 成单链，再与标记的探针（与目的基因互补）杂交，找出平板上的菌落位置，即为重组的阳性菌落。

**3. 免疫学方法筛选**　利用特异抗体与目的基因表达产物的特异相互作用进行筛选。这种方法不直接鉴定基因，属非直接筛选法。分为免疫化学方法及酶联免疫检测分析等。基本的工作原理是将琼脂培养板上的菌落经氯仿蒸气裂解，释放抗原，再将固定有抗血清的膜覆盖在裂解菌落上，在膜上得到抗原抗体复合物，最后用合适的方法检出阳性反应菌落。

**4. 结构分析筛选**　DNA 的重组过程必然伴随分子结构的变化。依据结构变化的特征分析筛选重组子也是一种重要途径。通过凝胶电泳观察、限制酶谱分析、PCR 扩增检测等技术，均可以通过结构变化特征确定重组体克隆。

## 五、植物基因工程的特点

植物基因工程是以植物为受体的一种基因操作，即以分子生物学为理论基础，采用基因克隆、遗传转化，以及细胞、组织培养技术将外源基因转移并整合到受体植物基因组中，并使其在后代植株中稳定遗传和表达，从而使受体获得新性状的技术体系。目前植物基因工程主要应用于提高植物抗性（如抗病虫、抗低温、抗旱、耐盐、抗除草剂等）、改良作物品质、提高产量、转基因作物作为生物反应器生产药物（如疫苗、抗体等）等方面。自从 1983 年首例转基因植物（烟草）诞生以来，现在已有 100 多种植物通过基因工程技术获得了转基因植株。国际农业生技应用服务中心发布的关于转基因作物 2010 年年度报告显示，2010 年全球转基因作物种植面积达到 1.48 亿公顷，种植面积前五名的国家分别是美国、巴西、阿根廷、印度、加拿大，中国位列第六。经过 15 年的商业化推广，转基因作物累计占地面积超过 10 亿公顷，主要是玉米、大豆、棉花、油菜等。可见，植物基因工程虽然起步较晚，但发展迅速，且具有极其广阔的市场和社会经济效益。

**1. 植物转基因的方法**

（1）农杆菌 Ti 质粒介导基因转化　在高等植物中，根癌农杆菌 *Agrobacterium tumefacien* Ti 质粒转化系统是目前最成熟的基因转化系统。根癌农杆菌广泛侵染双子叶植物和裸子植物，对部分单子叶植物也有侵染能力。根癌农杆菌中有一个致瘤质粒（Ti 质粒，tumor inducing plasmid），其基本结构如图 5 - 8 所示。当根癌农杆菌感染植物时，菌体本身不进入植物体，仅仅是 Ti 质粒上的一部分称为"T - DNA"的 DNA 片段进入植物细胞并插入细胞基因组中，T - DNA 中的基因利用植物的表达系统进行转录和翻译，表达产物可诱发植物产生肿瘤。因此，根癌农杆菌感染高等植物的过程是一种天然的植物转基因过程，也是一种简单高效的植物遗传转化法。

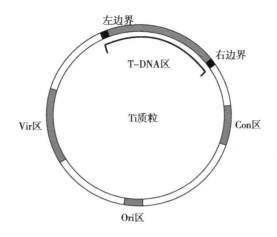

图 5 – 8 Ti 质粒的基本结构

注：T – DNA 区（Transferred DNA region）为转移到植物基因组中的一段序列，与肿瘤形成有关；Vir 区（virulence region）为毒性区，可激活 T – DNA 转移；Ori 区（origin of replication）为复制起始区，调控 Ti 质粒的自我复制；Con 区（region encoding conjugation）为结合转移编码区，调控 Ti 质粒在细菌间的转移。

将目的基因插入经过改造的 T – DNA 区（应用最多的载体为双元载体，在大肠杆菌中将外源基因克隆到 Ti 质粒中，然后再转入农杆菌），借助农杆菌的感染实现外源基因向植物细胞的转移与整合，然后通过细胞和组织培养技术，经选择、分化、再生出转基因植株。通过农杆菌转染植物的优点是外源 DNA 多为单拷贝整合，基因沉默较少，稳定遗传，但是还存在转化频率较低，有些受体转化后再生困难，以及出现体细胞无性系变异（somaclonal variation）等缺点。该法最初多用于双子叶植物的遗传转化，但目前已在许多单子叶植物，包括玉米、小麦、水稻等粮食作物中广泛应用。

具体的基因转移方法有叶盘法、真空渗入法、原生质体共培养法。叶盘法是双子叶植物较为常用、简单有效的方法，先用打孔器打出叶圆盘，与农杆菌进行短期共培养即可。真空渗入法是将正在开花的植物花序浸入农杆菌溶液中，抽真空保持数分钟，然后让其正常开花结果，从后代种子中就可筛选到一定数量的转化体，该方法操作简单，无需对后代进行复杂的培养、分化、再生过程。其原理是农杆菌感染了已受精的合子，从而获得转基因后代种子。原生质体共培养法是在植物原生质体培养的早期，将农杆菌与原生质体共同培养，使 T – DNA 区段整合到受体基因组上。

（2）基因枪法 它是利用高压氦气或氮气将吸附重组 DNA 的金粉或钨粉加速，高速轰击植物细胞，通过选择培养筛选转化体。目前利用基因枪法已经在烟草、豆类和多数禾本科农作物、果树、花卉和林木等植物上获得转基因植株。

（3）化学刺激法 借助聚乙二醇（PEG）、聚乙烯醇（PVA）或多聚 L – 鸟苷酸（PLO）等细胞融合剂的作用，使细胞膜表面电荷发生紊乱，质膜容易发生短时间的相变，从而使外源 DNA 导入细胞内。通过对大量原生质体的转化、选择再生，可以获得大量转化体，该方法操作简单，效率较高。

（4）微注射法 在植物中，对于具有较大子房或胚囊的植株无须进行细胞固定，在田间就可以进行微注射（microinjection），被称为"子房注射法"或"花粉管通道法"。此法的优点是可以进行活体操作，而不影响植物正常的发育进程。田间子房注射操作简便、成本低。但只对子房较大的植物有效，对于种子很小的植物操作要求精确度高，需要显微操作，转化率也相对较低，而且转基因后代容易出现嵌合体。

**2. 转化体的筛选和鉴定**

（1）转化体的筛选 一般情况下，载体上除带有目的基因外，还携带特异性的选择标记基因（selectable marker genes）或报告基因（reporter gene），以供转化细胞筛选使用。

①选择标记基因：植物中常用选择标记基因包括抗生素抗性基因及除草剂抗性基因两大类，如新霉素磷酸转移酶基因 $neo^r$、潮霉素抗性基因 hpt、除草剂抗性基因 bar 和草甘膦抗性基因 epsps 等。在实际工作中，是将选择标记基因与适当启动子构成嵌合基因并克隆到质粒载体上，与目的基因同时进行转化。当标记基因被导入受体细胞之后，就会使转化细胞具有抵抗相应抗生素和除草剂的能力，通过向培养基中加入抗生素、除草剂来抑制、杀死非转化细胞，使转化细胞存活下来。由于目的基因和标记基因同时整合进入受体细胞的比率相当高，因此在具有上述抗性的转化细胞中将有很高比率的转化细胞同时含有上述两类基因。

②报告基因：指其编码产物能够被快速测定、且不依赖外界压力的一类基因，它的产物可以指示外源基因表达的时间和部位。理想的报告基因通常具备如下基本要求：受体细胞中不存在相应内源等位基因的活性；产物是唯一的，且不会损害受体细胞；具有快速、廉价、灵敏、定量和可重复的检测特性。目前植物中常用的报告基因有绿色荧光蛋白基因 gfp、荧光素酶基因 luc、β-葡萄糖苷酸酶基因 gus 等。gus 基因来源于大肠杆菌，在真核生物中表达背景很低，通过组织学染色法可使无色的 X-gal 水解变成深蓝色。绿色荧光蛋白和荧光素酶无需底物，只要吸收一定波长的激发光，就可发射出特定波长的荧光，利用激光共聚焦显微镜、荧光显微镜可对局部组织器官中基因表达的状况进行检测。

（2）转化体的鉴定 通过选择筛选得到的再生植株只能初步证明标记基因已经整合进入受体细胞，至于目的基因是否表达还一无所知，因此还必须用对抗性植株作进一步检测。根据检测水平的不同可以分为 DNA 水平、转录水平、翻译水平和植株性状水平的鉴定。

DNA 水平鉴定主要是检测外源基因是否整合到受体基因组，整合的拷贝数以及整合的位置。常用 PCR 技术和 Southern 印记杂交（Southern blot）法进行检测。PCR 技术通过设计特异引物对基因片段进行大量扩增，然后经过琼脂糖凝胶电泳检测特异性扩增条带的有无，从而判断外源基因是否整合到植物基因组。此方法对模板 DNA 量要求少，质量要求不高，且十分灵敏，但容易出现假阳性，另外，外源基因以游离方式存在于基因组外时仍然可能得到扩增。更可靠的方法还是 Southern 杂交。Southern 印迹杂交的一般原理和过程是：先将欲检测的转基因个体的总 DNA 用适当的限制性内切酶酶切，通过凝胶电泳分离各酶切片段，然后将凝胶中的 DNA 片段变性并转移至固相膜（如硝酸纤维素滤膜、尼龙膜等）上，将外源基因或其部分 DNA 片段标记为探针，与固相膜进行杂交，漂洗去未结合和非特异性结合的探针后进行放射自显影。此方法灵敏度高、特异性强。（图 5 - 9）

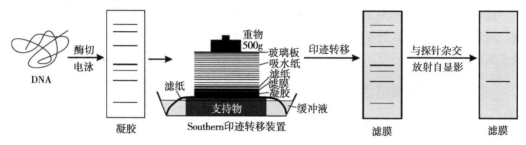

图 5 - 9　Southern 杂交的一般流程

转录水平鉴定主要是检测外源基因是否转录成 mRNA 及表达量的多少，主要用 RT - PCR 和 Northern 杂交检测。如果通过 RT - PCR 扩增后能获得特异的 cDNA 条带，则表明外源基因实现了转录。该方法与 PCR 技术一样也存在假阳性的问题，一般需用 Northern 杂交进行验证。Northern 杂交与 Southern 杂交同属于核酸分子杂交，基本原理类似。与 Southern 杂交的不同之处在于 Northern 杂交固相膜上固定的是总 RNA 或 mRNA，探针与膜上 RNA 形成 RNA - DNA 杂交双链。

翻译水平鉴定是检测外源基因转录形成的 mRNA 能否翻译，最主要的方法是 Western 杂交。Western 杂交的原理和过程是：先从转基因材料中提取总蛋白或目的蛋白，经聚丙烯酰胺凝胶电泳使蛋白分离，然后转移到固相膜上，膜在高浓度蛋白质溶液中温育以封闭非特异性位点，再加入目的蛋白的特异性抗体（一抗），然后加入带有特殊标记的能与一抗专一性结合的抗体（二抗），最后通过二抗上的标记物进行检测。

除了以上三个水平的鉴定外，还要对转基因植株进行鉴定，考察其是否达到预先设计的目标特征。对于转基因植株的鉴定并不能仅局限于当代，因为转基因技术可能产生嵌合体，必须持续考察二到三代得到纯合体植株后，再观察其遗传稳定性。

**3. 转化体的安全性评价和育种利用**　通过上述鉴定证实携带目的基因的转化体，还必须根据有关转基因产品的管理规定、在可控制条件下进行安全性评价和大田育种利用研究。目前的科技水平还无法精确预测转基因生物可能产生的所有表现型效应。转基因技术使基因在不同物种间进行转移，而正常的自然环境下这种转移发生的概率十分低。因此，转基因生物对人类健康和生态环境的影响难以预料。为了人类的健康和生态安全的考虑，就需要对转基因生物及其产品的安全性和其他可能产生的危害进行研究，以做出全面、科学的评价。

从目前的植物基因工程育种实践来看，利用转基因方法获得的转基因植株，常常存在外源基因失活、纯合致死、花粉致死效应，以及目标性状明确的基因导入植物后由于插入点的原因可能导致其他性状的变化等现象。因而，通过转基因方法有时难以直接获得理想的品种（系）。一般在获得转化体后，再结合杂交、回交、自交等常规育种手段，最终选育综合性状优良的转基因品种。

# 第三节 应用实例

迄今为止，植物基因工程的研究主要集中在模式生物上，尤其是大豆、玉米等农作物。对药用植物来说，近年已有基因工程相关研究报道，获得了转基因植株，但基本还处于实验室研究阶段。

## 一、地黄抗病毒基因工程

地黄是我国著名的传统大宗中药材，为玄参科植物地黄的新鲜或干燥块根。功能清热、滋阴、凉血、生津、补血、益精等，现代研究发现其具调节免疫功能，改善心血管系统、造血系统及内分泌系统，抗肿瘤，抗衰老及降血糖等药理活性。

地黄是高度杂合体，具有自交不亲和性，杂交后代会出现严重分离。多代营养繁殖使地黄容易遭受病毒侵染以及受多种自然因素的影响，导致品种繁杂，品质退化，产量低而不稳定。研究表明导致地黄品种退化的一个重要原因是病毒的感染，通常田间感染率达100%。传统防治方法有倒茬留种、有性繁殖、脱毒苗应用等，但这些办法很繁琐，费时、费力。地黄的基因工程报道较少。韩国 Lim 等（2005）用根癌农杆菌介导的方法将花生白藜芦醇合酶基因导入地黄，利用 Southern blot 和 Northern blot 证明该基因已经整合到地黄基因组中，获得了表达白藜芦醇合酶而且抗尖孢镰刀菌的转基因地黄。在我国，中国中医科学院中药研究所从1997年开始从事"转 TMV 和 CMV 外壳蛋白基因抗病毒地黄"研究工作，成功获得了两个转入 TMV 和 CMV 外壳蛋白基因的地黄株系。根癌农杆菌介导的地黄遗传转化的主要步骤如下。

（1）地黄高频再生体系的建立。由于植物基因转化的频率较低，一般情况下只有0.1%的转化率，因此基因转化受体系统必须具有高频转化率及较强再生能力。

选取地黄的块茎、茎尖、叶片等作为外植体，接种于 MS、$B_5$、White 等培养基，加入适当的生长素和细胞分裂素使其再生出地黄植株。

（2）地黄遗传转化体系的建立。将目的基因例如 TMV 或 CMV 外壳蛋白基因同农杆菌表达载体连接，经过预培养、共培养和抑菌培养，筛选出转化植株。提取转化植株DNA，经过 Southern、Northern 和 Western 三个水平的检测，证明目的基因已经整合到地黄基因组中，并且表达相应的蛋白。

## 二、黄芪高含量基因工程

黄芪为豆科植物膜荚黄芪 *Aastragalus membranaceus*（Fisch.）Bge. 及其变种蒙古黄芪 *A. membranaceus*（Fisch.）Bge. var *mongholicus*（Bge.）Hsiao 的干燥根。性温，味甘，具有补气固表、利尿托毒、敛疮生肌、益气补中之功效，是许多中药复方、成药和保健品的主要成分。黄芪甲苷（astragaloside Ⅳ）是黄芪中的有效成分之一，黄芪甲苷具有消炎、改善心肌缺血、增进淋巴细胞繁殖、促进抗体生成以及促血纤维蛋白溶解等作用。然而，黄芪甲苷在黄芪中的含量很低，而且缺乏必要的代谢中间体，使得通过化学途径合成变得相当困难，这些因素导致黄芪甲苷不能广泛应用于临床。应用基因工程技术可以提高黄芪中黄芪甲苷含量。上海中医药大学中药研究所已将透明颤菌血红蛋白基因 [*Vitreoscilla* haemoglobin gene (*vgb*)] 整合到膜荚黄芪毛状根基因组中，培育出若干转基因株系。检测发现转基因黄芪毛状根黄芪甲苷含量远远高于非转基因黄芪毛状根和黄芪药材。

透明颤菌属 *Vitreoscilla* sp. 能合成透明颤菌血红蛋白 *Vitreoscilla* haemoglobin (VHb) 以适应缺氧环境，而该蛋白在大肠杆菌中的表达表明，VHb 在细胞处于限氧条件下大量合成，促进细胞生长，提高细胞培养密度和蛋白质合成能力。所以 VHb 在药用植物细胞培养和毛状根培养中具有广阔的应用前景。利用发根农杆菌介导的方法，将 *vgb* 基因转入黄芪毛状根的主要步骤如下。

（1）*vgb* 基因的克隆。

（2）利用三亲本杂交方法将 *vgb* 基因导入发根农杆菌。

（3）发根农杆菌侵染黄芪无菌苗诱导毛状根。

（4）转 *vgb* 基因黄芪毛状根的 PCR、Southern blot、RT – PCR 分析。

（5）转 *vgb* 基因黄芪毛状根生长量和黄芪甲苷含量测定。

药用植物具有不可替代的特殊性。因此，药用植物基因工程的发展和应用前景十分广阔。

药用植物基因工程的发展方向除了抗病虫害、抗逆性、增加产量等同大宗农作物转基因类似的发展方向外，更重要的是改善药用植物的品质、增加药用成分的含量，这方面的内容主要涉及植物次生代谢。而许多药用植物有效成分的代谢途径至今尚未阐明，甚至难以确认具体的有效成分，解决这些问题的关键是要对药用植物的功能基因进行深入研究。基因工程本身不仅仅是一项应用技术，也是进行功能基因研究的技术平台，因此发展药用植物基因工程，也为研究药用植物功能基因提供重要的研究手段。另外，建立转基因模式药用植物可以为药用植物基因工程研究提供模型和方法。

# 第六章　药用菌发酵工程技术

发酵工程（fementation engineering）又称微生物工程（microbial engineering），是一门利用微生物的生长和代谢活动来生产各种有用物质的工程技术，是生物技术的重要组成部分。药用菌发酵工程主要是利用具有药用价值的真菌来生产各种药物。如冬虫夏草菌 *Cordyceps sinensis*（Berk.）Sacc. 的发酵产品"金水宝"与"宁心宝"等；槐耳菌 *Trametes robiniophila* Murr. 的固体发酵产品"槐耳菌质"及制剂"槐耳颗粒"，黑柄炭角菌 *Xylaria nigripes*（Kl.）Sacc. 的液体发酵产品"护龄神"等。

## 第一节　概　述

药用真菌（medicinal fungi）是我国医药学宝库中的一个重要组成部分。在我国有关药用真菌的记载历史悠久，早在东汉时期的《神农本草经》中就有关于木耳、茯苓等药用的记述。药用真菌是指对人体有保健作用，对疾病有预防和治疗作用的一类真菌，其药用部位有子实体、菌核、菌丝体和发酵液等。它可分为两大类：一类是药食兼用型，如香菇 *Lentinus edodes*（Berk.）sing、姬松茸 *Agaricus blazei* murrill、木耳 *Auricularia auricular*（L. ex Hook.）Underw、猴头菌 *Hericium erinaceus*（Rull ex F.）Pers.、金针菇 *Flammulina velutiper*（Fr.）Sing.、长裙竹荪 *Dictyophora indusiata*（Vent ex Pers.）Fish. 等；另一类是医药专用型，如灵芝、云芝 *Coriolus versicolor*、猪苓 *Polyporus umbellatus*、麦角菌 *Ciavieps purpurea*（Fr.）Tul.、冬虫夏草等。现已确定有药用价值的真菌有298种，分布在41个科、110个属中。药用真菌中大部分是子囊菌和担子菌。担子菌药用品种约占药用真菌的90%，其中70%的药用种集中在6个较大的科，即多孔菌科 *Polyporaceae*、口蘑科 *Tricholomataceae*、红菇科 *Russulaceae*、牛肝菌科 *Boletaceae*、马勃科 *Lycoperdacea* 和蘑菇科 *Agaricaceae* 等。子囊菌中的药用种主要集中在麦角菌科 *Clavicipitaceae*、肉座菌科 *Hypocreaceae*、黑粉菌科 *Ustilaginaceae* 等。

发酵技术简单易行，发酵过程中除菌丝或孢子大量增殖外，还会产生多糖、多肽、生物碱、萜类化合物、甾醇、酶、核酸、氨基酸、维生素、植物激素等多种具有生理活性的物质。如云芝蛋白多糖、猪苓多糖、香菇多糖、茯苓多糖等。灵芝多糖能降低人体耗氧量，增强冠状动脉血流量；猴头菌治疗慢性胃炎、胃溃疡和十二指肠溃疡有较好疗效。因此，将现代发酵工程技术应用于药用真菌生产推动了药用真菌的开发利用。

## 一、概念

**1.　"发酵"的来源**　发酵一词来源于拉丁语 fervere，即"发泡、沸腾"的意思。它意指酵母菌作用于果汁或麦芽汁产生气泡的现象，或者酒精发酵过程中产生二氧化碳气体这一现象。1857 年法国化学家、微生物学家巴斯德提出了著名的发酵理论："一切发酵过程都是微生物作用的结果。"巴斯德认为，酿酒是发酵，是微生物在起作用；酒变质也是发酵，是另一类微生物在作祟；可以用加热处理等方法杀死有害微生物，防止酒发生质变。随着科学技术的发展，可以把发酵的微生物分离出来，通过人工培养，根据不同的要求诱发各种类型的发酵，获得所需的发酵产品。

**2.　发酵的概念**　发酵的概念在生物化学和工业微生物领域有所差别，生物化学和生理学意义的发酵指微生物在无氧条件下，分解各种有机物质产生能量的一种方式。或者更严格地说，发酵是以有机物作为电子受体的氧化还原产能反应。如葡萄糖在无氧条件下被微生物利用产生酒精并放出 $CO_2$。工业上的发酵指利用微生物制造或生产某些产品的过程。现代对发酵的定义是：通过微生物、动物细胞和植物细胞的培养，大量生成和积累特定的代谢产物或菌体的过程。

**3.　真菌发酵的概念**　实际上，发酵也是呼吸作用的一种，只不过呼吸作用最终生成 $CO_2$ 和水，而发酵最终获得各种不同的代谢产物。真菌发酵是指通过真菌的培养，大量生成和积累特定的真菌代谢产物或菌体的过程。

真菌发酵按照目标产物不同，可以分为以下几类。

（1）**菌体发酵**　这类发酵主要是以获得具有某种用途真菌菌体为最终产品。包括酵母菌的发酵、用于人类食品或动物饲料的菌体蛋白（单细胞蛋白）和药用真菌的发酵，如多孔菌科的茯苓和担子菌科的灵芝等。特点是细胞的生长与产物积累成平行关系，生长速率最大时期也是产物合成速率最高阶段，生长稳定期产量最高。

（2）**酶发酵**　酶是生物细胞产生的、具有催化能力的生物催化剂。酶普遍存在于动物、植物和微生物中。目前工业用酶主要来自微生物，这是因为微生物种类繁多，动植物体内的酶在微生物中几乎都可以找到；而且其繁殖快、生产周期短、培养简便，并可以通过控制培养条件来提高产量；微生物还具有较强的适应性，通过各种遗传变异手段能培育出新的高产菌株。米曲霉 Aspergillus oryzae 在生长过程中产生中性蛋白酶、碱性蛋白酶、酸性蛋白酶、纤维素酶、半纤维素酶、果胶酶、单宁酶、酯化酶、酰胺酶、淀粉酶和糖化酶等。酵母在发酵时可产生蔗糖酶、淀粉酶、脂肪酶、酒化酶等。

（3）**代谢产物发酵**　包括初级代谢产物和次级代谢产物。对数生长期形成的产物是细胞自身生长所必需的，称为初级代谢产物。各种次级代谢产物多数是在真菌生长稳定期所产生的各类有机化合物，来自于初级代谢产物。初级代谢产物包括氨基酸、核酸、蛋白质、糖类等产物，次级代谢产物包括抗生素、色素、生物碱、毒素等。

（4）**生物转化发酵**　是利用生物细胞对一些化合物某一特定部位（基团）的作用，使它转变成结构类似但具有更高经济价值的化合物。最终产物是由微生物细胞的酶或酶系对底物某一特定部位进行化学反应而形成的。

（5）生物工程细胞的发酵　这是利用DNA重组技术获得"工程细胞"或用细胞融合技术获得"杂交"细胞等进行培养的新型发酵技术。此类发酵产物多种多样，如用基因工程菌生产胰岛素、干扰素等。

## 二、原理

人们将发酵的基本原理总结为：①培养基中的营养物质跨膜进入微生物细胞。②微生物细胞的代谢促成目的产物在胞内生成。③发酵的目的产物跨膜释放到培养基中。

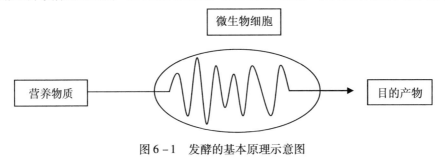

图6-1　发酵的基本原理示意图

# 第二节　方法与技术

## 一、真菌发酵流程

真菌生产目的产品的发酵流程如下：

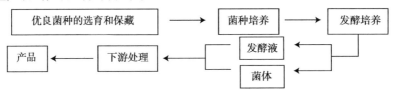

图6-2　真菌发酵流程图

## 二、优良菌种选育和保藏

**1. 菌种的分离**　土壤特别是0～5cm的表层土壤是真菌的重要栖息地。

土壤中真菌的分离可以采用稀释法、混入法、压贴法、黏附法、浮选法、注射器采集法、土过筛法、蔗糖密度梯度离心法。植物材料中真菌的分离可以采用植入法、压贴法、洗涤法、浸泡法。水中真菌的分离可以采用水样稀释后涂布分离。诱饵技术常用于水中真菌的富集。子实体直接分离培养担子菌的方法通常是将新采集的子实体组织植入平板培养，或在液体培养基表面放一小块无菌滤纸，然后将子实体组织植入滤纸上培养。

分离腐生丝状真菌常用马铃薯葡萄糖琼脂培养基、Martin琼脂培养基、察氏蔗糖（或葡萄糖）琼脂培养基，pH值通常偏酸性。由于真菌分离材料常被污染含有大量细菌，所以可在培养基中加入 $\beta$ - 内酰胺类和氨基糖苷等抗生素。

**2. 菌种的选育** 虽然生产菌种最初均是来源于自然界，但是野生型菌株通常积累目的产物能力较弱，通过优良菌种的选育可为生产提供各种类型的突变株，大幅度提高菌种产生有价值代谢产物的水平，还可以改进产品质量，去除不需要的代谢产物或产生新的代谢产物。比如青霉素的生产，从1943年初筛时的20U/mL，到目前的每毫升几万单位。在改进产品质量方面，青霉素发酵的原始菌株是产黄青霉 Wis Q‒176 *Penicillium Chrysogenum* Wis Q‒176，在发酵生产中会产生很难去除的黄色色素，影响产品质量，通过菌种选育获得了无色素突变株。

真菌菌种选育的方法包括自然选育、诱变选育、杂交育种、原生质体融合技术、基因工程技术改良菌种等。

（1）自然选育 不经人工处理，利用微生物的自发突变（spontaneous mutation）进行菌种选育的过程。自然选育的一般程序是将菌种制成菌悬液，用稀释法在固体平板上分离单菌落，再通过初筛和复筛测定单菌落的生产能力，从中选出高产菌种。

（2）诱变育种 以诱发突变为基础的育种，是迄今为止国内外提高菌种产量、性能的主要手段。诱变原因包括染色体微小损伤突变（碱基的置换和移码突变）、染色体畸变（易位、倒位、缺失和重复）和染色体组突变等。常用的诱变剂包括物理、化学和生物三种，物理诱变剂有紫外线、X射线、$\gamma$射线、快中子、激光、微波；化学诱变剂有烷化剂、嵌合剂、碱基类似物、亚硝酸、抗生素；生物诱变剂有噬菌体、转座子等。

（3）杂交育种 通过杂交育种将不同菌种的遗传物质交换、重组，使有利性状基因集中在一个菌种中，这些基因的积累可能大于单一基因的突变效应。如霉菌、放线菌和酵母菌的杂交育种。

（4）原生质体融合技术 带有选择标记的两个亲本菌株通过酶解去除细胞壁，在高渗溶液中游离为只含有细胞膜的原生质体，以聚乙二醇（PEG）为促融剂，诱导融合，实现遗传重组。由于这一技术可以打破种属间的界限，为亲缘关系较远的、性能差异较大的菌株实现杂交提供了有效方法。

**3. 菌种的保藏** 弗莱明发现的青霉素产生菌产黄青霉的原始分离物仍然保存在荷兰的巴尔恩真菌保藏所（Centraalburcan voor schimmeculture，CBS）。菌种保藏的基本原理是根据微生物的生理生化特性，采取干燥、缺氧、低温、缺营养等措施，使微生物在相当长的时期内代谢不活泼，处于生长繁殖受到抑制的休眠状态，尽可能减少变异率。常用的真菌菌种保藏方法有以下几种。

（1）传代培养法 该方法是保存真菌的经典方法。首先选择适合真菌生长的培养基，如酵母菌一般采用麦芽汁琼脂、玉米粉琼脂培养基，丝状真菌一般用巧比克、沙保弱琼脂培养基，担子菌一般用锯末、马铃薯葡萄糖培养基等，采用斜面、平板、液体培养或穿刺培养等方式在最适温度下培养，形成分生孢子或子囊孢子后。放入低温（4℃左右，耐低温菌10℃，不能低于0℃）、干燥处保藏。间隔一定时间，重新移植到新鲜培养基中，菌种生长良好后再进行保存。间隔时间对于有分生孢子、子囊孢子的菌株一般为6～12个月，只形成菌丝体的真菌1～3个月。一般在4℃冰箱保藏，对低温敏感的菌株存放在10℃冰箱。

（2）**液体石蜡保藏法** 该法可作为传代培养法的辅助方法，延长保藏时间。能用传代培养法的菌种均可用此方法，可用于丝状真菌、担子菌等，我国在石蜡油下保存蘑菇类菌可存活8～10年。

首先让待保藏菌种在适宜的培养基上生长，然后注入经170℃灭菌1～2小时的石蜡油，以高出培养物1cm为宜。有些菌株在液体石蜡下能较好生长，有些菌株如某些假丝酵母会同化液体石蜡，有的菌体对液体石蜡保藏敏感，则不宜采用。

（3）**液氮保藏法** 液氮（liquid nitrogen）保藏法效果好、方法简单，将菌种置于−196℃的液态氮或−150℃的气态氮中，使其处于休眠状态，可实现中长期保藏。它的原理是微生物在−130℃以下的低温时，所有代谢活动暂时停止，微生物处于休眠状态，可减少死亡或变异。

取孢子或菌体，制成浓度大于$10^8$个/mL的菌悬液，保护剂的作用是结合细胞中的水分子，降温时减少细胞内冰晶分子的形成，以免对细胞造成伤害。细胞内冰晶分子形成越少，细胞伤害越轻，细胞活性保留越好。加入防冻害渗透性强的保护剂，如5%～10%的甘油和5%～10%二甲基亚砜；或渗透性弱的保护剂如蔗糖、乳糖、葡萄糖、甘露醇、山梨醇、葡聚糖、聚乙烯吡咯烷酮等，取0.5～1mL注入灭菌的安瓿管内，用火焰熔封管口，放入液氮保藏，定期补充蒸发掉的液氮。保护剂的作用是结合细胞中的水分子，降温时减少细胞内冰晶分子的形成，以免对细胞造成伤害。

（4）**悬液保藏法** 即将真菌悬浮于不含养分的溶液中，如蒸馏水、0.25mol/L磷酸缓冲溶液（pH6.5）或生理盐水中，在10℃或室温（18～20℃）保藏。

### 三、菌种培养方法和技术

将冷冻干燥管、砂土管中处于休眠状态的工业菌种接入试管斜面活化后，再经摇瓶及种子罐逐级扩大培养而获得一定数量和质量的纯种，这些纯培养物称为种子。可作为种子的原则是：①菌种细胞的生长活力强，移种至发酵罐后能迅速生长，迟缓期短。②生理性状稳定。③菌体总量及浓度能满足大容量发酵罐的要求。④无杂菌污染。⑤保持稳定的生产能力。

**1. 实验室种子制备** 制备一般采用两种方式，即对于产孢子能力强，孢子发芽、生长繁殖快的菌种可以采用固体培养基培养孢子，孢子可直接作为种子罐的种子，这样操作简便，不易污染杂菌。对于产孢子能力不强或孢子发芽慢的菌种，可以用液体培养法。

**2. 生产车间种子制备** 实验室制备的孢子或液体种子移种至菌种罐扩大培养，罐的培养基虽然因不同菌种而存在差别，但其原则为采用容易被菌体利用的成分如葡萄糖、玉米浆、磷酸盐等。如果是需氧菌，同时还需供给足够的无菌空气，并不断搅拌，使菌（丝）体在培养液中均匀分布，获得相同的培养条件。

种子罐的作用是使孢子发芽，生长繁殖成菌（丝）体，接入发酵罐能迅速生长，达到一定的菌体量，以利于产物的合成。种子罐级数是指制备种需逐级扩大培养的次数，取决于菌种生长特性、孢子发芽及菌体繁殖速度，以及所采用发酵罐的容积。（图6-3）

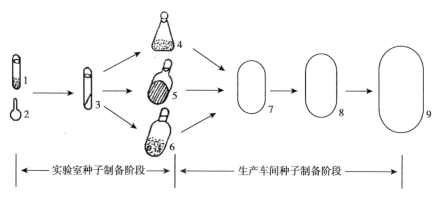

图6-3 种子扩大培养示意图

注：1. 砂土孢子；2. 冷冻干燥孢子；3. 斜面孢子；4. 摇瓶液体培养（菌丝体）；5. 茄子瓶斜面培养；
6. 固体培养基培养；7、8. 种子罐培养；9. 发酵罐

## 四、真菌发酵工艺

真菌发酵主要有两种工艺：固体发酵（solid fermentation）和液体深层发酵（liquid submerged fenrmentation）。

**1. 固体发酵** 是指培养基呈固态，在没有或几乎没有自由流动水的状态下进行的发酵过程。培养基含水量低，基质是不溶于水的物质，但可以提供真菌生长需要的碳源、氮源、无机盐、水和生长因子。还是真菌生长的场所。它起源于我国酿造生产特有的传统制曲技术，如传统的发酵食品、酿酒、制酱、高粱酒、腐乳等都采用固体发酵。一般适用于丝状真菌和酵母菌的发酵，丝状真菌主要以藻状菌纲的毛霉 *Mucor* 和根霉 *Rhizopus*、子囊菌 *Aspergillus* 和青霉 *Penicillium*、担子菌白腐真菌为主。

（1）固体培养基 常用的重要碳源为麦麸、玉米芯、甘蔗渣等，要经过相应的酶分解成葡萄糖、阿拉伯糖、木糖等单糖类才能被吸收利用。常用的氮源为花生饼粉、豆饼粉、酵母粉等，必须被分解成氨基酸、尿素等小分子化合物后才能被吸收。矿质元素和微量元素一般不必另外添加。

要注意各种材料的配合比例，由于菌体与已经发酵的基质不能分开，因此不能采用含有对人体有害成分的材料（如棉籽壳）和因种类不同而成分差异复杂的材料（如木屑等）作为营养成分。

（2）培养条件 固体发酵在发酵室内进行。发酵室的温度应为药用菌菌丝体最适生长温度（2℃左右）。

（3）固体发酵特点 优点是：①设备简单、投资少；②操作简单，能耗低，适应性强；③原料来源广，可利用废渣等下脚料；④发酵周期短，一般只需2~3天。缺点

是：①生产过程中的机械化、自动化程度不高，不能完全适应工业化大生产的要求；②产率、回收率低，副产物多。

**2. 液体深层发酵**  液体发酵由 Elmer L. 和 Gaden J. 于 20 世纪 40 年代提出，他们设计出培养微生物的生物反应器。1948 年，Humfeld H. 用深层发酵培养蘑菇 *Agaricus campestris* L. Fr. 菌丝体获得成功。真菌液体深层发酵是在抗生素发酵技术基础上发展起来的。

生产性能较高的菌种需考虑最佳培养环境，如培养基成分的配比、培养温度、pH 值、氧的需求和通气搅拌程度等。

（1）培养基对发酵的影响  包括碳源、氮源、无机元素、生长因子及水、氧气等。对于大规模发酵生产，除考虑上述真菌的需要外，还必须重视培养基原料的价格和来源。

①碳源（carbon source）：在真菌发酵生产中常用的碳源有单糖（如葡萄糖和果糖）、寡糖（如蔗糖、麦芽糖、棉籽糖）、多糖（淀粉、纤维素、半纤维素）等糖类，有机酸（如柠檬酸、反丁烯二酸、琥珀酸、苹果酸、丙酮酸、酒石酸），醇类（如甘露醇、甘油、低浓度的乙醇），脂肪酸（如甲酸、乙酸、丙酸、丁酸等低级脂肪酸和油酸、亚油酸等高级脂肪酸）和从石油得到的 14~18℃ 的直链烷烃混合物等。

葡萄糖是最易利用的糖，但过多的葡萄糖会过分加速菌体呼吸，导致溶解氧不足。糖蜜是制糖厂生产糖时的结晶母液，是蔗糖厂的副产物。含有较丰富的糖、氮类化合物和维生素等，是真菌工业生产所需的价廉物美的原料。淀粉可克服葡萄代谢过快的弊病，来源丰富，价格比较低廉。常用的为玉米淀粉、小麦淀粉和甘薯淀粉。

②氮源（nitrogen source）：氮的来源可分为有机氮和无机氮。

常用的有机氮源有花生饼粉、黄豆饼粉、棉籽饼粉、玉米浆、玉米蛋白粉、蛋白胨、酵母膏、鱼粉、蚕蛹粉、尿素、废菌丝体和酒糟等。它们在真菌分泌的蛋白酶作用下，水解成氨基酸，被菌体吸收利用。有机氮源特点是含有丰富的蛋白质、多肽和游离的氨基酸，还含有少量的糖类、脂肪、无机盐、维生素及生长因子。

常用的无机氮源有铵盐、硝酸盐、氨水等。真菌对其吸收利用比有机氮源快，所以也称速效氮。利用无机氮时应注意可能引起 pH 值变化。

③无机盐和微量元素：真菌在生长、繁殖和产物的生物合成过程中，都需要某些无机盐类（mineral salts）和微量元素（trace elements）。主要元素有 P、S、Mg、K、Ca 等；微量元素有 Fe、Cu、Mn、Zn、Mo、Co、B 等。当盐浓度过高时，对真菌生长有抑制作用，而在较低浓度时才能刺激生长。

④生长因子：广义的讲，凡是真菌生长不可缺少的微量有机物质都称为生长因子（growth factor），包括氨基酸、嘌呤、嘧啶、维生素等；狭义的讲，生长因子仅指维生素。与真菌有关的维生素主要是 B 族维生素，是各种酶活性基团的组成部分。

（2）温度对发酵的影响  通常在生物学范围内每升高 10℃，生长速度就加快一倍，如果所培养的真菌能承受稍高一些的温度进行生长和繁殖，即可减少污染杂菌的机会和夏季培养所需降温的辅助设备，因此培养耐高温的菌种有一定的现实意义。

在发酵的整个周期内只选定单一的最适培养温度，不一定能同时满足菌种的生长和产物的合成。有时可以采取折中办法，有时则需要进行分阶段控制。

（3）pH 值对发酵的影响  发酵过程中，控制发酵液的 pH 值是控制生产的指标之一，pH 值过高、过低都会影响真菌的生长繁殖以及代谢产物的积累。培养基 pH 值在发酵过程中能被菌体代谢所改变。若阴离子（如醋酸根、磷酸根）被吸收或氮源被利用后产生 $NH_3$，则 pH 值上升；阳离子（如 $NH_4^+$、$K^+$）被吸收或有机酸的积累，使 pH 值下降。一般来说，高碳源培养基倾向于向酸性 pH 环境转移，高氮源培养基倾向于向碱性 pH 环境倾斜，这都跟碳氮比直接有关。

pH 值控制手段有：①直接加入酸（如硫酸、盐酸）或碱（如氢氧化钠）进行控制。②通过补加氨水、硫酸铵或碳酸钙来调节 pH 值，氨水和硫酸铵还可以作为氮源使用。③通过改变加糖速率来控制。糖浓度过高时，引起溶氧不足，代谢产生有机酸，导致 pH 值下降；反之，pH 值升高。

（4）溶解氧浓度对发酵的影响  氧在水中的溶解度很小，需要不断通气和搅拌才能满足溶解氧的要求。在发酵前期采用较低转速，即可满足菌体生长所需氧气，在培养后期，提高搅拌转速才能满足菌体继续生长的要求。

发酵过程中出现溶解氧异常下降的原因可能是：①污染需氧性杂菌。②菌体代谢发生异常，需氧要求增加。③设备或工艺控制发生故障或变化。

引起溶解氧浓度异常升高的原因主要是耗氧出现改变，比如污染烈性噬菌体等。

（5）泡沫对发酵的影响  培养过程中产生的泡沫的持久存在影响真菌对氧的吸收，妨碍二氧化碳的排除。

产生泡沫的原因包括：①通气和机械搅拌使液体分散和空气窜入，形成气泡；②培养基中某些成分的变化或真菌的代谢活动产生气泡；③培养基中某些成分（如蛋白质及其他胶体物质）的分子，在气泡表面排列形成坚固的薄膜。

可以采用机械消泡和化学消泡两种措施。机械消泡最常用的是耙式消沫浆。化学消泡是利用各种天然动植物油及来自石油化工生产的矿物油、改性油、表面活性剂或有机硅聚合物如硅油、硅树脂等作为消泡剂消除泡沫。

**3. 发酵产品的下游加工**  发酵产品的分离纯化称为下游加工工程（downstream processing）。由于所需的真菌代谢产物不同，如有时需要菌体，有时需要初级代谢产物或次级代谢产物，而且对产品的质量有不同要求，所以分离纯化步骤有所不同。但大多数真菌发酵产品的下游加工过程主要由四部分组成，即发酵菌丝体或发酵液的预处理、提取、精制、成品加工。

（1）预处理  凝聚和絮凝都是发酵液预处理的重要方法，其处理过程就是将凝聚剂和絮凝剂预先投加到悬浮液中，改变细胞、菌体和蛋白质等粒子的分散状态，破坏其稳定性，使它们聚集成可分离的 1mm 大小的凝聚体或 10mm 大小的絮凝团，再进行分离。

（2）细胞破碎方法  如果需要胞内产物应破碎菌体细胞，细胞破碎的方法有机械法和非机械法（超声、高压剪切、渗透压、表面活性剂和溶壁酶等），大规模生产中常用高压匀浆法和高速珠磨法。细胞碎片的分离常采用离心和双水相萃取等方法。

（3）提取　预处理后的活性物质存在于滤液或离心上清液中，浓度低。提取的目的主要是浓缩和纯化，常用的方法有：①吸附法。现在常用的吸附剂是大孔吸附树脂，除此之外还可用活性炭、白陶土、氧化铝等。②离子交换法。极性化合物可以采用离子交换法提取和精制。③沉淀法。主要起到浓缩作用，常用盐析、等电点沉淀、有机溶剂沉淀等方法。④萃取法。萃取方法包括溶剂萃取、双水相萃取、超临界流体萃取、反胶束萃取等方法，其中双水相萃取适合蛋白质的提取。

（4）精制　大分子和次生代谢产物的精制主要依赖于各种层析技术。层析分离是利用混合物在固定相和流动相之间分配系数、吸附强弱等的差异，导致迁移速度不同，而达到分离的目的。

（5）成品加工　经过提取和精制，根据产品的使用要求，还需要浓缩、无菌过滤、去热原和干燥等加工步骤。

# 第三节　应用实例

药用真菌的发酵大体可分为固体发酵和液体发酵培养两种形式。目前固体发酵的基质多采用农副产品，工艺有两类，即有渣型工艺和无渣型工艺。有渣型工艺主要应用玉米芯、棉籽壳、甘蔗渣、麦麸、米糠等作为基质，如猴头等多数药食用真菌的发酵多采用此工艺生产；无渣型工艺主要以发酵后直接烘干的玉米粉作为基质，如亮菌、蜜环菌等固体发酵多采用此工艺生产。液体发酵也称液体深层发酵，1948 年 Humfeld 首先提出用发酵法来培养蘑菇，1958 年 Szuecs 第一个用发酵罐培养羊肚菌并获得成功，从此药食用真菌的生产跨入了大规模、工业化生产领域。国内较早报道的是 1960 年中国科学院上海生理研究所陈美珡等人进行的香菇深层发酵研究。进入 20 世纪 80 年代以来，国内多家单位在药用真菌深层培养方面的研究取得了丰硕成果。目前适合液体发酵的药食用真菌有 70 余种。

## 一、冬虫夏草发酵培养

冬虫夏草为麦角菌科真菌冬虫夏草菌的子座及其寄主蝙蝠蛾科昆虫绿蝙蝠蛾 *Hepialus varians* Staudinger 等幼虫的尸体。味甘、淡，性平，归肾、肺经。具有益肾补肺、止血化痰之功效。用于久咳虚喘，劳嗽咯血，阳痿遗精，腰膝酸痛。天然冬虫夏草药源紧缺并且价格昂贵，利用冬虫夏草的菌丝作为天然冬虫夏草的代用品已经取得成功。冬虫夏草菌丝发酵培养的优点是生产周期短、不受季节限制、产量高、成本低、价格低廉、质量稳定、药效可靠。应用该技术生产的产品有金水宝、百令胶囊、宁心宝、至灵胶囊等。

**1. 斜面培养基的制备和菌种的分离**

（1）斜面培养基　有以下 3 种：①马铃薯葡萄糖琼脂培养基（PDA）：马铃薯 200g，葡萄糖 20g，琼脂 20g，蒸馏水 1000mL。②蛋白胨 10g，葡萄糖 30g，酵母膏 1g，磷酸二氢钾 1g，硫酸镁 0.5g，复合维生素 B 10mg，琼脂 20g，蒸馏水 1000mL。③蛋白胨 5g，葡萄糖 10g，磷酸二氢钾 1g，硫酸镁 0.5g，孟加拉红（1%）3.3mL，链霉素 30mg，琼脂 20g，蒸馏水 1000mL。

（2）菌种分离 选择菌核饱满，子座健壮，无病变、虫蛀或霉变的新鲜冬虫夏草，放在 0.1% 升汞溶液中消毒 1~2 分钟。取出后，用无菌水反复冲洗数次，洗去表面残留升汞。或用 75% 乙醇药棉擦拭虫草菌核、子座 2~3 次，然后用无菌水反复冲洗表面残留的乙醇。最后用无菌纱布或无菌滤纸吸干材料表面的水分。在无菌条件下，用无菌解剖刀剖开菌核组织，切取菌核最中央部位 0.1~0.2cm 的菌丝组织块，接种在分离培养基上（试管斜面培养基或琼脂平板培养基），置于 15~20℃ 的恒温培养箱中培养。或用无菌刀片切开未成熟的冬虫夏草子座（子囊孢子未形成之前的子座），用无菌镊子取子座内的白色菌丝束，接种在分离培养基上，置于 15~20℃ 的培养箱中培养。也可以用接种针挑取虫体表面的菌丝少许，接种在分离培养基上，置于 15~20℃ 的培养箱中培养。

## 2. 冬虫夏草菌发酵工艺流程

见图 6-4。

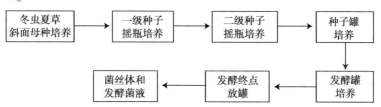

图 6-4 冬虫夏草液体发酵工艺流程图

（1）斜面母种培养基 ①马铃薯葡萄糖琼脂培养基（PDA）。②综合马铃薯培养基：20% 马铃薯汁 1000mL，葡萄糖 20g，$KH_2PO_4$ 3g，$MgSO_4 \cdot 7H_2O$ 1.5g，维生素 $B_1$ 10mg，琼脂 20g。③蛋白胨 10g，葡萄糖 20g，酵母膏 5g，牛肉膏 5g，琼脂 20g，蒸馏水 1000mL。④蛋白胨 5g，葡萄糖 20g，$KH_2PO_4$ 1g，$MgSO_4 \cdot 7H_2O$ 1.5g，琼脂 20g，细米糠 50g，加水煮沸 20 分钟，取汁 1000mL。⑤蛋白胨 1g，酵母膏 1g，葡萄糖 20g，$KH_2PO_4$ 1g，$MgSO_4 \cdot 7H_2O$ 0.5g，琼脂 18g，麦麸 50g，加水煮沸 30 分钟，取汁 1000mL。

（2）摇瓶种子培养基 蛋白胨 5g，葡萄糖 20g，$KH_2PO_4$ 1g，$MgSO_4 \cdot 7H_2O$ 0.5g，麦麸 50g，加水煮沸 30 分钟，取汁 1000mL。

（3）发酵培养基 蛋白胨 5g，酵母膏 1g，葡萄糖 20g，$KH_2PO_4$ 1g，$MgSO_4 \cdot 7H_2O$ 0.5g，水 1000mL。

（4）发酵过程

①斜面母种培养：将保藏母种接种在新鲜斜面培养基上，置于 26℃ 恒温箱中培养，一般 7~10 天菌丝布满斜面，4℃ 冰箱保存，备用。

②摇瓶种子培养：将新鲜斜面母种 1 支，接种在装有 100mL 种子培养液的 500mL 三角瓶中，放在旋转式摇床培养，转速 140r/min，温度为 25~26℃，培养 3 天，菌液变稠、变浓。一级种子摇瓶生长好后，放在 26℃ 静置培养 2 天，证实确无其他杂菌污染

后，用牛皮纸包扎瓶口，放入 0 ~ 4℃冰箱中，保存备用。种子摇瓶使用前，需在肉汤琼脂平板上划线，观察有无杂菌生长。

③种子罐培养：接种量 5% ~ 10%，温度为 24 ~ 26℃，通气量每分钟为 1∶0.3 ~ 0.5（$V/V$），过滤器压力表及罐体压力为表压 0.2 ~ 0.3kg/cm²，培养 2 ~ 3 天。接种方法采用差压法，先将种子罐降低压力至 0.1 ~ 0.2kg/cm²，然后用 75% 乙醇棉球将罐的接种口擦拭、消毒，将摇瓶上的接种橡皮管在火焰的保护下插在接种口上，升压至 0.4 ~ 0.5kg/cm²，再降低压力到 0.15 ~ 0.12kg/cm²，反复数次，把全部种子液接种到罐内。接完后拔出橡皮管，用 75% 乙醇棉球塞在接种口上，用消毒后的纱布包扎好接种管口。移种标准是发酵液浓稠，菌球或菌丝生长旺盛，无杂菌污染。

④发酵罐培养：接种量 5% ~ 10%，温度为 25 ~ 26℃，罐压 0.3kg/cm²，搅拌速度 150 ~ 180r/min（气升式发酵罐没有搅拌器），通气量每分钟 1∶0.5（$V/V$），培养时间 3 ~ 4 天。

（5）发酵过程的中间分析项目　发酵过程的中间分析是生产控制的依据，它显示发酵过程中微生物的主要代谢变化。

①pH 值：定期取样测 pH 值是中间分析的一个重要项目。一般采用酸度计测定 pH 值，方法简便精确。也可用精密试纸来测定。

②糖含量：糖有节制的供给和消耗，往往是达到高产的重要手段。糖量测定包括总糖和还原糖。

③氨基氮（$NH_2 - N$）：发酵液中氨基氮的含量一般以 g/100mL 或 μg/mL 表示，氨基氮含量测定采用甲醛滴定法。

④菌丝浓度确定：菌丝浓度测定方法有 3 种：a. 菌丝湿重：取一定量发酵液样品，过滤后菌体再用水充分洗净，将湿菌丝体用吸水纸挤干，直接称量得湿重。b. 菌丝干重：取上述一定体积的湿菌丝，用真空干燥法在真空烘箱内 80℃烘干至恒重后称量。c. 菌丝湿体积：取样品 10mL，放在有刻度的离心管内，用 3000r/min 离心机约离心 10 分钟。根据水分，计算菌丝体积百分（$V/V$），此法比较简便。

⑤无菌试验及无菌检查：无菌试验培养方法通常有两种：a. 以斜面培养为主，配合肉汤培养为辅；b. 平板划线培养为主，配合肉汤培养。培养杂菌温度有 37℃与 27℃两种，以适应嗜中温菌及嗜低温菌的生长。无菌检查方法以涂片染色、高倍显微镜观察为主，肉眼检查杂菌菌落为辅。各罐培养过程中每隔 8 小时需取样涂片，用低倍镜检查霉菌，用高倍镜检查细菌，并与样品无菌培养的结果相互参考。

## 二、槐耳固体发酵培养

槐耳为多孔菌科栓菌属药用真菌槐耳的子实体，又名槐栓菌、槐蛾。具有治风、破血的功效。现代研究表明，槐耳对肝癌、肝炎具有较好疗效，能保肝和增强人体的免疫力。槐耳野生资源稀缺，人工培育困难，生长周期长，生物效应低。目前，多采用固体发酵法生产槐耳菌质作为药用。所谓菌质，即菌体在固体培养基中生长繁殖，不断合成次级代谢产物，并分泌到培养基中，这种含有大量菌丝和次级代谢产物的固体培养基称为菌质。

目前市场上的槐耳冲剂系采用固体发酵新工艺，将槐栓菌菌种在发酵培养基上发酵，形成含有槐耳菌丝体多糖等活性成分的槐耳菌质。槐耳菌质再采用热水、乙醇等提取清膏，进一步加工成为临床用药。

主要流程为：斜面菌种→液体菌种→固体发酵→发酵完成→槐耳菌质→提取→制剂。

**1. 菌种的分离**　采用常规组织分离法，利用 PDA 培养基，以新鲜的槐耳子实体为材料分离母种，27℃培养，获得斜面菌种。或从有资质的菌种保存单位购买。

**2. 液体菌种的制备**　将槐耳斜面菌种接种到 PDA 液体培养基中，27℃摇床振荡培养，即可获得液体培养菌种。

**3. 固体发酵培养**　将玉米芯、米糠、麦麸等农副产品与酵母粉、葡萄糖混合均匀，加适量水，制成固体培养基，高压灭菌。待培养基冷却后，接入液体菌种，于27℃恒温条件下发酵45～50天，即可得到槐耳菌的菌质。

**4. 菌质的处理**　将菌质晒干或烘干，用热水、乙醇提取清膏后制剂。

### 三、紫杉醇内生菌发酵培养

植物内生菌是指生活在植物组织中，对植物组织不会引起明显病害症状，与植物共生的细菌、真菌、放线菌等微生物。植物与内生菌的关系为互惠共生，一方面植物为内生真菌提供光合产物和矿物质；另一方面内生真菌的代谢物能刺激植物生长发育，提高寄主植物对生物胁迫和非生物胁迫的抵抗能力。自 1898 年 Vogl 从黑麦草种子内分离出第一株内生真菌以来，植物内生菌作为一种新的微生物资源受到了广泛关注，从内生菌中寻找和发现新的活性化合物已成为国内外研究的又一热点。

紫杉醇（paclitaxael）最早是由美国学者于 1971 年从短枝红豆杉 *Taxus brevifolia* 的树皮中提取的二萜类化合物。研究表明，紫杉醇具有独特的抗癌机制，它能使癌细胞内纺锤丝的形成受到抑制，有丝分裂不能正常进行，从而阻止癌细胞的扩散。临床已广泛用于卵巢癌和乳腺癌，对肺癌、大肠癌、黑色素瘤、头颈部癌、淋巴瘤、脑瘤也都有一定疗效。紫杉醇主要是从红豆杉树皮中提取，红豆杉属于濒危珍稀植物，资源有限，生长缓慢且含量极低。因此，寻找新的生产途径势在必行。1993 年，美国的 Stierle 从短枝红豆杉韧皮部中分离到内生真菌——安德鲁紫杉菌 *Taxomyces andreanae*，并证明了安德鲁紫杉菌的 3 周培养物中存在紫杉醇及其类似物。

（1）产生紫杉醇的内生菌种类　产生紫杉醇的内生菌主要寄生在裸子植物红豆杉科 *Taxaceae* 红豆杉属 *Taxus* 和澳洲红豆杉属 *Austrotaxus* 植物中。目前已从这些植物中分离鉴定了 30 余种菌株可产生紫杉醇。

（2）产生紫杉醇的内生菌的分离　将红豆杉韧皮部用无菌剪刀剪成 1cm×1cm 的小块，用 70%～75% 的乙醇表面消毒 10 分钟，或用 0.1% 的氯化汞溶液处理 3 分钟，然后用无菌水冲洗，放入含有红豆杉树枝浸汁的 PDA 固体培养基上，25℃恒温箱中培养，待长出菌落后，按无菌操作程序挑出，经扩培后用无菌水适度稀释，再通过固体平皿分离单菌落，经几次分离纯化，得到纯化的菌种，低温保存。

（3）紫杉醇液体发酵工艺流程　见图6-5。

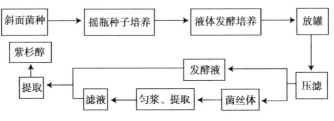

图6-5　紫杉醇液体发酵工艺流程图

①摇瓶种子培养的培养基：马铃薯200g（去皮煮汁），葡萄糖20g，蒸馏水1L。

②发酵种子的制备：从新鲜斜面上取5mm×5mm大小的菌块接种至装有50mL种子培养基的300mL锥形瓶中，于26℃，180r/min摇床培养3天，即得。

③发酵培养基：葡萄糖80g，$NH_4NO_3$ 8g，$MgSO_4$ 0.7g，$KH_2PO_4$ 0.5g，乙酸钠2g，$ZnSO_4$ $1×10^{-3}$g，$Cu(NO_3)_2$ $1×10^{-3}$g，$FeCl_3$ $2×10^{-3}$g，L-酪氨酸 $5×10^{-3}$g，$VB_1$ $5×10^{-2}$g，pH7.0。

④发酵培养：将培养好的种子液摇匀，按5%的接种比例接入发酵培养基中，26℃，180r/min摇床培养12天。紫杉醇产量可达260μg/L。

# 第七章　酶工程技术

近 20 年来，酶工程（enzyme engineering）与生物工程的其他领域（基因工程、细胞工程、发酵工程等）一起快速发展，理论研究和应用研究均取得了丰硕成果。酶（enzyme）是由细胞产生的具有催化能力的物质。全世界已发现的酶有 3000 多种，工业化生产的酶有几百种。酶工程是酶的生产与应用的技术过程，主要是通过人工操作，获得人们所需的酶，并通过各种方法使酶发挥其催化功能。现代酶工程技术因其具有反应特异性高、快速、高效、反应条件温和且易于控制等优点，在医药、食品、轻工、化工、能源、环保等领域被广泛应用。

## 第一节　概　述

### 一、概念

酶工程是利用酶或微生物细胞、动植物细胞、细胞器等所具有的催化功能，借助工程学手段向人类提供产品或向社会提供服务的一门新的科学技术。它是酶学、微生物学的基本原理与化学工程学等相互渗透有机结合发展而形成的边缘学科。

几千年前，我们的祖先就已经利用酶来制造食品和治疗疾病。据记载，我国在4000 多年前的夏禹时代就掌握了酿酒技术，在 3000 多年前的周朝就会制造饴糖、食酱等食品。然而，人们从 19 世纪 30 年代开始才真正认识到酶的存在和作用。1833 年，Payen 和 Persoz 用乙醇沉淀法从麦芽的水提物中得到一种可使淀粉水解生成可溶性糖的物质，称为淀粉酶。1878 年，Kunne 首次将酵母中进行乙醇发酵的物质称为酶。1926年，Sumner 首次从刀豆中分离纯化得到脲酶的结晶，并证明它具有蛋白质的性质。在此后的 50 多年中，人们普遍接受了"酶是具有生物催化功能的蛋白质"这一概念。

1969 年，日本的千烟一郎首次在工业生产中规模应用固定化氨基酰化酶从 DL – 氨基酸连续生产 L – 氨基酸，实现了酶应用史上的一大变革。此后，固定化技术迅速发展，促使酶工程作为一个独立的学科从发酵工程中脱颖而出。1971 年，召开了第一次国际酶工程学术会议，并确定了固定化酶的统一英文名称为 immobilized enzyme。

1982 年，Cech 等人发现四膜虫 Tetrahynena 细胞的 26S rRNA 前体具有自我剪接功能。认为 RNA 亦具有催化活性，并将这种具有催化活性的 RNA 称为核酸类酶（ribozyme）。1983 年，Altman 等人发现核糖核酸酶 P（RNase P）的 RNA 部分 M1 RNA 具有 RNase P 的催化活性，可以在高浓度镁离子存在条件下，单独催化 tRNA 前体从 5' 端切除某些核苷酸片段成为成熟的 tRNA，而该酶的蛋白质部分 C5 蛋白却没有酶活性。RNA 具有生物催化活性的发现，改变了有关酶的概念，被认为是最近 30 多年来生物科学领域最令人鼓舞的发现之一。为此，Cech 和 Altman 共同获得 1989 年度的诺贝尔化学奖。由此引出"酶是具有生物催化功能的生物大分子（蛋白质或 RNA）"的新概念，即酶有两大类别，一类主要由蛋白质组成，称为蛋白类酶（P 酶）；另一类主要由核糖核酸组成，称为核酸类酶（R 酶）。

各种动物、植物和微生物细胞在适宜的条件下都可以合成各种的酶。可以在人工控制条件的生物反应器中利用适宜的细胞生产各种所需的酶。

## 二、原理

酶作为生物催化剂和非酶催化剂相比，有很多共同点。如用量少而催化效率高；和一般催化剂一样，酶可降低反应的活化能（activation energy），但不改变反应过程中自由能的变化（$\Delta G$），因而使反应速度加快，缩短反应到达平衡的时间，但不改变平衡常数（equilibrium constant），酶在反应前后本身不发生变化。酶的催化作用与非酶催化剂相比，又表现出不同的特点。酶作为生物催化剂具有专一性（specificity）强，催化效率高和作用条件温和等显著特点。在酶发挥催化作用的过程中，酶的催化作用受到底物浓度、酶浓度、温度、pH 值、抑制剂浓度、激活剂浓度等诸多因素的影响。

### （一）酶催化作用的特点

**1. 酶催化的专一性** 酶催化作用的专一性是酶最重要的特性之一，也是酶区别于其他非酶催化剂最主要的不同之处。细胞中有秩序的物质代谢规律，就是依靠酶的专一性来实现的。酶的专一性是指在一定的条件下，一种酶只能催化一种或一类结构相似的底物进行某种类型反应的特性。如糖苷键、酯键、肽键等都能被酶催化而水解，但水解这些化学键的酶却各不相同，分别为相应的糖苷酶、酯酶和肽酶，即它们分别被具有专一性的酶作用才能水解。按照酶对底物专一性的严格程度的不同，通常分为绝对专一性和相对专一性。

（1）绝对专一性（absolute specifictity）　一种酶只能作用于一种底物产生一定的反应，称为绝对专一性。如脲酶（urease），只能催化尿素水解成 $NH_3$ 和 $CO_2$，而不能催化甲基尿素水解。当酶作用的底物含有不对称碳原子时，酶只能作用于异构体的一种，这种绝对专一性称为立体异构专一性（stereopecificity）。又分为旋光异构专一性和顺反（几何）异构专一性。如乳酸脱氢酶（lacticacid dehydrogenase）和 D - 乳酸脱氢酶的底物均是丙酮酸，但前者催化丙酮酸加氢生成 L - 乳酸，后者催化丙酮酸加氢生成 D - 乳酸。

$$\begin{array}{c} NH_2 \\ | \\ C=O+H_2O \\ | \\ NH_2 \end{array} \xrightarrow{\text{脲酶}} 2NH_3+CO_2$$

尿素

$$\begin{array}{c} CH_3 \\ | \\ C=O \\ | \\ COOH \end{array} \xrightarrow[NADH \quad NAD^+]{\text{乳酸脱氢酶}} \begin{array}{c} CH_3 \\ | \\ H-C-OH \\ | \\ COOH \end{array}$$

丙酮酸　　　　　　　L-乳酸

（2）相对专一性（relative specificity）　一种酶能够催化一类结构相似的底物进行某种相同类型的反应，这种不太严格的专一性称为相对专一性。相对专一性又可分为键专一性和基团专一性。键专一性的酶能够作用于具有相同化学键的一类底物。例如，酯酶（lipase）不仅水解脂肪，也能水解所有含酯键的酯类物质，生成醇和酸。基团专一性的酶只作用于含有某一相同基团的底物。例如，胰蛋白酶选择性地水解含有赖氨酸或精氨酸的羰基肽键。

$$\begin{array}{c} O \\ \| \\ R-C-O-R'+H_2O \end{array} \xrightleftharpoons{\text{酯酶}} \underset{\text{酸}}{R-COOH}+\underset{\text{醇}}{R'-OH}$$

酯

**2. 酶催化的高效性**　酶的催化活性比非酶催化剂的催化活性要高很多。如过氧化氢酶（catalase）（含 $Fe^{2+}$）和无机铁离子都能催化 $H_2O_2$ 分解为水和原子氧。过氧化氢酶的催化效率大约是 $Fe^{2+}$ 的 $10^{10}$ 倍。酶催化效率的高低可用转换数（turnover number）来表示。转换数是指底物浓度足够大时，每个酶分子每分钟能催化底物转化的分子数。

酶催化反应的效率高是由于酶催化反应可以使反应所需的活化能显著降低（图 7－1）。

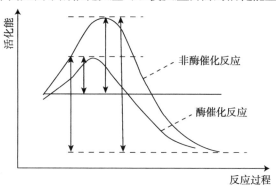

图 7－1　酶与非酶催化所需的活化能

**3. 酶催化的反应条件温和**　酶促反应一般在常温、常压、中性酸碱度等温和条件下进行，在高温、强酸、强碱等环境中容易失去活性。

**4. 酶催化活性的可调控性**　生物体为适应环境的变化，保持正常的生命活动，在漫长的进化过程中，形成了自动调控酶活性的系统。酶的调控方式很多，包括抑制剂调节、反馈调节、共价修饰调节、酶原激活及激素控制等。

**5. 酶催化的活性与辅酶、辅基和金属离子有关**　有些酶是复合蛋白质，其中的小分子物质辅酶（coenzyme）、辅基（cofactor）及金属离子与酶的催化活性密切相关。若将它们除去，酶就失去活性。

## （二）酶催化作用的影响因素

影响酶促反应的因素常有酶的浓度、底物浓度、温度、pH 值、抑制剂、激活剂等。其影响特点如下：

**1. 酶浓度的影响** 在底物浓度足够高，其他条件固定的情况下，酶促反应的速率与酶浓度成正比（图 7-2）。

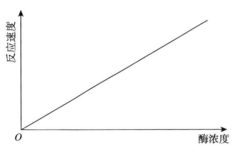

图 7-2 酶浓度与反应速度的关系

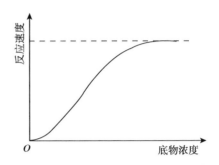

图 7-3 底物浓度与酶催化反应速度的关系

**2. 底物浓度的影响** 在酶浓度等其他条件不变的情况下，底物浓度较低时，酶催化反应速度随底物浓度增加而加快，反应速度与底物浓度几乎成正比；在底物浓度较高时，底物浓度增加，反应速度也随之加快，但不显著；当底物浓度达到一定数量时，反应速度就达到一个最大值，此时即使再增加底物浓度，反应速率也几乎不再改变，如图 7-3 所示。

**3. 温度的影响** 每一种酶的催化反应都有适宜的温度范围和最适温度。在一定温度范围内，酶催化反应的速率随温度的升高而加快；但当温度高到一定限度时，酶催化反应的速率不仅不再加快反而随着温度的升高而下降，最终，酶因高温变性失活，失去了催化能力。酶活力达到最大时的温度称为这种酶的最适温度，如图 7-4 所示。低温只抑制酶的活性，一旦温度适宜，酶的活性尚可恢复。

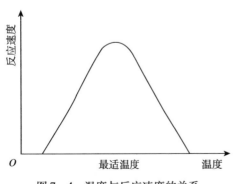

图 7-4 温度与反应速度的关系

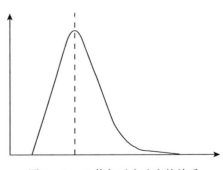

图 7-5 pH 值与反应速度的关系

**4. pH 值的影响**　酶的催化作用与反应体系的 pH 值有很大关系。每一种酶只能在一定限度的 pH 值范围内才表现活性，超出这个范围酶就会失去活性。反应速率最大时的 pH 值称为这种酶的最适 pH 值，如图 7 - 5 所示。

**5. 抑制剂的影响**　指能够使酶的催化活性降低或者丧失的物质。有可逆抑制剂和不可逆抑制剂之分。不可逆抑制剂与酶分子结合后，抑制剂难以去除，酶活性不能恢复。可逆抑制剂与酶结合后，抑制剂可以去除，去除了抑制剂后酶活性即可恢复。可逆性抑制作用可以分为竞争性抑制、非竞争性抑制和反竞争性抑制 3 种。

（1）**竞争性抑制**　竞争性抑制（competitive inhibition）是指抑制剂和底物竞争与酶分子结合而引起的抑制作用。竞争性抑制剂与酶作用底物的结构相似，它与酶分子结合后，底物分子无法与酶分子结合，从而抑制酶的催化作用。例如，琥珀酸脱氢酶能催化琥珀酸脱氢，但丙二酸可以竞争琥珀酸脱氢酶分子上琥珀酸的结合位点，因此，丙二酸是琥珀酸脱氢酶的竞争性抑制剂。

（2）**非竞争性抑制**　非竞争性抑制（noncompetitive inhibition）是指抑制剂与底物分别与酶分子上的不同位点结合，引起酶活性降低的抑制作用。抑制剂的分子结构可能与底物的分子结构毫无关系，因此，即使增加底物的浓度也不能使非竞争性抑制作用逆转。

（3）**反竞争性抑制**　反竞争性抑制（uncompetitive inhibition）是指在底物与酶分子结合生成中间复合物后，抑制剂再与中间复合物结合引起的抑制作用。要指出的是，反竞争性抑制剂不能与未结合底物的酶分子结合，只有当底物与酶分子结合并引起酶分子结构变化，抑制剂才能结合并产生抑制效果。所以，不能通过增加底物浓度来逆转反竞争性抑制作用。

**6. 激活剂的影响**　酶的激活剂又称酶的活化剂，是指能够增加酶的催化活性或使酶的催化活性显示出来的物质。常见的激活剂有 $Ca^{2+}$、$Mg^{2+}$、$Co^{2+}$、$Zn^{2+}$、$Mn^{2+}$ 等金属离子和 $Cl^-$ 等无机阴离子。例如，$Co^{2+}$ 和 $Mg^{2+}$ 是葡萄糖异构酶的激活剂。

# 第二节　方法与技术

酶工程主要包括酶的生产，酶的分子修饰，酶、细胞和原生质体的固定化，酶反应器，酶的应用等。

## 一、酶的生产方法

酶的生产方法有提取分离法、发酵法和化学合成法 3 种。

### （一）提取分离法

提取分离法是采用各种生化分离技术从含酶的动植物的组织、器官、细胞或微生物细胞中将酶提取出来，再经过分离纯化得到所需的酶。提取分离法虽简单易行，但必须要有充足的原材料，这就使提取分离法的广泛应用受到了限制。但是，在动植物或微生物资源丰富的地区，提取法仍然具有应用价值。

1. **细胞破碎处理** 细胞破碎的方法主要有机械破碎法、物理破碎法、化学破碎法和酶促破碎法等。机械破碎法是利用捣碎机、研磨器或匀浆器等通过机械运动产生的剪切力使细胞破碎。物理破碎法是利用温度差、压力差或超声波等各种物理因素的作用使细胞外层结构破坏而使细胞破碎。化学破碎法是利用甲醛、丙酮等有机溶剂或表面活性剂作用于细胞膜，使细胞膜的结构遭到破坏或通透性发生改变而使细胞破碎。酶促破碎法是通过细胞本身的酶系或外加酶制剂的催化作用，使细胞壁等外层结构受到破坏。常用的酶有溶菌酶、糖苷酶（β-1,4、β-1,6）、葡聚糖酶、几丁质酶、果胶酶、甘露聚糖酶、蛋白水解酶、α-淀粉酶、纤维素酶、脂酶等。

2. **提取** 酶的提取方法有盐溶液提取法、碱溶液提取法、酸溶液提取法和有机溶剂提取法等。提取过程中必须注意保持适宜的温度和 pH 值，温度一般控制在 0～10℃。但有一些耐高温酶（如酵母醇脱氢酶、细菌碱性磷酸酶、胃蛋白酶等）提取时，可在室温或更高一些的温度条件下进行。

3. **分离纯化** 根据酶溶解度的不同，可以选择盐析、等电点沉淀、有机溶剂沉淀、复合沉淀和选择性变性沉淀、结晶等分离方法；根据酶的分子量大小和形状的不同，可以选择离心、过滤、透析和凝胶过滤层析等分离方法；根据酶带电荷性质及带电量的不同可以选择离子交换层析、电泳、等电聚焦层析等分离方法；根据酶在两相中分配系数的不同，可以选择分配层析、有机溶剂萃取、双水相萃取、超临界萃取、反胶束萃取等分离方法；此外，还有吸附层析、亲和层析、疏水层析等多种分离纯化方法。

4. **浓缩与干燥** 常用的方法有用硅胶、聚乙二醇、干燥凝胶等吸水剂除去部分水分，还可以通过蒸发进行浓缩。干燥有真空干燥、冷冻干燥、喷雾干燥、气流干燥和吸附干燥等方法。

5. **纯度鉴定** 酶纯度鉴定的方法很多，可根据酶的性质来选择。尽量利用酶的多种性质，采用多种方法鉴定。

6. **保存** 大多数酶可在 0～4℃下使用、处理和保存，一般来说在 -20℃ 保存效果更好。很多酶可在 -80℃ 中冻存，特别是加了 25%～50% 的甘油或多元醇这种保护效果更明显。冰冻干燥是一种好的有效方法，但是要注意有些酶在冰冻过程中可能失效。

（二）发酵法

发酵法是 20 世纪 50 年代以来生产酶的主要方法。发酵法主要通过微生物发酵来获得人们所需要的酶。发酵法一般包括固体发酵、液体深层发酵、固定化细胞发酵和原生质体发酵等多种方式。

（三）化学合成法

化学合成法是 20 世纪 60 年代末出现的一种生产酶的技术。1969 年，美国科学家首次采用化学合成方法获得了含有 124 个氨基酸的核糖核酸酶。但是，化学合成法的成本比较高，并且只能合成那些已知化学结构的酶。所以，化学合成法的应用相对较少。

## 二、酶的分子修饰

酶是具有完整化学结构和空间结构的生物大分子。一些酶在使用过程中，也暴露出一些不足，如稳定性差，重复利用性不好，分离纯化难。

改善方法主要有酶的分子修饰技术和酶的固定化（immobilization）技术。

酶分子修饰是指通过各种方法使酶分子的结构发生某些改变，从而改变酶的某些特性和功能的技术过程。酶的分子修饰主要包括金属离子转换修饰、大分子结合修饰、侧链基团修饰、肽链有限水解修饰、核苷酸链有限修饰、氨基转换修饰、核苷酸转换修饰和酶分子物理修饰等。20 世纪 80 年代以来，基因工程技术被应用到酶的分子修饰中，通过基因定点突变和聚合酶链式反应（PCR）技术改变 DNA 的碱基序列，通过基因克隆和表达，利用生物合成途径不断获得具有新的特性和功能的酶。

## 三、酶、细胞、原生质体的固定化

固定化酶的研究从 20 世纪 50 年代开始，1953 年，Grubhofer 和 Schleith 采用聚氨基苯乙烯树脂为载体，经重氮化法活化后，分别与羧肽酶、淀粉酶、胃蛋白酶、核糖核酸酶等结合，制成固定化酶。20 世纪 60 年代后期，固定化技术迅速发展。

### （一）酶的固定化

固定化酶是指固定在一定载体上并在一定的空间范围内进行催化反应的酶。固定化酶既保持了酶的催化特性，又克服了游离酶的不足之处。因此，固定化酶不仅在理论研究（如酶的作用机理）上发挥独特作用，在实际应用上也显示出强大威力。

**1. 酶固定化的方法** 制备固定化酶的过程称为酶的固定化。主要有吸附法、包埋法、结合法、交联法和热处理法，如图 7 –6 所示。

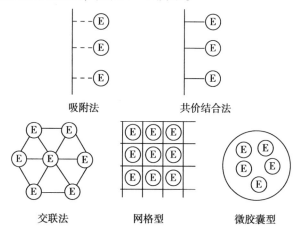

图 7 –6 酶的固定化方法示意图

（1）**吸附法** 利用各种固体吸附剂将酶或含酶菌体吸附在其表面上而使酶固定的方法称为吸附法。常用的吸附剂有活性炭、氧化铝、硅藻土、多孔陶瓷、多孔玻璃、硅胶、羟基磷灰石、多孔塑料、金属丝网和微载体等。该方法操作简单，条件温和，不会引起酶变性失活，载体廉价易得，而且可反复使用。但是，由于靠物理吸附作用，最适吸附酶量无规律可循，吸附量与酶活力不一定呈平行关系，酶与载体结合力较弱，酶易脱落，会导致酶活力下降并污染产物。

（2）包埋法　在不与载体材料发生化学反应的情况下将酶或含酶菌体包埋在各种多孔载体中，使酶固定的方法。根据载体材料和方法的不同可以分为凝胶包埋法（网格型）和半透膜包埋法（微囊型）。

①凝胶包埋法：酶包埋在各种凝胶内部的微孔中，制成一定形状的固定化酶。大多数为网格型。常用凝胶有琼脂凝胶、聚丙烯酰胺、聚乙烯醇、光敏树脂、淀粉、明胶、胶原、海藻酸钙凝胶和角叉菜胶等。

②半透膜包埋法：将酶包埋在由各种高分子聚合物制成的半透膜中，制成固定化酶。通常为直径几微米到几百微米的球状体。常用的半透膜有聚酰胺膜、火棉胶膜等。

酶分子的直径一般只有几十埃，为防止包埋固定化酶从凝胶或半透膜中泄漏出来，凝胶或半透膜的孔径要小于酶分子直径，这样对大分子底物的进入和大分子产物的扩散不利，所以不适用于底物或产物分子很大的酶类的固定化。

（3）载体结合法　选择适宜的载体，使之通过共价键或离子键与酶结合在一起的固定化方法称为结合法。包括离子键结合法和共价键结合法。

①离子键结合法：酶通过离子键结合于具有离子交换基的水不溶性载体上。常用载体有不溶于水的离子交换剂，如 DEAE - 纤维素、TEAE - 纤维素、DEAE - 葡聚糖等。该方法操作简单，条件温和，酶的高级结构和活性中心的氨基酸残基不易被破坏，但载体和酶的结合力弱，易受缓冲液种类或 pH 的影响，离子强度高时，酶易脱落。

②共价结合法：酶以共价键结合于载体上，即将酶分子上非活性部位功能团与载体表面反应基团进行共价结合的方法。常用载体有纤维素、琼脂糖凝胶、葡聚糖凝胶、甲壳质、氨基酸共聚物、甲基丙烯醇共聚物等。形成共价键的基团有氨基、羧基、巯基、羟基、酚基和咪唑基等。要使载体与酶形成共价键，必须首先使载体活化。使载体活化的方法主要有重氮法、叠氮法、溴化氰法和烷基化法。图 7-7 为重氮法活化载体制备固定化酶的流程图。用溴化氰法活化琼脂糖制备得到的固定化酶目前使用很广，特别用作亲和层析，有着良好的性能。共价结合法结合牢固，酶不会脱落，可连续使用较长时间。但载体要活化，反应条件苛刻，操作复杂，共价结合时可能影响酶的空间构象而影响酶的催化活性。

（4）交联法　用双功能或多功能试剂使酶分子之间发生交联的方法称交联法。目前常用的交联剂有戊二醛、己二胺、顺丁烯二酸酐、双偶氮苯和 1,5 - 二氟 -2,4 - 二硝基苯等。交联法结合牢固，可长时间使用。但该法交联反应条件激烈，酶分子的多个基团被交联，致使酶活力损失较大，颗粒小，给使用带来不便。可将交联法与吸附法或包埋法联合使用，取长补短。如，酶先用凝胶包埋后再用二醛交联，或先将酶用硅胶等吸附后再进行交联，这叫双重固定化，可以提高酶的活性和机械强度。

（5）选择性热变性法　将含酶细胞在适当温度下处理一段时间，使细胞膜蛋白变

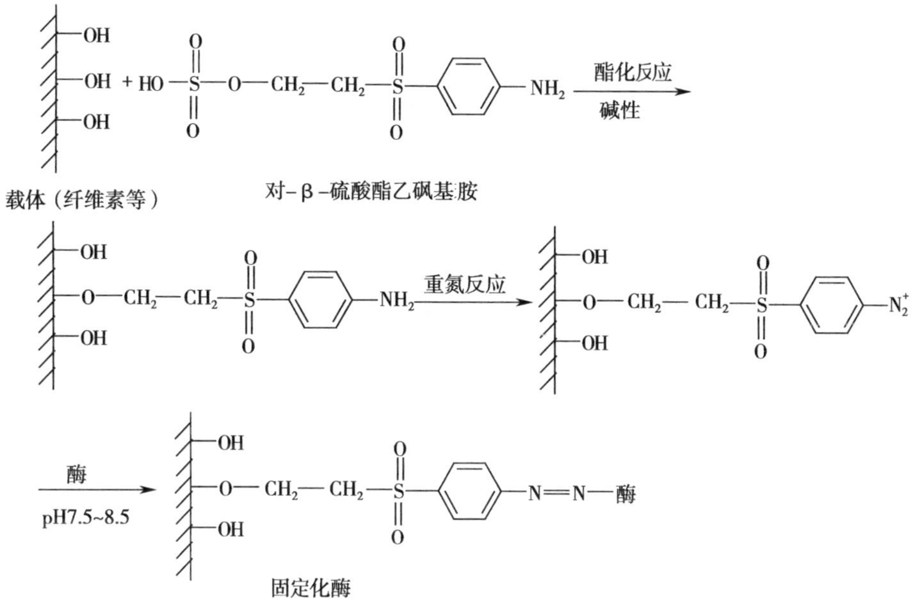

图 7 - 7 重氮法活化载体制备固定化酶流程图

性但不使酶变性而使酶固定于细胞内的方法。只适用于热稳定性较好的酶的固定化，在加热处理时，要严格控制好加热温度和时间，以免引起酶的变性失活。

**2. 固定化酶的优点** 固定化酶既保持了酶的催化特性，又克服了游离酶的不足之处，具有如下显著优点。

（1）在大多数情况下，酶的稳定性提高。酶对温度、pH、蛋白酶变性剂和抑制剂的耐受程度提高，有效寿命延长。其原因是限制了酶分子之间的相互作用，阻止其自溶，增加酶构型的牢固程度。

（2）酶的反应条件易于控制，可以在较长时间内进行反复分批和装柱连续反应，酶的使用效率提高，生产成本降低。

（3）催化反应后，极易将固定化酶与底物、产物分开，尤其是产物溶液中没有酶的残留，简化了分离纯化工艺，使产品的质量得到提高。

（4）酶的利用效率高，单位酶量催化的底物增加，而用酶量则大为减少。

（5）较游离酶更适合于多酶催化反应。

**3. 固定化酶的缺点** 固定化酶也存在一些缺点。

（1）固定化时，总是有一部分酶会失活，其中以共价键法固定时造成的酶活力损失最为严重。其原因主要是酶活性中心的重要氨基酸与载体发生结合，酶的空间结构发生变化或酶与底物结合时存在空间位阻效应。

（2）酶的固定化将消耗固定化材料，增加了生产的成本。

（3）只能用于可溶性底物，而且较适用于小分子底物，对大分子底物不适宜。

（4）胞内酶必须经过酶的分离程序。

（5）与完整菌体相比，不适宜多酶反应，特别是需要辅助因子的反应。

**4. 固定化酶的形状** 固定化酶的形状通常有颗粒状、纤维状、膜状和管状等多种形式。对于颗粒状的载体而言，形状、大小和密度等参数将会直接影响固定化酶的性能。而对于其他非颗粒状的载体而言，要求有足够的机械强度。

## （二）细胞的固定化

固定化酶的研究成功和在工业化生产中的应用，进一步推动了固定化技术的发展。20 世纪 70 年代后期出现了固定化细胞技术。它是指固定在载体上并在一定的空间范围内进行生命活动的细胞。细胞固定化技术是酶固定化技术的发展，因此也被称为第二代固定化酶。固定化细胞可以利用细胞内的酶和酶系，比固定化酶应用更普遍。1984 年，我国首次进行固定化细胞生产，取得良好效果。

固定化细胞包括微生物细胞（含基因工程菌）、动物细胞和植物细胞。细胞固定化的方法主要有吸附法和包埋法。其中包埋法能较好的保持细胞内多酶系统的活力，可像游离细胞那样进行产物的发酵生产，所以应用更为普遍。

固定化微生物细胞主要用于发酵生产各种胞外产物。例如固定化酵母等微生物可用于生产酒精、啤酒、蜂蜜酒等。固定化氨基酸生产菌可用于生产谷氨酸、赖氨酸、异亮氨酸等氨基酸。此外，利用固定化微生物细胞与各种电极结合可制成微生物电极，用于样品组分的快速、灵敏和精确地分析检测。

植物细胞固定化大多采用包埋法，主要用途是制造人工种子，生产各种色素、香精、药物、酶等次级代谢物。

由于大多数动物细胞培养过程中必须附着在固体表面上，吸附法特别适合于动物细胞的固定化，而包埋法则一般适用于悬浮细胞。固定化动物细胞主要用于生产疫苗、激素、酶类、多肽等药物。也可作为药物直接用于治疗或作为药物筛选之用，如用来生产单克隆抗体、干扰素、组织纤溶酶原激活剂、白细胞介素、胰岛素生长因子和乙肝病毒表面抗原等。

## （三）原生质体的固定化

固定化细胞可以取代游离细胞或游离酶进行发酵，生产各种有用物质。然而固定化细胞也有其缺点。例如，固定化细胞只能用于生产胞外酶和其他能够分泌到细胞外的产物；由于载体的影响，使营养物质和产物的扩散受到一定的限制；尤其是在好气性发酵中，溶解氧的传递和输送成为关键性的限制因素。细胞产生的许多代谢产物之所以不能分泌到胞外，原因是多方面的，其中细胞壁对物质扩散的障碍是其主要原因之一。因此，若能够除去微生物细胞和植物细胞的细胞壁，从而获得原生质体，就有可能增加细胞膜的透过性，从而使较多的胞内物质分泌到细胞外，而且有利于氧的传递，营养成分的吸收。但是，原生质体很不稳定，容易破裂，若将原生质体用多孔凝胶包埋起来，制成固定化原生质体，由于有载体的保护作用，就会使原生质体的稳定性提高，免至破裂。因此，固定化原生质体的制备主要包括原生质体的制备和原生质体固定化两个阶段。

### 四、固定化酶反应器

酶和固定化酶在体外进行催化反应时必须在一定的反应器中进行，以便控制酶催化反应的各种条件和催化反应的速度，通常将用于酶进行催化反应的容器及其附属设备称为酶反应器。合适的酶反应器可以使酶得到合理应用，并能够提高产品质量，降低成本。

#### （一）酶反应器

酶反应器种类依据结构的不同，可以分为搅拌罐式反应器、填充床反应器、流化床反应器、鼓泡式反应器、膜反应器和喷射式反应器等。

**1. 搅拌罐式反应器** 是具有搅拌装置的一种反应器，由反应罐、搅拌器和保温装置等部分组成，如图7-8所示。是酶催化反应中最常用的反应器，既可以用于游离酶的催化反应，也可以用于固定化酶的催化反应。按照操作方式的不同，搅拌罐式反应器可以分为分批搅拌罐式反应器和连续搅拌罐式反应器。

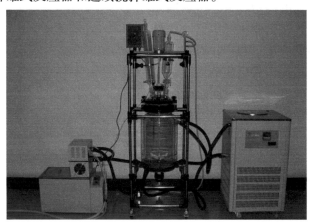

图7-8 搅拌罐式反应器实物图

（1）**分批搅拌罐式反应器** 将酶或固定化酶和底物一次性加到反应器中，在一定条件下反应一段时间后，再将反应液全部取出，如图7-9所示。该法设计简单，操作容易，酶与底物混合较为均匀，传质阻力较小，反应较为完全，反应条件容易调节控制。当分批搅拌式反应器用于游离酶催化反应时，反应后产物和酶混合在一起，酶难于回收再利用；用于固定化酶催化反应时，酶虽可以回收利用，但是反应器的利用效率较低，而且可能破坏固定化酶的结构。

（2）**连续搅拌罐式反应器** 用于固定化酶的催化反应，它的设计简单，操作简便，反应条件容易调节控制，底物与固定化酶接触较好，传质阻力较小，反应器的利用率较高，是一种常用的固定化酶反应器，如图7-10所示。

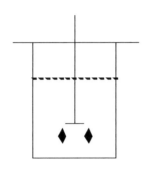

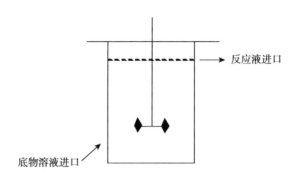

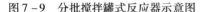

图7-9　分批搅拌罐式反应器示意图　　　图7-10　连续搅拌罐式反应器示意图

**2. 填充床式反应器**　也是一种用于固定化酶进行催化反应的反应器，如图7-11所示。该反应器的设备简单，操作方便，单位体积反应床中固定化酶的密度大，可以提高酶催化的反应速度，在工业生产中已经获得普遍的应用。在实际应用过程中，通常将固定化酶固定堆叠在填充床式反应器中，底物按照一定方向和速度流过装填有固定化酶的反应床层，通过底物的流动来实现物质的传递和混合，并经酶催化后生成相应的产物。值得注意的是，填充床底层的固定化酶颗粒所承受的压力较大，容易引起固定化酶颗粒的变形或破碎，在实践上可以在反应器中间加入托板分隔床层来解决。

**3. 流化床式反应器**　是一种用于固定化酶进行连续催化反应的反应器，如图7-12、

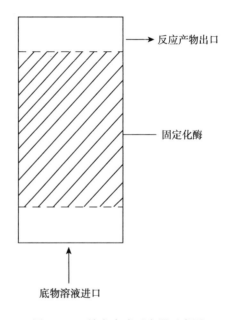

图7-11　填充床式反应器示意图

图7-13所示。该反应器具有混合均匀，传质和传热效果好，温度和pH调节控制比较容易，不易堵塞，对黏度较大的反应也可以进行催化反应等特点。

流化床式反应器用于酶催化反应时，固定化酶颗粒置于反应器内的，底物以一定速度连续地由下而上流过反应器，同时排出反应液，而反应器内固定化酶颗粒则是不断地在悬浮翻动状态下进行催化反应。

流化床式反应器在操作时，要注意控制好底物和反应液的流动速度，流动速度过低时，难于保持固定化酶颗粒的悬浮翻动状态；而流动速度过高时，催化反应不完全，甚至会使固定化酶的结构受到损坏。为了保证一定的流动速度，并使催化反应更为完全，必要时，流出的反应液可以部分循环进入反应器。此外，由于固定化酶不断处于悬浮翻动状态，流体流动产生的剪切力以及固定化酶的碰撞会使固定化酶颗粒受到破坏，流化

床式反应器所采用的固定化酶颗粒不应过大，同时应具有较高的强度。

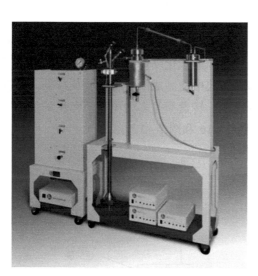

图 7 – 12    流化床式反应器实物图        图 7 – 13    流化床式反应器示意图

**4. 鼓泡式反应器**    鼓泡式反应器是利用从反应器底部通入的气体产生的大量气泡，在上升过程中起提供反应底物和混合两种作用的一类反应器，也是一种无搅拌装置的反应器，如图 7 – 14 所示。鼓泡式反应器的结构简单，操作容易，剪切力小，物质与热量的传递效率高，是有气体参与的酶催化反应中常用的一种反应器。

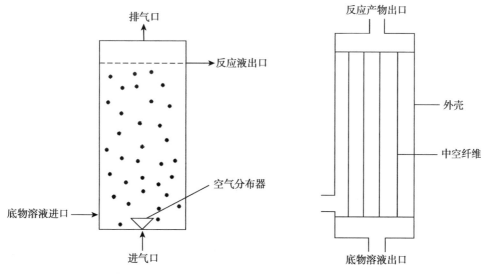

图 7 – 14    鼓泡式反应器示意图        图 7 – 15    中空纤维反应器示意图

鼓泡式反应器操作时，气体和底物是从底部进入反应器的，通常气体需要通过分布器进行分布，以使气体产生小气泡分散均匀；有时气体可以采用切线方向进入，以改变流体流动方向和流动状态，有利于物质和热量的传递和酶的催化反应。

鼓泡式反应器既可以用于游离酶的催化反应，也可以用于固定化酶的催化反应；既可以用于连续反应，也可以用于分批反应。在使用鼓泡式反应器进行固定化酶的催化反应时，反应系统中存在固、液、气三相，所以鼓泡式反应器又称为三相流化床式反应器。

**5. 膜反应器** 是将酶催化反应与半透膜的分离作用组合在一起而成的反应器，可以用于游离酶的催化反应，也可以用于固定化酶的催化反应。用于固定化酶催化反应的膜反应器是将酶固定在具有一定孔径的多孔薄膜中而制成的一种生物反应器。膜反应器可以制成平板型、螺旋型、管型、中空纤维型、转盘型等多种类型。常见的是中空纤维反应器和游离酶膜反应器，如图 7 - 15、图 7 - 16 和图 7 - 17。

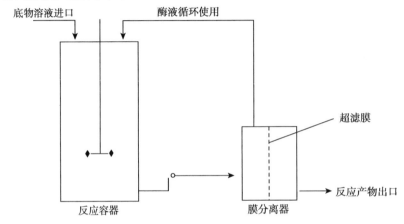

图 7 - 16　游离酶膜反应器示意图

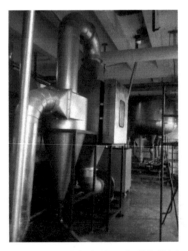

图 7 - 17　游离酶膜反应器实物图

中空纤维反应器是由外壳和数以千计的醋酸纤维等高分子聚合物制成的中空纤维组成，中空纤维的壁上分布着许多孔径均匀的微孔，可以截留大分子物质而允许小分子物质通过。在中空纤维反应器中，酶被固定在外壳与中空纤维的外壁之间，底物和空气在中空纤维管内流动，底物透过中空纤维的微孔与酶分子接触进行催化反应，小分子反应产物再透过中空纤维微孔进入中空纤维管内，随着反应液流出反应器，收集流出液就可以从中分离得到反应产物。

需要指出的是，膜反应器经过较长时间使用以后，酶和其他杂质会很容易地吸附在膜上，造成膜的透过性降低，不但造成酶的损失，而且还会影响分离速度和效率。

**6. 喷射式反应器**　是利用高压蒸汽的喷射作用实现底物与酶的混合，从而进行高温短时催化反应的一种反应器，如图 7 - 18。喷射式反应器的结构简单，体积小，混合均匀，由于温度高，催化反应速度快，催化效率高，可在短时间内完成催化反应。喷射式反应器适用于游离酶的连续催化反应，已在高温淀粉酶的淀粉液化反应中获得广泛应用。

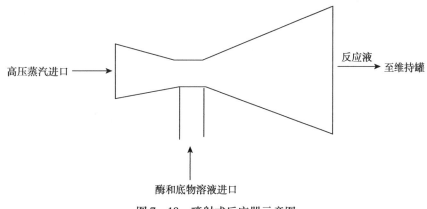

图 7 - 18　喷射式反应器示意图

### （二）酶反应器的选择

由于固定化酶反应器的类型多种多样，不同的反应器有不同的特点，在实际应用时，应该根据酶、底物和产物的特性，以及操作条件、操作要求的不同而进行选择。通常在选择酶反应器时，主要是从酶的反应动力学性质、底物和产物的理化性质等方面进行考虑，同时选择使用的反应器应当尽可能具有结构简单、操作方便、易于维护和清洗、可以适用于多种酶的催化反应、制造成本和运行成本较低等特点。

### 五、酶工程技术在中药工业中的应用

在中药工业化生产过程中，由于中药成分复杂且有效成分含量低，故有效成分的提取与分离成为开发中药的关键问题。传统中药的有效成分提取分离方法有水提（如煎煮法、浸渍法、渗滤法、回流法等）、醇提和水提醇沉等方法，存在有效成分提取效率低、成本高、产品杂质多、污染环境和提取过程中易造成有效成分破坏等缺点。现代酶工程具有反应特异性高、条件温和且易于控制、投资小、工艺简单、能耗低、产品收率高、效益大和污染小等优点，因而被应用于中药有效成分的提取与分离，并取得了显著成效。

## （一）酶法提取中药有效成分

酶工程技术用于中药有效成分提取的研究始于 20 世纪 90 年代。酶法提取中药有效成分的原理是利用酶反应的高度专一性，将细胞壁、细胞膜组成成分酶解，使细胞破碎，从而提高有效成分的提取率。选用恰当的酶，无需高温即可将影响液体制剂的杂质如淀粉、蛋白质、果胶等分解去除，较温和地分解组织，加速有效成分的释放提取，也可促使某些水溶性不好的成分转化为糖苷等易溶于水的成分，有利于提取。

植物药的多数生物活性物质存在于植物细胞内，只有少量存在于细胞间隙，因此，植物细胞壁是中药有效成分提取的主要屏障。纤维素是植物细胞壁的主要成分，占植物干重的 $1/3 \sim 1/2$。纤维素酶可降解纤维素的 $\beta - 1,4 -$ 糖苷键从而破坏植物细胞壁。研究结果表明，纤维素酶在中药的提取分离研究中可显著提高有效成分的提取率。例如，在 pH 值 $4.5 \sim 6.0$、温度 $40 \sim 60℃$ 条件下，于常规水提前分别采用 0.3%、0.4% 和 0.5% 的纤维素酶进行预处理，黄芪多糖的收率比水提法增加了 3 倍以上，黄芪甲苷的收率达水提法的 1.5 倍。但甘草的提取例外，由于纤维素酶对目的成分甘草酸有降解作用，从而导致酶处理后甘草酸的提取量低于未加酶处理的对照组。因此，利用纤维素酶强化植物提取的前提是有效成分不受酶的影响。此外，酶工程技术与微波、超声波和超临界萃取等技术相结合也广泛应用于中药的有效成分提取，取得了显著成效。例如，传统提取方法难以从灵芝子实体中提取多糖，冷冻协同酶法或超声波协同酶法比常用的碱溶法提取率分别提高了 21% 和 30%。

中药成分复杂，各种有效成分常与蛋白质、果胶、淀粉、鞣质、植物纤维等成分混杂。这些杂质一方面影响细胞中活性成分的浸出，另一方面又影响中药液体制剂的澄清度。选用恰当的酶，通过酶反应在温和的条件下可将影响液体制剂中的杂质组分（淀粉、蛋白质、果胶等）分解去除，提高提取体系的澄清度和成品质量。例如，在黄酮提取过程中，采用传统的水（或醇的水溶液）提取只能获得以糖苷为中心的水溶性黄酮成分，很多脂溶性黄酮很难提取，致使黄酮得率过低；选用恰当的酶不仅可以将脂溶性黄酮转化为易溶于水的糖苷而有利于提取，而且还可通过酶反应将植物组织分解，使提取传质阻力减小，利于提取，也可使提取液中的杂质如淀粉、蛋白质、果胶等分解去除，从而简化后续分离纯化工序。采用木瓜蛋白酶对中药材（茯苓、牡丹皮）煮出液中的蛋白质进行降解。在 pH 值 5.5、45℃ 的最佳酶解条件下，茯苓和牡丹皮的浊度分别降低了 14% 和 25%。在中药补骨脂的提取中，其中含量丰富的蛋白质在煎煮过程中会遇热凝固，影响其他有效成分的提出。用木瓜蛋白酶将蛋白质水解成多肽及氨基酸类，使其遇热不再凝固，从而提高了木瓜有效成分煎出量。与普通煎煮法比较，煎液总氮量提高了 2 倍，磷脂提高了 4 倍；补骨脂素、异补骨脂素提高了 1 倍。酶解可促进磷脂的溶出，而磷脂对补骨脂素、异补骨脂素亦有增溶作用。

## （二）酶法修饰中药成分结构

利用酶作为生物催化剂，可对中药化学成分进行生物转化，修饰其结构，使一些较低或无生理活性的成分转变成为高活性分子，从而大幅提高提取物的生理活性及应用价值。

**1. 酶法转化中药的类型** 按照 1961 年国际生物联合会酶学委员会规定的分类方法，不管酶的结构和性质如何，仅根据酶所催化反应的类型，将酶分为六大类，即氧化还原酶、转移酶、水解酶、裂合酶、异构酶、合成酶或连接酶，对应为六大中药生物转化反应类型。

（1）氧化还原酶（oxidoreductase） 在体内参与产能、解毒及某些活性物质的合成，如各种脱氢酶、氧化酶、过氧化物酶、氧合酶、细胞色素氧化酶等。电子的转移：$A^- + B \rightarrow A + B^-$。中药活性成分中的黄酮类化合物，在体内易发生氧化转化。例如，黄酮和黄烷酮转化生成 $C_6$—$C_3$ 型的酚酸；黄酮醇转成 $C_6$—$C_2$ 型酚酸；黄烷醇，经过苯基–戊酸内酯中间体转化成 $C_6$—$C_3$ 型酚酸；异黄酮转化成乙基酚衍生物。中药成分的还原反应主要产生专一性手性化合物。例如，$3\beta$–羟基–甘草次酸转化为 $3\alpha$–羟基甘草次酸；硝基还原酶、亚硝基还原酶；芦荟酮转为芦荟醇；大黄酸转化为大黄酸蒽酮。

（2）转移酶（transferase） 在体内将某基团从一个化合物转移到另一个化合物，参与核酸、蛋白、糖、脂肪等的代谢和合成，如一碳基转移酶、酮醛基转移酶、酰基转移酶、糖苷基转移酶、含氮基转转移酶、磷酸基转移酶、含硫基团转移酶等。水解反应方式为：$A—B + C \rightarrow A + B—C$。例如：栀子果实中的京尼平苷转化为京尼平碱；栀子苷转化为栀子宁碱；杜仲叶中的桃叶珊瑚苷转化为含氮的相应碱；中药玄参中的哈巴苷转化为含氮的珊瑚碱；马兜铃酸 I 转化为马兜铃内酰胺 I。

（3）水解酶（hydrolase） 在体内外具有降解作用，是人类利用最广的酶类，如脂肪酶、酯酶、糖苷酶、肽酶、蛋白酶。水解反应式为：$A—B + H_2O \rightarrow A—H + B—OH$。苷类化合物分子在糖苷酶、糖醛酸酶等作用下脱去糖基。例如，甘草酸在甘草酸 $\beta$–D–葡萄糖醛酸酶作用下转化为甘草次酸；单萜类糖苷化合物芍药苷在糖苷酶及其他酶系作用下转化为芍药苷代谢物 I、II、III；白芍苷在糖苷酶下脱去糖基，在其他酶作用下转化为芍药内酯 A、B；人参皂苷在系列糖苷酶作用下转化为原二醇皂苷或原三醇皂苷。此外，酯类、酚酸类等化合物在酯酶作用下水解为酸与醇。例如，酯酶将白果五加苷水解转化为白果五加苷元；丹酚酸 B 在酯酶作用下转化为丹参素与紫草酸；华蟾毒素和羟基华蟾毒素在酯酶作用脱去乙酰基；鞣质在单宁酶作用下水解成小分子多酚类物质。

（4）裂合酶（lyase） 脱去底物上某一基团而留下双键或环，或可相反地在双键处加入某一基团，如催化 C—C、C—O、C—N、C—S、C—X（F、Cl、Br、I）、P—O 等键裂解。键的断裂形成双键：$x + A—B \rightarrow y \rightarrow A = B + x—y$

（5）异构酶（isomerase） 因生物代谢需要而对某些物质进行分子异构化，如外消旋、差向异构、顺反异构、醛酮异构、分子内转移、分子内裂解等。分子内基团的转移方式为：$x—A—B \rightarrow y—A—B—x$。

（6）连接酶合成酶（ligase synthetase） 关系着很多生命物质的合成，特点是需要 ATP 等高能磷酸键作为结合能源，有的需要金属离子、辅酶等辅助因子的参与，如形成

C—O、C—S、C—C、磷酸酯键等。与 ATP 水解偶联形成新键：A + B→A—B。例如，抗癌化合物人参皂苷 CK 在肝脏内的合成酶作用下形成脂肪酸酯类化合物；乌头碱与脂肪酸在连接酶作用下形成脂乌头碱。

2. 酶法修饰中药成分结构，获得新的有效成分　以具有不同催化功能的酶体系对中药化学成分进行生物转化，可产生新的天然化合物，与药理筛选相结合有望从中找到新的高活性、高稳定性、低毒性的新的中药活性成分。

（1）获得更有效的中药成分以提高治疗效果　淫羊藿的主要成分为淫羊藿苷，有增强内分泌、促进骨髓细胞 DNA 合成和骨细胞生长的作用。淫羊藿苷有 3 个糖基，研究表明低糖基淫羊藿苷和淫羊藿苷元的活性均明显高于淫羊藿苷。利用曲霉属霉菌产生的诱导酶水解淫羊藿苷可制得低糖基淫羊藿苷或淫羊藿苷元，转化率较高。

（2）改良中药有效成分的稳定性和水溶性　葛根素是葛根中含量最丰富的异黄酮，也是其主要有效成分。葛根素水溶性差，故不能通过注射给药。为提高其水溶性，利用多种酶进行结构改造。试验发现来源于嗜热脂肪芽孢杆菌 *Bacillus stearotherm ophilus* 的麦芽糖淀粉酶最有效，得到两种主要产物：$\alpha$ - D - 葡萄糖基 - （1→6）- 葛根素和$\alpha$ - D - 麦芽糖基 - （1→6）- 葛根素，溶解度分别为葛根素的 14 倍和 168 倍。

（3）降低中药有效成分的不良反应　甘草皂苷对 HIV 病毒增殖有显著的抑制效果，但因其有排钾阻钠的不良反应，过多服用将导致人体电解质平衡失调，而限制临床应用。研究表明，甘草皂苷去除 1 个葡萄糖醛酸基，生成单葡萄糖醛酸基甘草皂苷元（MGGA），甜度为蔗糖的 1000 倍，同时明显改善甜味，并有可能去除排钾阻钠的作用。利用葡萄糖醛酸苷酶水解甘草苷葡萄糖醛酸基，获得了甜度极高的 MGGA。雷公藤可治疗风湿性关节炎、肾炎、系统性红斑狼疮和皮肤病，也可用于男性节育。雷公藤内酯是其主要活性成分，但肾毒性大，临床应用受限。用短刺小克银汉霉菌 AS3.970 转化雷公藤内酯，获得了 4 个新化合物，均对人肿瘤细胞株有细胞毒效应。青蒿素是我国学者从传统中药青蒿中分离的高效、低毒，对脑型疟疾和抗氯喹恶性疟疾有特殊疗效的抗疟药物。对青蒿素进行生物转化，得到 5 个产物，分别为去氧青蒿素、3 - $\beta$ - 羟基去氧青蒿素、1 - $\alpha$ - 羟基去氧青蒿素、9 - $\beta$ - 羟基青蒿素及 3 - $\beta$ - 羟基青蒿素，其中后 3 种为新化合物。

### （三）酶工程技术应用于中药工业化的问题与展望

要将酶工程技术的优势广泛用于中药提取，需要在以下几个方面加强其基础和应用研究：① 中药提取体系内酶的作用机理及酶反应过程解析；② 中药提取过程的酶功能的快速评价技术；③ 适于中药提取的产酶微生物的筛选技术；④适于中药提取的酶的生产及应用等。通过这些研究的开展，建立强化中药提取效率的酶制剂的最适利用途径和生产方法，从而实现高效提取和高效转化，降低生产成本，实现工业化生产。

## 第三节　应用实例

酶工程技术可以在温和的条件下对药效成分进行高选择性转化，不仅可以克服工业中常用的醇水提取方法中有效成分提取率低、工序复杂等问题，提高提取体系的澄清度、改变药材质地，还可以在提取中改变原有天然成分的结构，增加提取物的生理活性。

### 一、酶工程技术生产人参皂苷 $Rh_2$

人参的有效成分是皂苷类成分，人参皂苷按其苷元部分的结构不同可分为 3 种类型，即原人参二醇型皂苷（protopanaxadiol，如人参皂苷 $Rb_1$，$Rb_2$，Rc 和 Rd 等）、原人参三醇型皂苷（protopanaxatriol，如人参皂苷 $Rg_1$ 和 Re 等）和齐墩果酸（oleanolic acid，如人参皂苷 Ro）。人参皂苷分子经水解除去部分糖基，可得到次级人参皂苷或皂苷元。原二醇型人参皂苷是制备次级人参皂苷 $Rg_3$、$Rh_1$ 和 $Rh_2$ 的主要原材料。次级人参皂苷具有很强的药理活性。其中次级人参皂苷 $Rh_2$［20（S）－原人参二醇 $-3-O-\beta-D-$ 葡萄吡喃糖苷］等稀有成分在红参和野山参中只有十万分之几，具有抑制各种癌细胞生长、诱导分化和抗转移癌细胞的功效，是医药、保健食品、化妆品和人参制品的优良添加剂。但人参皂苷 $Rh_2$ 的结构复杂，化学方法提取难度大、污染大、收率低。酶工程技术可以让人们以简单且经济的方式，将自然界中广泛存在的一些人参皂苷"改造"成 $Rh_2$ 之类稀有的、经济价值很高的皂苷。金凤燮等采用皂苷酶处理人参，将其中常见组分 Rb、Rc、Rd 等二醇类皂苷转化成含量只有十万分之几的人参皂苷 $Rh_2$，转化率在 60% 以上，$Rh_2$ 人参皂苷的收率为人参的 0.5%，比从红参中提取率提高了 500~700 倍，并达到了月产 30kg 的生产规模。实验流程如图 7-19 所示。

#### （一）醇沉法抽提人参总皂苷

按料液比（每克人参加乙醇的毫升数）1:6 加乙醇至人参粉中，室温下浸提 3 天，不时搅拌，分 3 次将浸提液取出并进行真空浓缩干燥，得到人参皂苷的浸膏。用蒸馏水将浸膏溶解，再用 AB-8 大孔树脂进行吸附，经反复吸附，直到薄层色谱检测流出液体无皂苷为止。先用 8 倍柱床体积水洗脱糖，再采用 70% 乙醇解析，洗脱液即为人参皂苷的粗提物。然后，再经 D296 树脂脱色，将脱色后的皂苷溶液浓缩，干燥，收集，称重，即得人参总皂苷（图 7-20）。

#### （二）二醇型人参皂苷的提取

取 1kg 人参总皂苷，高温高压水解 10 小时，水解液用乙酸乙酯抽提，回收乙酸乙酯，得沉淀，即为含 Rh 皂苷的二醇型人参皂苷。

#### （三）酶转化反应制备人参皂苷 $Rh_2$

用 0.02 mol/L（pH 值 5.0）的醋酸缓冲液将二醇型人参皂苷稀释至 1%。加入人参

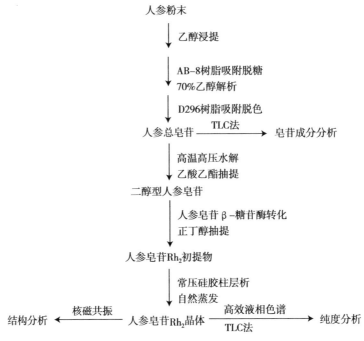

图 7-19　酶转化法生产人参皂苷 $Rh_2$ 的工艺流程图

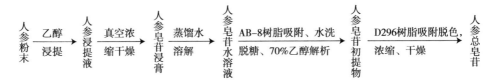

图 7-20　醇沉法抽提人参总皂苷的工艺流程图

皂苷 β-糖苷酶，在 40℃下反应，用正丁醇抽提，旋转蒸发获得人参皂苷 $Rh_2$ 初提物。

### （四）常压硅胶柱层析法分离人参皂苷 $Rh_2$

选用常压硅胶柱层析法分离纯化人参皂苷 $Rh_2$，采用二氯甲烷-甲醇洗脱液分离。

**1. 制样品胶**　取待分离样品 10g 用尽量少的工业甲醇充分溶解。称量 80~100 目硅胶 75g，将其加入到溶于甲醇的样品液中，60~70℃边加热边搅拌均匀，待其完全蒸干，制成样品胶。

**2. 装硅胶柱**　脱脂棉铺于玻璃硅胶柱底部，取 300~400 目硅胶 600g 作为分离胶，用漏斗慢慢装入玻璃柱内，使其铺放均匀，并于下面抽真空使其紧实后，加入一层 2~3cm 高的 80~100 目硅胶，起缓冲作用，再于其上加入已制好的样品胶，最后于最上方铺脱脂棉，待用。

**3. 梯度洗脱**　柱装好后，首先用二氯甲烷通柱，柱子打通后，分别采用流动相 $V_{二氯甲烷} : V_{甲醇} = 7 : 0.10 \sim 7 : 0.30$ 渐变梯度进行洗脱。此过程用薄层层析监控，调整洗脱液中二氯甲烷与甲醇的比例，根据薄层层析检测结果收集洗脱液，每瓶收集 250mL，

直至人参皂苷 $Rh_2$ 被完全洗下。最后用纯甲醇洗脱，点板监测至样品全部洗下。

**4. 人参皂苷 $Rh_2$ 的获得**　人参皂苷 $Rh_2$ 晶体通过自然蒸发从 70% 甲醇水溶液中析出。

### （五）人参皂苷 $Rh_2$ 的检测

采用高效液相色谱和 TCL 法检测人参皂苷的纯度。高效液相色谱检测波长为 203nm，使用 Thermo Hypersil $ODS_2$ 色谱柱（250mm × 4.6mm，5μm），流动相甲醇：乙腈：水的比例为 8：1：1，进样量 10μL；流速 1mL/min。TCL 法检测条件同前，其中点样量为 10μL。采用核磁共振法检测酶法制备的人参皂苷 $Rh_2$ 的结构。

## 二、酶工程技术提取薯蓣皂苷元

薯蓣皂苷元又名薯蓣皂素，为合成甾体激素类药物和甾体避孕药的重要化工原料。它的分子式为 $C_{27}H_{43}O_3$，白色轻质粉末，难溶于水，易溶于苯、氯仿等有机溶剂，纯品熔点大于 195℃。在植物体内主要以薯蓣皂苷的形式与纤维素结合存在于细胞壁中，薯蓣皂苷水解可得薯蓣皂苷元。由于植物细胞壁比较坚韧，工业生产薯蓣皂苷元一般须先经自然发酵，再进行酸水解和溶剂浸取，此法虽可提取 25% 的皂苷元，但自然发酵条件不易控制，产品质量不稳定。

薯蓣皂苷元提取适宜温度一般在 40~50℃。而此温度范围正好是某些酶类高分子物质如纤维素酶活性温度的范围，纤维素酶可以促进植物有效成分的浸出，降低提取液的黏度。若在体系中加入纤维素酶、果胶酶、苦杏仁酶和葡萄糖苷酶，可多获得 25% 的薯蓣皂苷元。

### （一）纤维素酶法提取胡芦巴种子中的薯蓣皂苷元

我国主要以穿龙薯蓣 *Dioscorea nipponica* Makino 和盾叶薯蓣 *Dioscorea zingiberensis* 为原料进行薯蓣皂苷元的生产。但是由于薯蓣植物生长周期长，采挖时又会造成植物的毁灭性破坏，影响生态环境，因而植物胡芦巴作为薯蓣皂苷元新资源的研究得到国内广泛关注。胡芦巴在我国黑龙江、吉林、安徽、宁夏、新疆等地种植面积较大，它作为薯蓣的补充资源加以开发利用，不但可以缓解薯蓣皂苷元原料的不足，而且可以起到保护生态环境的作用。

**1. 原料的预处理**　40 目脱豆胶胡芦巴豆粉，在提取薯蓣皂苷元之前，置于索氏萃取器中，用石油醚（沸程 60~90℃）作溶剂提取 8 小时，回收石油醚得胡芦巴油及脱脂胡芦巴豆粉。

**2. 薯蓣皂苷元的提取**　称取胡芦巴豆粉 25g，按料液比（每克胡芦巴豆粉加水的毫升数）1：14 加水至胡芦巴豆粉中，用 NaAc – HAc 缓冲液调节 pH 值为 4.6，纤维素酶以每克原料 10U 的量加入，在 45℃ 热水浴中搅拌提取 4 小时后迅速升温至 90~100℃，保温水浸提 70 分钟，纱布过滤至滤液无固形物，用 100mL 去离子水分两次洗涤滤渣，合并滤液，真空浓缩至 100mL。加浓硫酸 2.1mL，石油醚 100mL，于电热套中回流 4 小时水解薯蓣皂苷，倾出、冷却，待分层，取石油醚层，先用碳酸钠溶液洗至中性，再用蒸馏水洗涤，得到薯蓣皂苷元的石油醚溶液，定容于 250mL 容量瓶中，测定薯蓣皂苷元的含量。该法的薯蓣皂苷元提取率高达 92.9%。

## （二）复合酶法提取黄姜中的薯蓣皂苷元

将黄姜洗净、烘干、粉碎后，称取 10g 黄姜粉末置于 pH 值 5.0 的缓冲溶液中，分别加入 0.2g 纤维素酶（活力单位 1000U/g）和 0.2g 淀粉酶（活力单位 1000U/g），于 35℃ 下恒温酶解反应 16 小时元，90℃ 酶灭活 10 分钟，离心分离去上清液，取滤渣，烘干，用 2.5mol/L HCl 在 90℃ 恒温水浴中水解 5 小时，过滤，得滤饼，烘干，用石油醚（沸程 60~90℃，加入少量活性炭）于 90℃ 恒温水浴中索氏提取 8 小时后，过滤得滤液，回收溶剂至干，得白色粉末，重结晶粉末，得白色针状晶体，即为薯蓣皂苷元产品，称重，实验流程如图 7-21 所示。

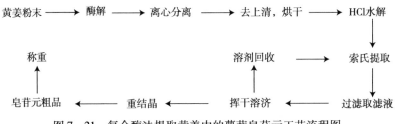

图 7-21　复合酶法提取黄姜中的薯蓣皂苷元工艺流程图

# 第八章 生物转化技术

中药发挥作用的物质基础是其有效化学成分。中药种类繁多，所含化学成分结构多样，为结构修饰和改造提供了大量先导化合物。某些天然化学成分含量低、活性低、溶解度差或毒性大等问题，限制了它们的开发利用。通过生物转化技术，获得低毒高效的中药有效成分，或对多种先导化合物进行化学修饰和改造，为中药资源开发提供了新思路。

## 第一节 概　述

### 一、概念和作用

生物转化（biotransformation，bioconversion）也称生物催化（biocatalysis），是指利用酶或有机体（细胞、细胞器等）作为催化剂，以生物体系以外的天然或合成有机化合物为底物（exogenous substrate），实现化学转化的过程。其中的催化剂可以来自于动物、植物、微生物，以微生物最为普遍。

生物转化体系是迄今为止人类所知的最高效和最具有选择性的温和催化体系。生物体中的酶以远远超出人们想像的速度催化各种生化反应。这些酶不仅在生物体内，也能在生物体外促进天然和人工合成的化学分子的诸多转化反应，并且显示出优良的化学选择性、区域选择性和立体选择性，同时还具有反应条件温和、副产物少、不造成环境污染和后处理简单等优点。利用生物转化方法可以合成和制备许多（包括光学纯的医药产品及中间体在内）复杂的功能化合物，可以进行传统有机合成不能或很难进行的化学反应。随着基因工程、细胞工程、酶工程技术的不断发展和完善，生物转化技术广泛应用于天然产物的结构修饰和生物合成，药物前体化合物的转化，有机化合物的不对称合成，光学活性化合物的拆分，活性成分的筛选及新药开发，以及药物代谢研究等诸多领域。

### （一）对已知天然活性先导化合物的转化

#### 1. 修饰优化已知天然活性先导化合物，产生新的化合物

（1）提高生物活性　对去氢木香内酯、蟾毒灵等多种天然先导化合物进行了生物

转化，得到了 50 多种新化合物，其中部分新化合物的活性高于原底物。

（2）降低毒副作用　如喜树碱具有较强的抗肿瘤活性，也具有很强的毒副作用，如造成胃肠毒性、骨髓抑制和出血性膀胱炎等。而 10 - 羟喜树碱对多种癌症具有显著疗效，毒副作用低，但在喜树中的含量仅为十万分之二。采用无毒的黄曲霉菌株 T - 419，可以将喜树碱转化为 10 - 羟喜树碱，转化率在 50% 以上。又如雷公藤在传统中药中用于治疗风湿性关节炎、肾炎、系统性红斑狼疮和皮肤病等，雷公藤内酯是它的主要活性成分。但剧烈的毒性在一定程度上限制了它的使用，用霉菌对雷公藤内酯转化 5 天后，得到了 4 个新的化合物，都具有对人肿瘤细胞株的细胞毒作用，同时对正常细胞的毒副作用降低。

（3）改善水溶性和生物利用度　对天然活性先导化合物进行结构修饰（如羟基化、糖基化等），可以有效提高其水溶性。如葛根素是葛根中含量最为丰富的异黄酮，水溶性差，不能通过注射给药。为提高它的水溶性，利用来源于嗜热脂肪芽孢杆菌的麦芽糖淀粉酶对它进行结构修饰，主要得到两种主要产物，其溶解度分别是葛根素的 14 倍和 168 倍。

**2. 生产具有重要应用价值的微量天然活性先导化合物**　天然活性先导化合物在生物体内的含量往往较低，如紫杉醇、三尖杉酯碱、喜树碱、美登木素等都仅有万分之几或更低，且结构复杂合成困难。而且，产生这些物质的天然野生资源随着开发利用存储量不断下降。

（1）生产微量天然活性产物　香草醛是一种重要的食品香料，广泛用于食品、香料及制药业。香草醛虽然广泛分布于植物界，但含量均较低，长期以来主要通过化学方法制备，近年来人们开始利用生物转化方法生产香草醛，如利用恶臭假单胞菌 IE27 转化廉价的异丁香酚制备香草醛。

（2）从同系物中定向转化目标产物　生物体内往往存在一些生源关系相近或结构类似的化合物，有的化合物含量较高但活性很低，有的活性很高但含量很低。利用生物转化技术将共存的含量较高的成分定向转化为高活性成分，实现微量活性成分的生产。

美登木素（ansamitocin）是从卫矛科美登木属 *Maytenus* 植物中分离得到一种大环内酰胺类抗肿瘤活性成分。但在美登木中的含量较低，可将美登木的菌根菌及内生菌中存在一些美登木素的类似物转化为美登素。

## （二）药物代谢机制的研究与微量代谢产物的制备

Smith 和 Rosazza 于 1974 年提出了"哺乳动物代谢的微生物模型（microbial models of mammalian metabolism）的概念：真菌和哺乳动物均为真核细胞生物，在主要生理功能上二者具有相似的酶作用机制，在外源化合物的代谢过程中就有类似的代谢系统和过程。

**1. 药物代谢机制的研究**　利用"微生物转化模型"模拟中药活性成分在哺乳动物体内的代谢，为研究中药体内代谢，阐明中药体内发挥作用的物质基础，提供了有益的探索。

**2. 微量代谢产物的制备**  药物在人体内的代谢产物往往含量较低，且杂质干扰严重，产物的分离纯化与结构鉴定均较为困难。以用于辅助鉴定药物代谢的微量甚至痕量产物，并可以大量制备以用作深入研究。

### （三）手性药物与手性药物中间体的合成

手性药物常规有机不对称合成昂贵，得率不高。微生物和微生物产生的酶应用于生物转化合成化学产品，具有高度的化学选择性、区域选择性和手性选择性，具有良好的反应专一性。手性药物的生物转化大致可分为两类：一类是对外消旋进行手性拆分，另一类是从外消旋或潜手性的前体出发，通过催化反应得到不对称的光学活性产物。

## 二、原理

生物转化反应几乎对所有化学反应都适用，甚至能应用于很难进行甚至不能进行的化学反应。目前，已有多种反应类型通过生物转化途径实现，包括氧化还原反应（oxi-do–reduction）、羟基化反应（hydroxylation）、甲基化反应（methylation）和去甲基化反应（demethylation）、乙酰化反应（acetylation）、异构化反应（isomerization）、糖基化反应（glycosylation）、酯化反应（esterification）、环氧化反应（epoxidation）和重排反应（rearrangement）等。下面对中药化学成分生物转化中较常见的几种进行介绍。

### （一）羟基化反应

羟基化反应是生物转化反应中最为普遍和重要的反应类型。经典生物转化的羟基化反应包括直接氧化 C—H 键生成醇，其中在距离底物功能基团远端的碳原子上发生羟基化反应是最有价值的羟基化反应之一。

如洋地黄属中的一株细胞，可以将 β–甲基洋地黄毒苷转化为 β–甲基异羟基洋地黄毒苷（一种重要的活性药物），转化率几乎为100%。图8–1。

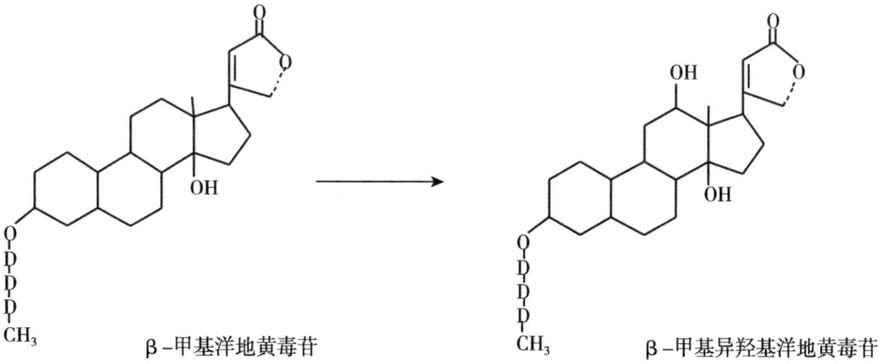

图8–1  洋地黄细胞生物转化 β–甲基洋地黄毒苷产生 β–甲基异羟基洋地黄毒苷

### （二）糖基化反应

在中药成分中，有些化合物只有在糖苷化后才具有活性或活性更强，也有些化合物在糖苷化后水溶性增强而增加了生物利用率。因此，在中药活性成分的生物转化过程中，糖基化反应是最为重要和普遍的一类反应。苷类物质的水解反应是将一个或多个糖单元从天然配糖体上降解下来，糖基化反应与此过程相反，是将糖单元连接到多天然产物的分子上，形成配糖体。这一反应也称为苷化反应、糖酯化反应（如糖单元与羧基形成糖酯）。

红景天苷（酪醇－β－D－葡萄糖苷）具有增强免疫力、消除抑郁及保护心血管的作用，是一种很有临床应用前景的药物。红景天苷的天然来源是景天科植物库页红景天 *Rhodiola rosea* L. 的根及根茎，但含量极为低微。有人从微生物 *Absidia* sp. MS2 中提取得到了红景天苷合成酶，采用生物转化技术，以酪醇为底物，经糖基化后获得红景天苷，为红景天苷的生产提供了新的思路，见图 8－2。

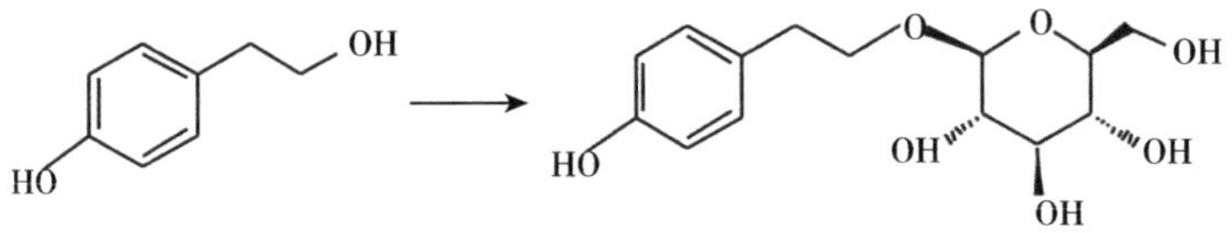

图 8－2　红景天苷合成酶转化酪醇生成红景天苷

## （三）醇和酮间的氧化还原反应

在多种手性化合物中，手性醇的手性中心连接一个活泼的官能团"OH"，使其成为用途多样的手性中间体，能够用于合成多种天然产物、药物、农用化学品和功能材料等，是近些年来备受瞩目的手性中间体。通过生物转化还原潜在的手性酮，得到的都是具有光学活性的手性醇，是制备手性醇最简单和高效的生产方式，见图 8－3。

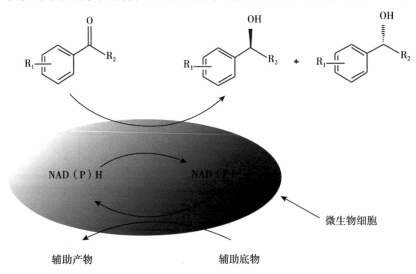

图 8－3　生物转化法不对称还原潜手性芳香酮生产手性芳香醇

## （四）脱氢反应

脱氢反应包括C—C、C—O等键的脱氢反应，因此，醇变成酮的还原反应也属于一种脱氢反应。脱氢反应在自然界及药物的生产过程中非常重要，目前许多重要的脱氢反应已通过生物转化实现。如倍他美松是目前已知的作用最强的糖皮质激素之一，其抗炎作用是氢化可的松的35倍，但是由于其化学合成方法复杂，产率一直较低。有研究者利用一种脱氢作用极强的节杆菌，在催化 $16\beta$ - 甲基 $-3\beta$，$17\alpha$，$21$ - 三羟基 $-5\alpha$ - 孕甾 $-20$ - 酮 $-21$ - 醋酸酯的过程中，在甾体A环的 $C_{1,2}$ 位和 $C_{4,5}$ 位同时引进双键，并使 $C_3$ 位羟基氧化成酮基，$C_{21}$ 位醋酸酯水解为羟基，生成的新的化合物是合成倍他美松类药物的重要中间体，见图 8 - 4。

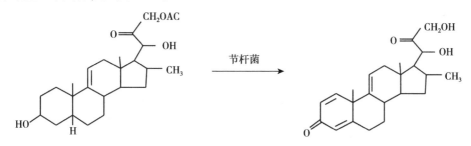

图 8 - 4 节杆菌生物转化反应生产倍他美松中间体

## （五）水解反应

生物转化广泛用于酯、内酯、苷、酰胺和内酰胺等化合物的水解，生物转化催化水解反应的一个突出优势就是具有高度的立体选择性和位置选择性。生物转化时进行的水解反应具有对映异构体的选择性，被广泛用于光学活性化合物的拆分。如将利用红球菌 *Rhodococens rhodococuns* 对可待因进行水解，可得到苯甲酸和芽子碱甲酯，见图 8 - 5。

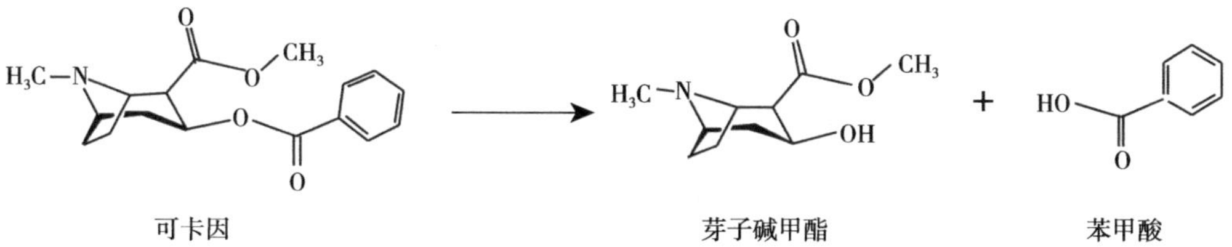

可卡因　　　　　　　　芽子碱甲酯　　　　　苯甲酸

图 8 - 5 红球菌水解可待因

# 第二节　方法与技术

## 一、生物转化的过程

**1. 生物催化剂的选择**　这是进行生物转化反应能否成功进行的前提和关键，要根据转化反应的类型，选择含有能够催化该类型反应的酶的催化剂（酶、微生物、植物细胞或毛状根等）。

**2. 生物催化剂的培养**　培养基的配制需根据该催化剂的培养特征来进行。将所选用的生物系统接种于培养基中进行培养，调节生物体的生长状态，使其中的酶具有较高的反应活性。

**3. 转化底物的添加**　底物可以以固体粉末形式加入，也可以溶解于适当的溶剂后加入；可一次性投料，也可选择间歇式或流加式投料。

**4. 刺激剂或抑制剂的添加**　为了提高转化效率，在添加底物的同时或之后，可根据需要添加刺激剂和抑制剂。刺激剂的作用是提高酶活力或增加酶生长量，而抑制剂的作用是抑制转化反应过程中副反应的发生或抑制其他可能影响转化反应的酶的产生。

**5. 转化过程控制**　应注意控制各种外界因素对转化的影响，如选择适宜的转化温度、pH、转化时间等，避免底/产物抑制对转化过程的不良影响。

**6. 转化终点控制**　根据转化反应各种影响因素，控制转化反应的终点，使转化反应达到最大反应完全值。当发现产物积累量不再增加时，应立即停止转化反应。

**7. 分离纯化转化产物**　转化结束后，转化液的后处理关系到能否获得高纯度、高质量的转化产物。选择合适的方法对转化液进行提取分离并获得目的产物。

生物转化的过程可简示如图8－6。

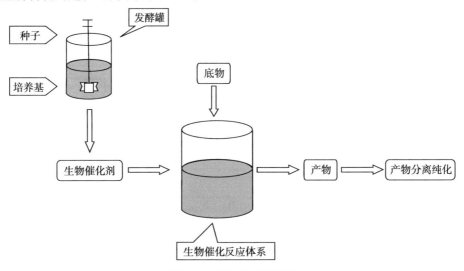

图8－6　生物转化路线图

## 二、生物转化系统要素

生物转化系统（biotransformatic system）主要包括三个基本要素，即底物/产物、反应介质和生物催化剂。因此，要优化一个生物转化体系或其转化过程，就涉及针对底物的底物工程（substrate engineering）、针对催化过程中涉及的酶或细胞的催化剂工程（catalyst engineering）及针对反应过程控制的介质工程（medium engineering）。

## （一）底物工程

一般情况下，对于一个目标产物可以选择不同的底物，原料的来源、价格、反应难易程度以及收率高低等都是要考虑的问题。而且，生物催化步骤与前、后化学反应的衔接与耦合，也是衡量转化效果的一个因素。对于双底物或多底物的酶反应而言，在主底物确定的前提下，辅助底物的选择和优化也很重要。另外，还可以通过对某一基团进行保护/脱保护来提高催化选择性。对细胞有毒性或在转化过程中产生抑制的底物，还可以通过多次添加底物来提高转化效率。

## （二）催化剂工程

生物催化剂的筛选和制备是生物转化系统的重要环节，其活性、选择性和稳定性将直接影响催化效率。目前进行生物催化合成的制约因素之一就是商品化的生物催化剂种类不够，适用的反应类型有限，底物耐受浓度、反应速度、转化率、手性拆分效率、对有机溶剂耐受性等性质难以十全十美。大规模地从自然界（包括微生物、植物、动物和基因组文库等）筛选具有特定功能的新催化剂，并加以改造，是改善生物转化催化剂，甚至生物转化效率的重要手段。

用于生物转化的生物体系一般为微生物、植物细胞或组织器官培养物，以及从中提取的酶制剂。近年来，海洋藻类和一些昆虫的幼虫也开始用于生物转化。

**1. 酶**　微生物或动植物细胞在生长过程中产生大量胞外酶，胞内酶的种类更是成百上千。生物转化的催化体系主要有两种：全细胞和游离酶，两者起催化作用的实质都是酶。作为生物转化催化剂的酶，可以是经过多步处理得到的纯度较高的酶，也可以是粗酶。酶固定化技术可以使酶催化反应在固定床式反应器上，根据确定的生产流程进行，具有工业化价值。报道较多、应用于生物转化的酶主要有氧化还原酶、脂肪酶、糖苷酶、环氧化物水解酶、$\alpha$-酮酸脱羧酶、醇脱氢酶、氰醇裂解酶等。

使用酶催化也有明显缺点：需要对酶进行分离纯化。增加了过程的复杂性和成本，同时还要考虑酶在非生理环境中催化时可能发生的变性和失活问题，增加了过程放大的难度。

**2. 微生物**　利用微生物进行生物转化是目前最普遍、最高效且最有潜力的一种生物转化方式。微生物作为一个生命体，体积虽小，但有一套特异性的酶体系，在它的生长过程中有无数酶的参与，如合成酶、水解酶、异构酶、氧化酶、还原酶等，其中绝大多数都是具有立体选择性的酶，都可能对加入其中的底物发生作用，使其结构发生变化。微生物转化具有生物量积累快、转化时间短、转化酶表达效率高、便于工业化生产的特点。随着生物学科的进一步发展，基因组学（genomics）、转录组学（tanscriptomics）、蛋白质组学（proteomics）和代谢组学（metabolomics）与生物催化技术的结合使用，不仅使得生物转化反应的转化率成倍提高，且能将几种人工合成的基因构建到同一个工程菌中，使其一次能够同时进行几步转化反应。

目前，应用于生物转化的微生物种类很多，主要有面包酵母（baker's yeast）、曲霉

*Aspergillus*、分歧杆菌 *Mycobacterium* SP.、假单孢菌 *Pseudomonas*、棒状杆菌 *Corpnebacterium*、根霉、毛霉和青霉、枯草杆菌 *Baeillus subtilis*、灰色链丝菌 *Streptomyus griseus*、蜂毛霉菌 *Mucor mucedo*、新月紫孢菌 *Eusorum Oxysprum*、绿色假单孢菌 *Pseudomonas chlororaphis* 和红球菌等。涉及的反应类型非常广泛，几乎涵盖了常见的所有生物转化反应类型。

**3. 植物细胞或组织器官培养物**　利用植物细胞或组织器官培养物进行化学成分生物转化的研究较晚，因为可以用来作为催化剂的植物细胞种类少。除植物细胞悬浮培养物外，植物的再生根培养物、发状根培养物或固定化细胞均可进行生物转化。利用植物细胞或组织器官培养物进行生物转化的优点是，植物体系含有丰富的酶，易于筛选得到所需的反应类型。缺点也较为明显，首先，必须建立稳定可靠的植物或组织器官悬浮培养体系，而且保存困难，工作繁琐；其次，大规模生产植物培养物的工艺较为复杂，不易控制。常用植物细胞或组织器官培养物有：

（1）**细胞悬浮培养转化系统**　是最早开发的植物生物转化系统，具有直接使用前体、细胞转移限制少、不存在影响细胞活力和生理状态的介质等特点，是植物转化系统中使用最普遍、结果最满意的一类转化系统。由悬浮细胞催化的生物转化反应多为一步反应，即前体在悬浮细胞的催化下，进行单一的化学反应形成某一产物。整个反应过程的操作和控制比较简单。但是植物细胞生长缓慢、转化率低、易污染，特别是悬浮培养的体细胞克隆体容易变异，导致转化效果不稳定。

（2）**固定化植物细胞**　固定化植物细胞可以满足生物转化系统中生物催化剂必须稳定并能重复使用的要求。固定化培养就是把植物细胞用琼脂、聚丙烯酰胺、硅藻或有机橡胶等包埋后，使用交联剂进行渗透交联处理，以提高细胞通透性的一种培养技术。采用固定化细胞进行生物转化的优点是：①保护细胞免受剪切力的损伤；②可以长时间反复使用，减少细胞的遗传不稳定性，易于实现细胞的高密度培养，提高系统的转化率；③细胞间接触良好，易于产生类似完整植株中分化组织的微环境；④易于实现连续操作，产物很快脱离固定化细胞及其酶系统，可防止产物的进一步降解；⑤转化产物易于和细胞分离，后处理简单。

（3）**毛状根培养物**　与未分化的细胞培养物相比，用毛状根作为生物转化的催化剂具有明显的优势。毛状根增殖速度快，不需要补充外源生长素，很多情况下不需光照培养，合成和转化能力强，遗传稳定性好，代谢产物产量高且相对稳定。但是由于毛状根的结构及其代谢产物的定位都有其特点，因此，需要开发出适应这些特点的生物反应器，才可能进行大规模的工业化生产。此外，影响毛状根产生药用化学成分的因素比较多，如营养因子、诱导子、前体物质及对发根农杆菌 Ri 质粒的遗传改造等，因此，在转化过程中需要考虑的因素更为复杂。

**4. 其他**　近年来，研究人员也在不断开发新的具有独特转化特性和应用价值的生物催化剂。20 世纪 90 年代起，利用海洋微藻类生物转化天然产物，用于萜类等化合物的结构修饰，已表现出一定的发展潜力。此外，日本学者采用鳞翅目昆虫的幼虫进行萜类化合物和木脂素类化合物的生物转化研究，期望能够获得抗昆虫的天然活性产物。但这些研究还处在起始阶段，后期将要解决的问题仍然很多。

## （三）介质工程

介质工程研究是为了底物和催化剂的多样性而逐渐发展起来的，被认为是"蛋白质工程"的补充，有些文献又称之为"微环境工程""溶剂工程"。除了在催化剂方面不断取得进步以外，近 20 年生物转化领域最大的突破就是非水相生物催化技术。生物转化的介质系统已经从单纯的水溶液发展到含水量不足 0.1% 的微水系统。通过非水相体系的多样性，可以在很大程度上调节酶的高级构象和催化性能。酶在微水系统中的催化活力要比在水溶液中低 2~3 个数量级。介质系统包括：

### 1. 水相系统

（1）单一的水或缓冲液系统　酶的构象与其离子化状态密切相关，酶的体外实验通常在一定浓度的缓冲液体系中，可保证酶在最佳 pH 下发挥作用。酶催化中使用最普遍的是磷酸盐和 Tris – HCl 缓冲液，在中性（pH 值 5~9）范围内。

（2）双水相系统　指两种不同的高聚物或者是一种高聚物和一种无机盐在水中以适当的浓度溶解而形成的互不相溶的二液相体系。最常用的高聚物为 DEX 和 PEG。调整浓度将反应物和生物催化剂分配于下相，产物分配于上相，实现生物反应与产物的分离。该技术有利于消除产物抑制和解决催化剂回收问题，提高催化反应的效率。

### 2. 水 – 有机介质

（1）水 – 有机均相介质　增加水不溶性底物溶解度的一个简单办法就是向反应混合物中加入与水互溶的有机溶剂，常被称为有机助溶剂（organic cosolvent），常用的有机助溶剂如二甲亚砜（DMSO）、二甲基甲酰胺（DMF）、四氢呋喃（THF）、二噁烷等（dioxane）。

（2）微水 – 有机均相介质　是指用与水不互溶的有机溶剂（>98%）取代所有的水，形成固相酶分散在有机溶剂中的均一系统，可选用的有机溶剂有烃类、芳香族、醚和卤代烃等。处于这种体系中的酶，其表面必须有残余的足够量的结构水，才能保证其化学活性的发挥。

（3）水 – 有机介质两相系统　由水和非极性有机溶剂组成的两相体系中，酶溶解于水相中，使酶与有机溶剂在空间上分离，保证酶不与有机溶剂接触；底物和产物溶解于有机相中，增加了底物和产物的溶解度。两相转化的示意图见图 8 – 7。目前此系统已成功用于多种疏水性物质的生物转化。

### 3. 胶束和逆胶束系统　

胶束，是指表面活性剂在水溶液中浓度超过临界胶束浓度时形成的聚集体，极性基团在外与水接触，非极性基团在内形成非极性核心，可以溶解非极性物质。逆胶束（也称反胶束、反微团或反胶团），是表面活性剂分散在连续的有机溶剂中自发形成的纳米尺度的聚集体，非极性基团在外与有机溶液接触，极性基团在内形成核心，从而组成许多个逆胶束，水分子聚集在极性核心而形成"微水池"，可以容纳酶分子，这样酶分子被包围在含水的微环境中，而非极性的底物和产物可以自由进出胶束，提供一些微生物转化过程所需的油/水界面，同时也促进了水难溶性底物的溶解。胶束和反胶束体系在生物转化尤其是非极性物质的转化方面有着独特的应用。

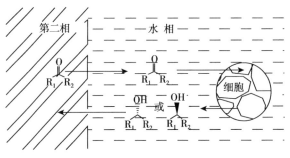

8－7　两相转化体系示意图

**4. 离子液体转化体系**　离子液体实质上是一些凝固点较低的盐（m. p. ＜100℃），例如 1－烷基－3－甲基咪唑与 $PF_6$ 或 $BF_4$ 形成的盐，作为极性溶剂而能溶解多种有机化合物。与许多有机溶剂互不相溶，因此可以组成有机溶剂－水－离子液三相体系，为介质工程在生物催化体系中的应用提供了新的可能。

**5. 无溶剂或寡溶剂系统**　在至少一种反应底物是液体形式的情况下，反应物之间的质量传递可以通过流体相进行，也就是反应底物同时兼做反应介质而无需另加溶剂。甚至当反应底物为固体颗粒时，也可以通过完全隐藏在颗粒之间的隐形液相作为介质。为了形成这种隐形液相，只需要加入很少的溶剂（＜底物的 10%）就能达到很高的催化活性。

**6. 超临界流体系统**　除了亲脂性有机溶剂外，超临界流体也可以作为水不溶性底物的溶剂。超临界流体是指处于超临界温度和超临界压力以上的特殊流体，既不同于一般的液相，也有别于一般的气相，具有很多特殊的物理化学性质。酶在这些流体中就像在非极性有机溶剂中一样稳定，但又低毒、低黏，而且产物易于分离。二氧化碳、氟利昂、烷烃类（甲烷、乙烯、丙烷）或某些无机化合物（$SF_6$、$N_2O$）在生物催化中的应用均有报道。

## 三、生物转化方法

根据转化进行的时间及方式，可以分为以下几种。

**1. 分批培养转化法**　分批培养（Batch culture）转化法实际上就是利用生长中的细胞进行底物转化的方法，也就是在摇瓶或发酵罐中进行培养以及转化。

采用这种转化方式，细胞培养和转化均需在无菌条件下进行，对于需要表面活性剂、诱导物或促进剂的复杂转化过程无疑加大了难度和染菌的可能性。另外，多批次生产间的重现性很难保证，很难完成高浓度底物的转化。产品纯化的难度大。

**2. 静止细胞转化法**　静止细胞（resting cells），又叫静息细胞，是指经发酵培养后收集到的不再生长的细胞，仍保持原有各种酶的活力。将细胞培养一定阶段后分离菌体，将其重新悬浮于不完全培养基（例如缺少氮源）甚至不含任何营养物质的水或缓冲液中，使其不能继续生长，然后加入底物，在适宜的温度、pH 和振荡条件下继续转化培养至转化终点。

优点是：①转化过程不再受无菌条件限制；②细胞生长和转化过程可以分别进行条件的优化；③转化结束后，转化液组成成分简单，有利于产物的分离提纯；④静息细胞能够简单地实现循环使用，多次转化，降低了每次转化的生产成本。

**3. 固定化细胞转化法**　将具有一定生理功能的生物体（微生物、植物细胞、动物细胞或细胞器、组织）用一定方法固定在载体上进行转化。优点是细胞能够重复或连续地用于生物转化，而且固定化细胞容易与反应体系分离，可以简化产物分离工艺。目前常用的固定化方法有聚丙烯酰胺固定化和海藻胶包埋法等。新的固定化介质不断涌现，如纳米球和硅介质等。近来将功能相关的两种酶固定在同一介质中用于连续的两个相关反应，拓宽了生物转化的思路及应用范围。

## 四、生物转化的研究方向

目前报道的生物转化，只有一些零星的成功实例，其余大部分处于实验室阶段或小试规模。离工业化生产的要求还有很大距离，更未能形成产业体系。

获取高活性生物催化剂，构建温和适用的转化介质系统，设计新型生物转化反应器结构和操作方式，并结合产物的原位分离技术，实现生物转化的生产与分离技术结合，将有助于生物转化技术走向应用的前台。

**1. 筛选新型生物催化剂**　针对某特定底物筛选出最优菌种一直是人们追求的目标。进一步扩大筛选范围，结合高通量筛选平台，有望获得稳定性好、催化性能高的新型催化剂。如微克隆点阵结合光学传感和自动图像分析的筛选技术平台，可同时对 7000 个微克隆中的酶进行活性检测。可在高温、高盐、强酸碱或有机溶剂环境中生存极端微生物，是优质的生物催化剂备选库。

**2. 定向改造生物催化剂**　基因工程菌已经广泛应用于生物转化，通过克隆而获得越来愈多的各种酶基因，其功能结构、关键催化位点和分子调节机理越来越清晰，极大地扩大了传统催化剂的筛选范围。更重要的是，使得筛选由随机向"定向"发展，使得生物转化催化剂的功能开发和强化取得了显著突破和进展。

（1）共表达和过量表达　共表达是指将两种功能相关的酶或辅酶共同表达在一种宿主细胞中。而过量表达是通过各种方式使目的基因在宿主细胞体内大量积累，从而获得高活性重组菌。

（2）定向进化（directed evolution）　指对酶蛋白基因进行随机突变，建立多样化的目标分子，再通过高通量筛选方法获得目的突变株。

（3）理性设计（rational design）　与定向进化的随机突变相反，理性设计是在已了解酶蛋白立体构象和关键催化部位的基础上，通过针对性的定点突变改变某些氨基酸位点而使酶获得新的特性。

**3. 组合生物转化**　近几年才形成的组合生物转化（combinatorial biotransformation），是将不同催化功能的多个催化体系（如不同的酶或整体细胞）结合起来，通过多步生物转化反应，生成大量种类丰富的转化产物；或是利用催化酶较为宽泛的底物特异性，同时催化多种底物发生类似的反应。

相对于单一体系的生物转化反应，组合生物转化可以快速、高效地合成大量结构类似的生物转化产物，构建多样性的分子结构库，从已知的中药活性分子中寻找新型衍生分子，以及从现有的简单化合物制备复杂化合物的有效手段。如能够结合高通量筛选进行构效关系研究并筛选高活性的转化产物，将大大加速天然活性先导物的优化。

## 第三节　应用实例

### 一、重组酵母细胞转化生产青蒿酸

青蒿素是从中药青蒿中提取的有过氧基团的倍半萜内酯类抗疟药物，同时具有抗白血病和免疫调节功能。青蒿素是中国发现的第一个被国际公认的天然药物，在其基础上合成了多种衍生物，如双氢青蒿素、蒿甲醚、青蒿琥酯等。青蒿素类药物毒性低、抗疟性强，被 WTO 批准为世界范围内治疗脑型疟疾和恶性疟疾的首选药物。青蒿素主要是从青蒿中直接提取，或经青蒿中含量较高的青蒿酸半合成得到。这两种方法都面临着天然含量低、提取困难的缺点。2006 年 *Nature* 杂志报道了一种重组啤酒酵母细胞通过生物转化进行青蒿酸合成的方法。该重组细胞同时表达了一个甲羟戊酸途径、一个紫穗槐二烯（青蒿素前体）合成酶和一个细胞色素 P450 单加氧酶（CYP71AV1），可以单糖为底物，经过复杂的细胞内多步反应合成青蒿酸，活性可达 100mg/L。见图 8 – 8。

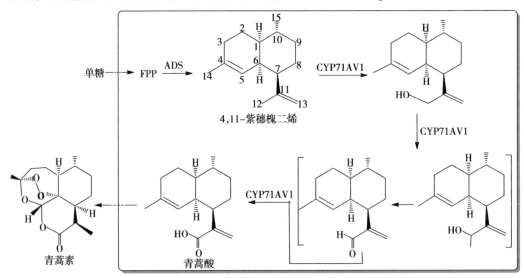

图 8 – 8　重组酵母菌转化生产青蒿酸示意图

**1. 工程菌制备**　选用啤酒酵母 *Saccharomyces cerevisiae* EYP 为宿主菌，分三步依次表达外源性基因：①在宿主啤酒酵母细胞表达了甲羟戊酸途径，提高细胞将单糖转化为焦磷酸法呢酯（FPP）的能力，同时降低用于固醇合成的 FPP 量；②从青蒿中获得紫穗槐二烯合成酶（ADS）基因，并将其表达在上述宿主细胞中，以便将 FPP 转化为紫穗槐二烯；③从青蒿中克隆到一种新的细胞色素 P450 单加氧酶，该物质可通过三步氧化作用将紫穗槐二烯氧化为青蒿酸。

**2. 重组菌发酵及产物纯化** 使用在线滴度生物反应器于30℃进行细胞发酵，使用组氨酸、亮氨酸及尿嘧啶缺陷培养基，并在培养基中添加0.2%葡萄糖、1.8%半乳糖及1mol/L甲硫氨酸。发酵过程中$A_{600}$达1.7时使用2%半乳糖诱导，发酵结束时$A_{600}$达5.0，发酵时间为93小时。发酵过程中搅拌速度100~500r/min，保持溶解氧浓度40%，通气量0.5L/min。发酵结束后，碱洗细胞沉淀物以分离青蒿酸，之后硅胶柱分离，洗脱液含78%己烷、20%乙酸乙酯及2%醋酸。

**3. 产物分析** 分离到的青蒿酸（纯度>95%）通过GC进行定量分析，通过$^1$H及$^{13}$C–NMR进行结构分析。

GC分析采用安捷伦70eV气相色谱仪，DB5毛细管柱（0.25mm×0.25μm×30m）。升温程序：80℃保持2分钟，以20℃/min的速度升温至140℃，5℃/min的速度升温至220℃。

**4. 实验结果** 经重组酵母细胞发酵及产物分离的GC图谱如图8–9所示：

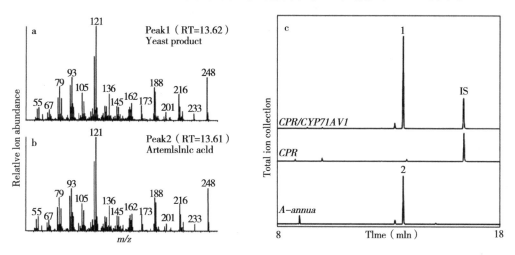

图8–9 青蒿酸标准品及青蒿叶中提取纯化的青蒿酸的GC图谱

注：（a）重组酵母细胞生物转化产生的青蒿酸的GC图谱；（b）青蒿叶中提取的青蒿酸的GC–MS图谱；（c）图中峰1为重组啤酒酵母细胞生物转化后分离纯化得到的青蒿酸，峰2为从青蒿叶中提取纯化的青蒿酸，IS为内标物质4–正辛基苯甲酸甲基酯。

## 二、转基因何首乌毛状根生物转化瑞香素

香豆素类化合物具有多种药理活性，但其水溶性差、理化性质不稳定。香豆素苷作为香豆素苷元的糖基化产物，具有更好的溶解性和稳定性，其苷键可以在人体胃液中酸水解，同时还可以被皮肤真菌中的$\beta$–葡萄糖苷酶水解。因此，香豆素苷可以作为其苷元的前药使用，引入适当的载体中用于治疗，操作和应用也更加安全。因此，香豆素苷在药物应用中比香豆素苷元更有潜力。如瑞香素临床上用于治疗关节炎、脉管炎和冠心病，但其水溶性差、理化性质不稳定，而瑞香素–8–O–$\beta$–D–葡萄糖苷作为瑞香素

的 8 - 羟基葡萄糖基化产物，具有前药功能。此外，该糖苷作为祖师麻活性成分，具有抗酪氨酸酶活性，可用于消化紊乱的治疗，具有较好的开发前景。但其在植物中含量低，化学合成困难，影响其进一步开发。暨南大学于荣敏等诱导得到生长快速、遗传稳定的转基因何首乌 Fallopia multiflora（Thunb.）Harald 毛状根，其对酚类及醇类化合物具有显著的糖苷化能力，可用于生产瑞香素 - 8 - O - β - D - 葡萄糖苷。

**1. 何首乌无菌苗的获得**　取何首乌带芽的茎切段，经 0.1% HgCl₂ 消毒后培养在无激素的 MS 固体培养基上。2000Lx，16h/d 日光照射，25℃ 条件下发芽，将小植株从茎杆上切下，继续在相同的条件下培养 2 星期后即可用于毛状根的诱导。

**2. 接种感染法诱导毛状根**　切去培养在 MS 固体培养基上的无菌苗的茎基部，将茎、叶柄切成小段，叶在垂直于叶脉处刻痕，与活化好的发根农杆菌 LBA9402 菌液在 25℃ 共培养 20 分钟，放入原 MS 培养基中，茎和叶柄分别将形态学上端插入原培养基中，叶平放于培养基上。2 天后将外植体按相同的培养方法转入含有头孢噻肟钠（500mg/L）的 MS 培养基中，25℃ 暗培养 40 天。

**3. 何首乌毛状根悬浮培养体系的建立**　培养基为 MS 培养基（不含激素），蔗糖质量浓度为 30g/L，pH 值 5.75，121℃ 灭菌 20 分钟。控制接种量为每 100mL 培养基 5g 鲜重毛状根。25℃ 暗室振荡培养，8 天后用于生物转化实验。

**4. 生物转化方法**　取毛状根悬浮培养物，于无菌环境下加入 0.5mL 20g/L 底物瑞香素的 DMSO 溶液，转化 7 天。

**5. 转化产物的分离纯化**　向 20 瓶培养物中加入瑞香素 600mg，继续培养 7 天后终止，抽滤，55℃ 烘干碾细，10 倍的甲醇冷浸 12 小时，常温超声提取 30 分钟，提取液合并浓缩。培养基依次用等体积的乙酸乙酯、正丁醇萃取 3 次，分别合并乙酸乙酯层、正丁醇层萃取液，浓缩成浸膏后用甲醇溶解，进行硅胶柱分离色谱。乙酸乙酯 - 甲醇 95∶5→90∶10→85∶15 梯度洗脱，合并洗脱液，重结晶得无色针状结晶。

**6. 转化产物的薄层检测和 HPLC 检测**　薄层检测以氯仿 - 甲醇 - 甲酸（10∶2∶1）为展开剂，在 365nm 处可见黄绿色荧光点为产物点。提取液微孔滤膜（0.45μm）过滤，HPLC 检测发现在转化后 6.09 分钟产生了新的色谱峰。

**7. 转化产物的结构鉴定**　转化产物的 ¹³C - NMR 谱观察到 15 个碳信号，其中 6 个为葡萄糖的碳信号，9 个 sp2 杂化碳信号。¹H - NMR（DMSO - d₆，400MHz）在 δ3.0 ~ 5.0 给出一组糖的质子信号，其端基质子为 4.96（¹H，d，$J$ = 7.6Hz，H - 1′），耦合常数表示葡萄糖为 β 构型。转化产物Ⅱ的核磁数据与文献数据一致，故鉴定为瑞香素 - 8 - O - β - D - 葡萄糖苷。

# 第九章　分子标记技术

## 第一节　概　述

分子标记技术作为一种先进的标记手段，因其具有既不受环境影响，也不受基因表达与否的限制，且数量丰富、操作简便等特点，得到了快速发展和广泛应用。分子标记技术本身已从第一代基于杂交的分子标记发展到第三代基于 DNA 序列和芯片的分子标记。被广泛应用于中药资源遗传多样性、系统学、分类、种质鉴定和遗传育种等各个方面。

### 一、概念

分子标记（molecular marker）是指可遗传并可检测的 DNA 序列，利用它建立 DNA 特征指纹图谱，可直接反映基因组 DNA 的差异。它是在人类基因组计划（human genome initiative，HGI）的推动下迅速发展起来，并在各个领域得到广泛应用。作为基因型特殊的一种易于识别的表现形式，具有如下特点：直接以 DNA 的形式出现；不受外界环境因素和生物体发育阶段及器官组织差异的影响；多态性高；表现为中性标记，不受目标性状表达影响；与不良性状无必然连锁；准确性高、重现性好。

### 二、原理

分子标记技术大致可分为三类：第一类以分子杂交技术为核心，其代表性技术有限制性片段长度多态性（restriction fragment length polymorphism，RFLP）标记，主要是以低拷贝序列为探针进行分子杂交。第二类是以 PCR 技术为核心的各种 DNA 指纹技术，按照 PCR 所需要引物类型可分为：①单引物 PCR 标记，其多态性来源于单个随机引物作用下扩增产物长度或序列的变异，其代表性技术有 DNA 可随机扩增多态性 DNA（random amplified polymorphism DNA，RAPD）、简单序列中间区域标记（inter - simple sequence repeat polymorphism，ISSR）等；②双引物选择性扩增的 PCR 标记，主要通过引物 3′端碱基的变化获得多态性，其代表性技术有扩增片断长度多态性标记技术（amplified restriction fragment polymorphism，AFLP）；③以 DNA 序列分析为核心的分子标记技术，其代表是特定序列位点标记技术（sequence - tagged site，STS）、简单重复序列标记技术（simple sequence repeats，SSR）、序列特征扩增区域标记技术（sequence – characterized amplified regions，SCAR）等。第三类为一些新型的分子标记，如单核苷酸多态性标记技术（single nucleotide polymorphism，SNP），其原理是同一位点的不同等位基因之间常常只有一个或几个核苷酸的差异，因此，可在分子水平上对单个核苷酸差异进行检测。

目前比较成熟的应用于分子标记辅助育种主要有 RFLP、RAPD、AFLP、SSR、ISSR、SCAR、STS、CAPS（cleaved amplified polymorphism sequences）等，其各自特点见表 9 – 1。

1. RFLP 标记技术　RFLP 标记技术是 1974 年 Grodziker 等人提出的。它开创了直接应用 DNA 多态性的新阶段，是最早应用的分子标记技术。原理：物种的基因组 DNA 在限制性内切酶作用下，产生相当多的大小不等的片段，用放射性同位素标记的 DNA 作探针，把与被标记 DNA 相关的片段检测出来，从而构建出多态性图谱。该标记技术具有无表型效应，不受环境条件和发育阶段的影响；共显性，非常稳定；起源于基因组 DNA 自身变异，数量几乎不受限制等优点。但也存在检测步骤多、周期长、需 DNA 量大、费时；用作探针的 DNA 克隆制备、保存不方便；使用放射性同位素，易造成环境污染等缺点。

2. RAPD 标记技术　RAPD 标记技术是美国 Williams 和 Welsh 两个研究小组于 1990 年同时提出的一种遗传标记技术。它有效克服了 RFLP 技术存在的缺点。原理：利用一系列单链随机引物（8～10 个碱基），通过 PCR 反应对基因组的 DNA 进行非定点扩增，然后用凝胶电泳分离扩增片段来检测 DNA 的多态性。其优点是不需要 DNA 探针，设计引物也无须知道序列信息；技术简便，不涉及杂交和放射性自显影等技术；DNA 样品需要量少；引物价格便宜，成本较低。缺点是显性，不能鉴别杂合子和纯合子；实验重复性较差，结果可靠性较低。

3. SCAR 标记技术　SCAR 标记技术是 1993 年在 RAPD 技术基础上发展起来的新型标记技术。原理：将目标 RAPD 片段进行克隆并对其末端测序，根据 RAPD 片段两端序列设计特异性引物，对基因 DNA 片段再进行 PCR 特异性扩增，把与原 RAPD 片段相对应的单一位点鉴别出来。SCAR 标记技术是共显性遗传，所以待检 DNA 间的差异可直接通过有无扩增产物来显示。由于 SCAR 标记方便、快捷、可靠，可以快速检测大量个体，结果稳定性好，重现性高，因此比 RAPD 或其他利用随机引物的方法在基因定位和作图中有更好的应用。

4. AFLP 标记技术　AFLP 标记技术是荷兰 Keygene 公司科学家 Marc&Pieter 于 1993 年创造发明的一种 DNA 分子标记。原理：首先对基因组的 DNA 进行双酶切，其中一种为酶切频率较高的限制性内切酶（frequent cutter），另一种为酶切频率较低的酶（rare cutter）。用酶切频率较高的限制性内切酶消化基因组 DNA 是为了产生易于扩增的，且可在测序胶上能较好分离出大小合适的短 DNA 片段；用后者消化基因组 DNA 是限制用于扩增的模板 DNA 片段的数量。AFLP 扩增数量是由酶切频率较低的限制性内切酶在基因组中的酶切位点数量决定的。将酶切片段和含有与其黏性末端相同的人工接头连接，

表 9 – 1　主要分子标记产生体系及特点

| | RFLP | RAPD | ISSR | AFLP | STS | SSR | SCAR | CAPS |
|---|---|---|---|---|---|---|---|---|
| 提出者及时间 | Grodziker et al. 1974 | Welsh J. et al Williams J G. et al. 1990 | Zietkiewicz E. 1994 | Zebeau M. &Vos P. 1993 | Olson M. 1989 | Litt M., Talltz D, Weber J L et al. 1989 | Paran 1993 | Akopyanz 1992 |
| 主要原理 | 限制酶切、southern 杂交 | 随机 PCR 扩增 | 随机 PCR 扩增 | 限制酶切结合 PCR 扩增 | 特异 PCR 扩增 | PCR 扩增 | 特异 PCR 扩增 | PCR 扩增产物的限制性酶切 |
| 探针或引物来源 | 特定序列 DNA 探针 | 8 ~ 10bp 随机引物 | 以 2 –,3 –,4 – 核苷酸为基元的不同重复次数作为引物 | 由核心序列、酶切位点及选择性碱基组成的特定引物 | RFLP 探针序列，Alu – 因子，YAC，Cosmid 插入末端序列的设计性引物 | 特异引物 | RAPD 特征带测序设计的特异引物 | 特异引物 |
| 基因组中的丰富度 | 中等 | 很高 | 高 | 高 | 中等 | 高 | 中等 | 中等 |
| 多态性水平 | 中等 | 较高 | 高 | 非常高 | 中等 | 高 | | |
| 检测基因组区域 | 单/低拷贝区 | 整个基因组 | 重复序列间隔的单拷贝区 | 整个基因组 | 单拷贝区 | 重复序列 | 整个基因组 | 整个基因组 |
| 可检测座位数 | 1 ~ 4 | 1 ~ 10 | 0 ~ 50 或更多 | 20 ~ 100 | 1 | 1 ~ 5 | 1 | 1 |
| 可靠性 | 高 | 中 | 高 | 高 | 高 | 高 | 高 | 高 |
| 遗传特性 | 共显性 | 显性/共显性 | 显性/共显性 | 共显性/显性 | 显性/共显性 | 共显性 | 共显性 | 共显性 |
| DNA 质量要求 | 高 | 中 | 中 | 很高 | 高 | 中 | 中 | 否 |
| 需否序列信息 | 否 | 否 | 否 | 否 | 否 | 需 | 需 | 否 |
| 放射性同位素 | 通常用 | 不用 | 不用 | 通常用 | 不用 | 不用 | 不用 | 不用 |
| 实验周期 | 长 | 短 | 短 | 较长 | 短 | 短 | 短 | 短 |
| 开发成本 | 高 | 低 | 低 | 高 | 高 | 高 | 高 | 高 |

连接后的接头序列及临近内切酶识别位点就作为以后 PCR 反应的引物结合位点，通过在末端上分别添加 1~3 个选择性碱基的不同引物，选择性地识别具有特异配对顺序的酶切片段与之结合，从而实现特异性扩增，最后用变性聚丙烯酰胺凝胶电泳分离扩增产物。AFLP 技术综合了 RFLP 技术的稳定和 PCR 技术的高效的优点，不需要预先知道 DNA 序列信息，因而可以用于任何动植物的基因组研究。其多态性也远远超过其他分子标记技术，利用放射性同位素在变性的聚丙烯酰胺凝胶上电泳可检测到 50~100 条 AFLP 扩增产物，一次 PCR 反应可以同时检测多个遗传位点，被认为是指纹图谱技术中多态性最丰富的一项技术。但该技术用于分析的试剂盒价格较贵，分析成本高；对 DNA 的纯度及内切酶质量要求也比较高。

**5. SSR 标记技术**　1989 年 Litt M. , Talltz D，Weber J L 发现生物基因组内存在一类由 1~6 个碱基组成的基序（motif）串联重复而成的 DNA 序列称为微卫星 DNA，SSR 标记技术是在其基础上开发的标记技术。原理：利用分布于整个基因组的不同位置上的微卫星 DNA 两端的序列多为相对保守的单拷贝序列这一特点，设计特异性引物，利用 PCR 技术，扩增每个位点的微卫星 DNA 序列，通过电泳分析核心序列的长度多态性。一般来说，同一类微卫星 DNA 可分布于整个基因组的不同位置上，通过其重复次数和重叠程度的不同显示每个样品的多态性。SSR 检测到的多态性频率比 RFLP 高得多，而且具有 PCR 方法的优点。但是它与 RFLP 类似，操作复杂，劳动量大，首先需建立基因组文库以筛选合适的 SSR，造成该技术在应用上的局限。

# 第二节　方法与技术

## 一、分子标记技术方法

### 1. RFLP 标记技术

基本操作步骤：①DNA 的提取；②用限制性内切酶酶切 DNA；③用凝胶电泳分开 DNA 片段；④把 DNA 片段转移到滤膜上；⑤通过 Southern 杂交，利用放射性标记探针显示特定的 DNA 片段；⑥分析结果。

技术要点：DNA 经限制性内切酶（restriction enzyme）酶解后，产生若干不同长度的小片段，其数目和每一片段长度反映了 DNA 限制性位点（restriction site）的分布；经琼脂糖电泳分离这些不同的片段，印迹转移（southern transfer）至硝酸纤维素滤膜或尼龙膜上；然后用一放射性同位素（$^{32}$P）标记的特定 DNA 克隆探针杂交；放射自显影后，杂交带便能清晰地在 X 光胶片上显示出来。凡是可以引起酶切位点变异的突变如点突变（新产生和去除酶切位点）和一段 DNA 的重新组织（如插入和缺失造成酶切位点间的长度发生变化）等均可导致 RFLP 的产生。植物基因组 DNA 序列上存在这样的突变，因此可以利用每个 DNA 和限制性内切酶的组合产生特异性片段，作为该种个体 DNA 特有的指纹。

### 2. RAPD 标记技术

基本操作步骤：①DNA 的制备；②运用随机引物以未知序列的基因组 DNA 为模板进行 PCR 扩增，获得一组不连续的 DNA 片段；③用凝胶电泳分离扩增片段；④对电泳图谱进行分析。

技术要点：RAPD 标记一般是显性遗传，极少数是共显性遗传，共显性遗传标记指的是双亲的两个以上分子量不同的多态性片段均在 F1 中表现。这样对扩增产物的记录就可记为"有/无"，但这也意味着不能鉴别杂合子和纯合子；分析中存在的最大问题是重复性不太高，因为在 PCR 反应中条件的变化会引起一些扩增产物的改变；但是，如果把条件标准化，还是可以获得重复结果的。由于存在共迁移问题，在不同个体中出现相同分子量的条带后，并不能保证这些个体拥有同一条（同源）片段；同时，在胶板上看见的一条条带也有可能包含了不同的扩增产物，因为所用的凝胶电泳类型（一般是琼脂糖凝胶电泳）只能分开不同大小的片段，而不能分开有不同碱基序列但大小相同的片段。

### 3. SCAR 标记技术

基本操作步骤：①先作 RAPD 分析；②把目标 RAPD 片段进行克隆和测序；③根据原 RAPD 片段两末端的序列设计特定引物（一般比 RAPD 引物长，通常为 24 个碱基），再进行 PCR 特异扩增；④分析得到与原 RAPD 片段相对应的单一位点。

技术要点：SCAR 标记一般表现为扩增片断的有无，是一种显性标记，当扩增区域内部发生少数碱基的插入、缺失、重复等变异时，表现为共显性遗传的特点。待检 DNA 扩增片段的有无，可直接在 PCR 反应管中加入溴化乙锭，通过紫外灯观察有无荧光来判断，从而省去电泳步骤，使检测变得更方便、快捷，可用于快速检测大量个体。相对于 RAPD 标记，SCAR 标记所用引物较长且引物序列与模板 DNA 完全互补，可在严谨条件下进行扩增，因此结果稳定性好、可重复性强。

### 4. AFLP 标记技术

基本操作步骤：①利用酶切位点较少与酶切位点较多的两种限制性内切酶（如 *Eco*R I 与 *Mse* I）酶切基因组 DNA；②利用特定的双链人工接头与基因组 DNA 的酶切片段相连接，形成多个能进行扩增反应的带接头的模板 DNA 片段；③根据接头及与接头相邻酶切片段的碱基序列设计引物进行 PCR 扩增；④获得长度不同的 DNA 片段通过变性聚丙烯酰胺凝胶电泳分离；⑤用放射自显影、银染或荧光分析检测多态性。

技术要点：AFLP 标记可以采用的酶有许多种，可以是单酶切，也可以是双酶切。一般采用双酶切，一个酶切位点较多，另一个酶切位点较少。双酶切可以产生三种不同的酶切片段，量有大有小，如要检测特定片段的扩增效率，则需要标记某一特定引物。进行双酶切时，接头两端应分别带上两种限制性核酸内切酶识别序列（即酶切后产生的黏性末端）。为了防止酶切片段与接头连接后再被内切酶消化，连接反应之前应对内切酶进行热变灭活处理。在 PCR 反应过程中，酶切片段扩增效率的差异主要与引物有关，而与酶切片段无关。而引物设计主要取决于接头设计，变化主要在选择碱基数目及组合上。

### 5. SSR 标记技术

基本操作步骤：①建立基因组 DNA 的质粒文库；②根据欲得到的 SSR 类型设计并合成寡聚核苷酸探针，通过菌落杂交筛选所需要的重组克隆；③对阳性克隆 DNA 插入序列测序；④根据 SSR 两侧序列设计合成引物；⑤以待研究的植物 DNA 为模板，用合成的引物进行 PCR 扩增反应；⑥凝胶电泳检测其多态性。

技术要点：筛选重复序列和引物设计可以借鉴其他近缘种序列，也可以通过筛选文库、测序开发自己的 SSR 引物或者通过核酸数据库查询，从已有序列中搜寻包括 SSR 的序列并设计引物。由于扩增的片段短（一般小于 300bp），基因间的差异小（一般为几个 bp），故通常使用分辨率高的聚丙烯酰胺凝胶电泳。在程序上，变性胶虽然比非变性胶麻烦，但考虑到在非变性胶上会出现人为假象——异源双链分子，比如导致 SSR 杂合子中出现 3~4 条带，而不是正常的 2 条带，从而干扰等位位点统计，因此建议在 SSR 分析中均采用变性胶电泳。

## 二、分子标记技术在中药资源研究中的应用

分子标记技术已应用于中药资源的物种分类、亲缘关系分析、药材真伪鉴定、种子纯度鉴定、遗传多样性分析、道地性分析，以及遗传连锁图谱的构建、基因定位、重要性状的分子标记及辅助选择育种等，具体可归纳为两类：一是用于种质资源的遗传关系分析；二是分子标记辅助遗传改良。

### （一）种质资源的遗传关系分析

无论是对物种种属的分类，还是药材真伪鉴定、种子纯度鉴定、遗传多样性分析，研究材料往往是对目前已经存在的、来源不同的种质资源进行的研究，使用分子标记的主要目的是了解被研究材料间的差别或亲缘关系。主要步骤：①根据研究目的收集、选定待研究的种质资源；②提取研究材料的基因组 DNA；③选用合适的分子标记类型，比如遗传多样性分析选用多态性高、重复性较好的一些标记，比如 AFLP 等；④选用一定数量的引物对研究材料的 DNA 进行 PCR 扩增或分子杂交；⑤将检测结果转换为数字格式，进行统计分析，计算不同个体间的遗传距离、相似系数等，利用相关软件进行聚类。⑥结合其他分类资料，对研究结果进行论述，得出结论。见图 9-1。

### （二）分子标记辅助遗传改良

目前分子标记技术用于植物辅助遗传改良主要是通过构建高密度的遗传连锁图谱，在该图谱上找到与重要性状紧密连锁的分子标记，以期利用该标记快速高效选择植物种子或定位、克隆重要基因。该应用领域使用的研究材料往往需要研究者选用差异亲本配制特定的杂交群体或构建适度大小的分离群体，最终的目的是重要性状的分子定位。开展这些研究通常包括以下几个基本的步骤：①作图群体（基因定位群体）的建立；②提取群体中各个体基因组 DNA；③分子标记的选择和筛选；④选用一定数量的引物对分离群体 DNA 进行 PCR 扩增或分子杂交；⑤将检测结果转换为数字格式，进行统计分

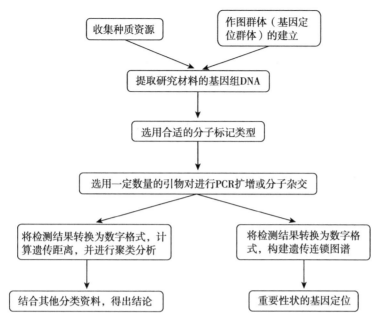

图 9-1 利用分子标记技术进行中药遗传研究的步骤图

析构建遗传连锁图谱；⑥重要性状的基因定位。见图 9-1。

目前分子标记应用于辅助中药遗传改良方面主要进行了以下三个方面的研究，分别是药用植物遗传连锁图谱的构建、数量性状位点定位及分子标记辅助选择。

**1. 药用植物遗传连锁图谱的构建** 遗传连锁图谱的构建是以遗传标记间重组频率为基础的染色体或基因位点的相对位置线性排列图，是基因定位与克隆乃至分子设计育种的基础。构建一张高密度遗传图谱有助于利用与重要基因紧密连锁的分子标记进行标记辅助选择育种，有助于对数量性状位点的研究、有效快速定位目的基因、建立细胞遗传图以及用于比较基因组学研究等。是根据等位基因在减数分裂中的重组频率，来确定其在基因组中的顺序和相对距离。在减数分裂时，非同源染色体上的基因相互独立，自由组合，而位于同源染色体上的连锁基因在减数分裂前期的非姐妹染色单体阶段就交换而发生基因重组。用重组率来表示基因间的遗传距离，其单位用 centi-Morgan（cM）表示，一个 cM 的大小大致为 1% 的重组率。它代表基因间在染色体上的相对位置，并不是实际长度。植物遗传连锁图谱的构建常按以下步骤进行。

（1）亲本的选择 选择亲本理论上要求亲缘关系远、遗传差异较大的品种或材料做亲本，但也不宜过大，否则会降低后代的结实率及所建图谱的准确度。而亲本间的差异范围因不同物种而异，通常多态性高的异交植物可选择种类不同的品种作为亲本，而多态性低的自交植物可以选择不同种或亚种间的品种作为亲本。也可利用 DNA 分子标记对被选材料进行多态性检测，选择有一定多态性的一对或几对材料作为构图亲本。

（2）产生作图群体 用选好的亲本材料配制杂交组合，构建分离群体，群体分为两类。

①永久性群体：是通过选择 F2 不同单株进行多代自交一粒传代或单倍体加倍技术

等获得的基因组相对纯合的群体。如重组自交系（recombinant inbred line，RIL）是用两个品杂交产生 F1，自交得到 F2，从 F2 中随机选择单株通过连续多代的自交，一般在 F6～F8，形成数百个重组自交系；双倍单倍体（doubled haploid，DH）是花药培倍体植株，通过单倍体加倍而成；染色体片段置换系（chromosome segment substitution lie，CSSL）是在相同的遗传背景（轮回亲本）下携带供体亲本的不同染色体片段，这些片段覆盖整个供体亲本基因组的一系列株系组成的永久性稳定群体；近等基因系（nearly isogenic line，NIL）是通过多次定向回交，将携带某一目标主基因或 QTL 供体亲本染色体片段导入轮回亲本的遗传背景中的永久性稳定株系。见图 9-2。

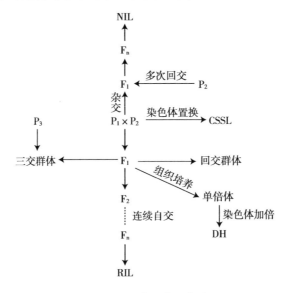

图 9-2　遗传群体的构建

②暂时性群体：利用单交组合产生的 F2 代及其 F3、F4 家系，还可以利用回交得到 BC1（回交第一代）群体或复交产生的后代群体，从而形成构图群体。

（3）遗传标记的染色体定位　常用的染色体定位方法有单体分析法、三体分析法、代换系分析等。根据染色体剂量的差异，将遗传标记定位在特定的染色体上。

（4）建立标记间的连锁群　通过分析分离群体内双亲间多态性遗传标记间的连锁和分离程度，确定标记间的连锁关系和遗传距离，建立连锁群遗传图谱。

（5）群体分离分析法与重要农艺性状基因的标记　近等基因系（nearly isogenic line，NIL）是将携带某一目标主基因或 QTL 供体亲本染色体片段导入轮回亲本的遗传背景中的永久性稳定株系。其在基因作图时效率很高，但其培育时间长，费工费时，对于一些木本药用植物几乎不可能创造近等基因系。1991 年，Michelmore 等提出了群体分离分析法（bulked segregant analysis，BSA），为快速、高效筛选重要农艺性状基因的分子标记打下了基础。BSA 群体的构建方法是：假设用某一植物的抗病品种和感病品种杂交，在 F2 世代，抗病基因发生分离。根据抗病表现将分离的群体植株分成 2 组，一组为感病的，另一组为抗病的。然后分别从 2 组中挑选出 5～10 株感、抗极端类型的植株提取 DNA，等量混合组成感抗 DNA 池。对两个混合的 DNA 池进行多态性分析，筛选出多态性差异的标记，再分析所有的分离单株，分析目标性状基因的连锁关系以及连锁的紧密程度。

**2. 药用植物数量性状基因位点（quantitative trait locus，QTL）定位** 数量性状是生物界广泛存在的重要性状，其表现型变异是连续的。药用植物的产量、成熟期、品质、抗旱性等大多数重要的农艺性状均为数量性状。影响这类性状的表现型差异是由多个基因位点和环境共同决定的。筛选与多基因控制的数量性状基因连锁的分子标记要比筛选主基因控制的质量性状复杂得多。数量性状基因位点（QTL）的定位基础是分子标记连锁图谱。

用于 QTL 分析的群体最好是永久性群体，如重组近交系和加倍单倍体群体。永久性群体中各品系的遗传组成相对稳定，可通过种子繁殖代代相传，并可对目标性状或易受环境影响的性状进行重复鉴定。从数量性状遗传分析的角度讲，永久性群体中各品系基因型纯合，排除了基因间的显性效应，不仅是研究控制数量性状基因的加性效应、上位性效应及连锁关系的理论材料，同时也可用于在多个环境和季节中研究数量性状的基因型与互作关系。

按分析分子标记的不同方法可以把 QTL（数量性状基因位点）的定位分析方法分为三大类：

（1）单标记分析方法 是通过方差分析、回归分析或似然比检验比较单个基因标记基因型（MM、Mm、mm）的数量性状平均值的差异。根据是否存在显著差异，推断控制该数量性状的 QTL 与标记基因连锁的有无。显著则有，不显著则无。其遗传模型为 $P = \mu + G_M + e$，$P$ 代表数量性状的表现型，$G_M$ 代表固定效应，$e$ 代表残差机误（随机效应）。

（2）区间作图法 采用正态分布的最大似然函数和简单回归模型，借助完整的分子标记图谱，计算基因组的任一相邻标记之间存在和不存在的似然函数比值的对数（LOD 值）。其遗传模型 $P = \mu + G_Q + e$，$G_Q$ 为一对基因遗传效应。

沿着染色体对相邻区间逐个扫描，确定每个区间任一特定位置的 QTL 的似然轮廓图谱，更准确地说，是确定是否存在一个 QTL 的似然比的对数（Lander – Bostien）。在似然轮廓图谱中，那些超过特定显著水平的最大值处，为存在 QTL 的可能位置。区间作图一直是应用最广泛的一种方法，特别是它应用于自交衍生的群体。其软件 Mapmaker/QTL（White – head Institute，1993）是免费提供的。

（3）复合区间作图法（composite interval mapping，CIM）是由 Zeng（1994）建立起来的分析法，是把多元线性回归与区间作图结合起来的一种方法。其遗传假定是数量性状的表现型变异受被搜索的一对基因的遗传效应和其他 QTL 连锁的分子标记遗传效应以及残差机误控制。遗传模型为 $P = \mu + G_M + G_Q + e$。通过计算似然比，绘制染色体的似然图谱，由似然比统计量的显著性，推断 QTL 的位置。

**3. 药用植物分子标记辅助选择** 药用植物种质资源的分子标记辅助选择（MAS）育种，是以对目标基因的标记筛选（gene tagging）为基础，通过建立分子遗传图谱，对重要的农艺性状进行标记选择。传统的植物遗传改良实践中，研究人员一般通过植物种内的有性杂交进行农艺性状的转移。这类育种实践对农业生产起到了巨大的推进作用，但有以下几个缺陷。一是常规育种存在高投入、低产出问题，需要花费大量时间创造大量后代，并对成百上千的材料进行选择，选择效率低。二是农艺性状的转移很容易受到种间生殖隔离的限制，不利于利用近缘或远缘种的基因资源对选定的农作物进行遗传改良。三是通过有性杂交进行基因转移易受不良基因连锁的影响，如要摆脱不良基因连锁的影响则必须对多世代、大规模的遗传分离群体进行检测。四是利用有性杂交转移基因的成功与否一般需要依据表观变异或生物测定来判断，检出效率易受环境因素的影响。五是传统的杂交育种方法，难以将多个优良基因组合到一个品种中，且选择效率低、周期长。分子标记选择不仅针对主效基因，而且针对多基因控制的 QTL 也同样有效。

目前在药用植物研究中，针对重要性状进行筛选与其连锁的分子标记研究逐渐增多，如雌雄性别鉴定、有效成分含量、重要农业性状等，为 MAS 奠定了基础。

**4. 药用植物分子设计育种** 分子标记辅助选择育种往往适于表型明显和易于检测的基因，对一些控制重要数量性状的多聚合基因来说，随着聚合基因和杂交次数的增加，后代群体会呈几何数增加，室内检测和田间杂交的工作量无疑也是巨大的。随着基因组学和功能基因组学研究获得重大理论和技术突破，以及基因挖掘、分子标记辅助选择以及转基因技术的进步，分子设计育种方法应运而生。

（1）分子设计育种的概念和特点 2003 年，荷兰科研人员 Peleman J D 和 van der Voort 提出了品种分子设计育种（molecular design breeding）的概念和技术体系。分子设计育种是以生物信息学为平台，以基因组学和蛋白组学数据库为基础，综合植物育种学流程中的植物遗传、生理生化和生物统计等学科的信息，根据具体植物的育种目标和生长环境，先设计最佳方案，然后开展植物育种试验的分子育种方法。分子设计育种应当分三步进行：定位相关农艺性状的 QTLs→评价这些位点的等位性变异→开展设计育种。

与常规育种方法相比，分子设计育种的优势在于这种方法是基于对关键基因或 QTLs 功能的认识而开展并采用了高效的基因转移途径，基因转移和表型鉴定更加精确、育种周期缩短；分子设计育种要先在计算机上模拟实施方案，考虑的因素更多、更周全，更能满足育种的需要；分子设计育种要利用分子生物学方法对所选用的亲本组合、选择途径等进行有效选择，从而大大降低田间试验的工作量，可以极大提高育种效率。但也要注意与常规田间育种有机结合起来。

（2）分子设计育种的基本条件 核心是基于对关键基因或 QTLs 功能的认识，利用分子标记辅助选择技术、TILLING 技术（targeting indueed local lesions in genome，基因组定位缺失突变）和转基因技术创制优异种质资源（设计元件），根据预先设定的育种目标，选择合适的设计元件，实现多基因组装育种。

①高密度分子遗传图谱。高密度遗传图谱不仅是开展分子设计育种的基础，也是定位和克隆重要基因/QTLs 的必备条件。

②高效的分子标记检测技术。随着植物基因组学研究的发展，全基因组序列、EST 序列和全长 cDNA 数量迅猛增长，成为开发新型分子标记、构建各目标作物的遗传图谱

的重要标记来源。

③对重要基因/QTLs 的定位与功能有足够的了解。要掌握这些关键基因/QTLs 的等位变异及其对表型的效应，进而将关键基因/QTLs 基因位点等位（或复等位）变异的检测与表型性状的准确鉴定相结合，充分了解种质资源中可能存在的基因（包括等位变异）资源。

对基因间互作（包括基因与基因之间的互作和基因与环境的互作等）有充分的了解。要在定位并掌握重要基因/QTLs 及其复等位变异的基础上，采用多点试验并结合特定的作图方法，分析并掌握各基因的主效应、与相关基因以及与环境间的互作效应等信息。

④建立并完善可供分子设计育种利用的遗传信息数据库。要在现有序列以及基因和蛋白质结构和功能数据的基础上，建立适合分子设计育种应用的数据库。

⑤开发并完善进行目标作物设计育种模拟研究的统计分析方法及相关软件，用于开展新品种定向创制的模拟研究。这些统计分析方法和软件可用于分析评价并整合目标作物表型、基因型以及环境等方面的信息，最后用于模拟设计，制定育种策略。

⑥掌握可用于设计育种的种质资源与育种中间材料，包括具有目标性状的重要核心种质或骨干亲本及其衍生的重组自交系（RILs）、等基因系（NILs）、加倍单倍体群体（DH）、染色体片段导入/替换系（CSSLs）等。

# 第三节 应用实例

## 一、药用动物饮片乌梢蛇的分子鉴定

乌梢蛇 *Zaocys dhumnades*（Cantor）为游蛇科动物，多于夏、秋两季捕捉。气腥，味淡。功能祛风，通络，止痉。用于风湿顽痹，麻木拘挛，中风口眼歪斜，半身不遂，抽搐痉挛，破伤风，麻风，疥癣。以此为例，说明分子标记技术用于药用动物鉴别的方法。

1. **材料准备** 乌梢蛇饮片，去头及鳞片，切寸段。

2. **模板 DNA 提取** 取本品 0.5g，置研钵中，加液氮适量，充分研磨使成粉末，取 0.1g 置 1.5mL 离心管中，加入消化液 275μL（细胞核裂解液 200μL，0.5mol/L 乙二胺四醋酸二钠溶液 50μL，20mg/mL 蛋白酶 K 20μL，RNA 酶溶液 5μL），在 55℃水浴保温 1 小时，加入裂解缓冲液 250μL，混匀，加到 DNA 纯化柱中，离心（转速为 10000r/min）3 分钟；弃去过滤液，加入洗脱液 800μL［5mol/L 醋酸钾溶液 26μL，1mol/L Tris－盐酸溶液（pH7.5）18μL，0.5mol/L 乙二胺四醋酸二钠溶液（pH8.0）3μL，无水乙醇 480μL，灭菌双蒸水 273μL］，离心（转速同上）1 分钟；弃去过滤液，用上述洗脱液反复洗脱 3 次，每次离心（转速同上）1 分钟；弃去过滤液，再离心 2 分钟，将 DNA 纯化柱转移入另一个离心管中，加入无菌双蒸水 100μL，室温放置 2 分钟后，离心 2 分钟，取上清，作为供试品溶液，置于－20℃保存备用。另取乌梢蛇对照药材 0.5g，同法制成对照药材模板 DNA 溶液。

3. **PCR 反应** 鉴别引物 5' GCGAAAGCTCGACCTAGCAAGGGGACCACA 3' 和 5' CAGGCTCCTCTAGGTTGTTATGGGGTACCG 3'。反应体系为 25μL：10 × PCR Buffer 2.5μL，dNTPs（2.5mmol/L）2μL，Taq 酶（5.0U/μL）0.2μL，引物（10μmol/L）各 0.5μL，模板 DNA 0.5μL，无菌双蒸水 18.8μL。扩增程序为：94℃预变性 5 分钟；循环 次数 30 次（94℃变性 30 秒钟，63℃复性 45 秒钟，72℃延伸 70 秒钟）72℃延伸 5 分 钟，4℃保存。

4. **电泳检测** 照琼脂糖凝胶电泳法，胶浓度为 1%，胶中加入合算凝胶染色剂 Gel-Red；供试品与对照品 PCR 反应溶液的上样量为 8μL，DNA 分子量标记上样量为 2μL，电泳结束后，取凝胶片在凝胶成像仪或紫外投射仪上检视。供试品凝胶电泳图谱中，在 与对照药材凝胶电泳图谱相应的位置上，在 300 ~400bp 应有单一 DNA 条带。

## 二、木瓜属品种亲缘关系的 SRAP 分析

木瓜是重要的观赏花木、药材和果品，世界各地广泛栽培。中国是木瓜属 *Chaenomeles* 植物起源中心，变异类型和品种资源十分丰富，种间杂交容易，种质资源 的鉴别和分类比较混乱。我们以 32 种木瓜属品种为试材，说明利用分子标记分析其亲 缘关系的操作过程。

1. **试验材料准备** 收集到 32 份品种资源，每个品种选取 5 个单株的幼叶，硅胶干 燥后置于 –20℃贮存备用。

2. **植物基因组 DNA 提取** 每个品种的 5 个单株幼叶为一个总 DNA 池，采用简化 的 SDS 法提取植物材料总 DNA。

3. **引物筛选** 从 162 个 SRAP 引物组合中筛选出 22 个结果稳定、条带清晰的引物 组合用于木瓜属栽培品种的研究。

4. **PCR 扩增** 利用 22 个 SRAP 引物组合对 32 份材料的基因组 DNA 进行扩增（图 9 –3）。SRAP 反应体系为 25μL：1 × PCR Buffer，2.0mmol/L Mg，0.2mmol/L dNTPs，1.0U Taq 酶，10pmol 各引物，50ng 模板 DNA。扩增程序为：94℃预变性 3 分钟；94℃ 变性 45 秒钟，35℃复性 45 秒钟，72℃延伸 70 秒钟，5 个循环；94℃变性 45 秒钟，50℃复性 45 秒钟，72℃延伸 70 秒钟，30 个循环；72℃延伸 7 分钟，4℃保存。

5. **电泳检测** PCR 扩增产物经 2% 琼脂糖凝胶（1 × TAE）电泳（110V，40 分钟）分离，EB 染色后于凝胶成像系统（Tanon 3500）照相观察。

6. **数据分析** 根据扩增产物的电泳结果，凝胶上在相同迁移率位置上有 DNA 条带 的记为 1，无 DNA 条带的记为 0。数据分析采用 NTSYS – PC Version 2.1 和 POPGENE Version 1.6 软件。SRAP 引物多态性信息用多态位点数和多态位点百分率估计。品种聚 类分析采用 Nei 遗传距离和 Jaccard 相似系数，采用非加权算术平均聚类（UPGMA）方 法聚类。

7. **材料扩增结果及多态性信息** 共检测到 152 个多态性位点，多态位点百分数为 73.08%，平均每个引物组合 6.91 个。

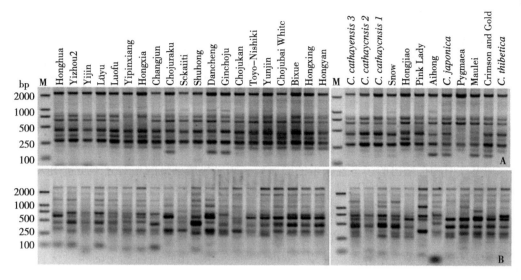

图 9 - 3 引物组合 ME1 - EM2（A）和 ME1 - EM10（B）对木瓜属植物品种的 SRAP 扩增结果

**8. 聚类分析** 聚类分析将本研究中的木瓜属栽培品种分为 2 个类群，每个类群又可以划分为 2 个亚类群（图 9 - 4）。根据栽培品种和野生种的来源将其划分为 4 个种系，即毛叶木瓜种系（Ⅰ）、西藏木瓜（Ⅱ）、皱皮木瓜种系（Ⅲ）和日本木瓜种系（Ⅳ），对这些栽培品种表型性状的数量分类学研究结果也支持这一划分。皱皮木瓜种系与日本木瓜种系聚为一大类群，说明两者的亲缘关系较近。利用分子标记的聚类分析，将这些栽培品种划分到不同的种系下，基本上明确了这些品种的种源问题。

## 三、北柴胡遗传图谱的构建

柴胡属植物种类很多，全世界约有 150 种，是伞形科中的一个大属。

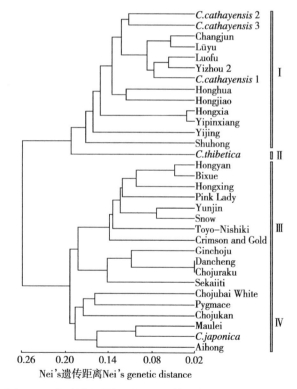

图 9 - 4 木瓜属品种资源的 Nei 遗传距离 UPGMA 聚类图

我国共有柴胡属植物 36 种、17 变种、7 变型。北柴胡属于伞形科 *Umbelliferae* 柴胡属 *Bupleurum* L. 植物。其根具疏肝解郁、和解退热、升提中气之功效。以北柴胡遗传图谱的构建为例，说明其具体的研究步骤。

**1. 试验材料准备** 以北柴胡种内杂交所得的 F1 代 96 株植株为作图群体，其中母本为雄性不育植株。

**2. 分子标记分析和结果统计**　利用 ISSR 和 SSR 两种标记；统计电泳图谱上清晰的条带，根据双假测交理论，在子代呈现 1:1 分离的位点，将有带的亲本及在子代中杂合的位点，记为"H"；无条带的亲本及在子代中隐性纯合的位点，记为"A"；在子代呈现 3:1 分离的位点，双亲及有条带的子代记为"H"；无条带的子代记为"A"；条带模糊不清或缺失的位点记为"－"。在 $P=0.05$ 的水平上，用卡方检验对所有分离标记进行方差分析，推断是否存在偏分离。28 条 ISSR 和 14 对 SSR 引物在 F1 群体中共扩增出 154 条多态性条带，其中 132 条符合孟德尔 1:1 和 3:1 分离比。标记的命名是引物名称加上该引物扩增出的多态性条带的顺序号，顺序号按条带的相对分子质量由大到小排列。

**3. 图谱构建方法**　利用 Mapmaker/Exp Version 3.0 软件，将符合 1:1 分离比的标记进行两点分析。用"group"命令（LOD = 3.0，最大重组率 $r=0.4$）推测可能的连锁群。对于标记数少的连锁群直接利用"order"命令计算出每组内标记的相对位置，再用"ripple"命令确定最佳顺序；对于标记数较多的连锁群进行多点分析，确定最大的似然图谱，并根据"Kosambi"函数计算图距，然后用 Mapdraw V2.1 软件绘制连锁框架图。最后将能够连锁的 3:1 分离标记逐个添加到图谱中（LOD = 3.0，最大重组率 $r=0.4$），得到最终的遗传图谱。

**4. 图谱构建结果**　将 132 个位点中的 80 个位点（72 个 ISSR 和 8 个 SSR）定位在 13 个连锁群上，覆盖全长 2633.9cM，平均位点数为 6.2 个，两位点间平均图距为 33.4cM。位点最多的连锁群为 LG1 和 LG2，分别包含 31 个和 17 个位点，位点数最少的连锁群只有 2 个。连锁群 LG1 遗传距离最长，达 1295.7cM；LG7 遗传距离最短，为 15.4cM。各连锁群平均间距最大的为 43.6cM，最小的为 7.7cM。图 9 − 5 显示利用 ISSR 标记和 SSR 标记在北柴胡连锁群中的分布情况。

## 四、罗汉果果实相关性状 QTL 定位

罗汉果 *Siraitia grosvenorii* (Swingle) C. Jeffrey 是葫芦科罗汉果属多年生雌雄异株植物，是我国特有的药用和甜料植物。以罗汉果的部分果实相关性状 QTL 定位为例，详细说明其操作过程。

**1. 材料准备**　以罗汉果野红一号为母本，长滩果为父本，杂交获得 F1 代种子，将父母本及 150 株子代种植于实验地，3 个重复。

**2. 质量性状及部分果实相关性状调查**　调查 F1 群体及双亲各 3 株，质量性状包括植株性别、茎颜色、叶面蜡质、幼果腺毛颜色、果实形状；数量性状包括果实鲜重、果实横径、果实纵径、果形指数。5 个质量性状数据采用 0 − 1 系统记录。

**3. 分子标记分析**　ISSR − PCR 反应体系：在 25μL PCR 反应体系中，含 20～50ng 模板 DNA，1.5U Taq 酶，1 × PCR 缓冲液，2.5mmol/L MgCl₂，4 种 dNTPs 各 150μmol/L，0.5μmol/L 引物。PCR 反应程序为：94℃预变性 3 分钟；94℃变性 1 分钟，52℃退火 50 秒钟，72℃延伸 2 分钟，运行 40 个循环；循环结束后 72℃延伸 7 分钟。SRAP − PCR 反应体系：反应总体积为 10μL，其中模板 DNA 30ng，Mg 2.0mmol/L，引物

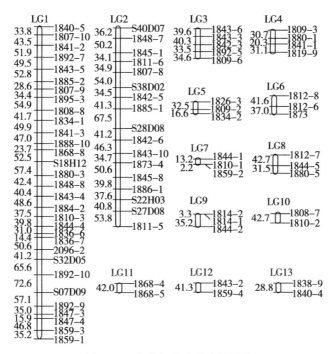

图 9 - 5　北柴胡的遗传连锁图谱

0.6μmol/L，dNTPs 0.25mmol/L，Taq DNA 聚合酶 0.5U。

**4. 电泳结果统计**　对扩增产物的电泳结果采用 0 - 1 系统记录。观察扩增条带的有无，有带者赋值为 1，无带者赋值为 0，模糊不清或缺失者赋值为 " - "。本研究总共获得 278 个标记位点（51 个 ISSR 位点，222 个 SRAP 位点和 5 个质量性状位点）。

**5. 连锁图谱构建**　应用 Join Map 4.0 软件（试用版）构建图谱，设置 LOD≥3.0，选用 Kosambi 函数将重组率转换成遗传距离（cM），最后用 MapChart 作图，得到一张包含 203 个标记的罗汉果遗传图谱（见图 9 - 6），其中有 29 个 ISSR 标记，173 个 SRAP 标记和 1 个形态标记，构成 19 个连锁群（3 个以上位点），图谱总长度为 1474.1cM。连锁群的长度在 19.5～143.0cM 之间，平均长度 54.6cM。每个连锁群上的标记数是 2～36 个，标记间平均距离为 7.3cM，大部分标记在连锁群上均匀分布。

**6. 果实相关性状的 QTL 定位**　应用复合区间作图方法，以 LOD≥2.5 为阈值，对果实相关性状进行了分析，共检测到影响果实性状的 QTL13 个，分别被定位在 6 个连锁群上，其 QTL 在连锁群上的分布见表 9 - 2。以果实鲜重的 QTL 为例说明其结果，检测到控制果实鲜重的 QTL3 个，分别位于第 2、3、4 连锁群上，分布在 4.01～51.72cM 之间，LOD 值介于 3.6～7.4 之间，遗传贡献率分别为 31.88%、16.37%、14.88%。3 个 QTL 的加性效应均小于 0，表明增效基因由母本野红一号提供，这 3 个 QTL 位点在连锁图谱中位置见图 9 - 7。

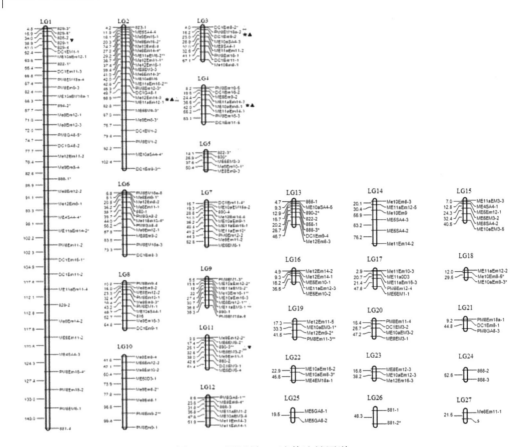

图 9 - 6　罗汉果 F1 遗传连锁图谱

表 9 - 2　罗汉果部分果实相关性状的 QTL 分布

| 性状 | 连锁群 | 两侧标记 | 位置（cM） | LOD 值 | 加性效应 | 显性效应 | 解释变异（%） |
|---|---|---|---|---|---|---|---|
| 果实鲜重 | 2 | Me12Em14 - 3/ME11aEm12 - 1 | 51.72 | 7.40 | -8.16 | 13.62 | 31.88 |
| | 3 | PM8EM18a - 2/DC1Em9 - 2 | 4.01 | 4.27 | -4.79 | 9.29 | 16.37 |
| | 4 | ME11aEm14 - 3/ME10aEm8 - 1 | 28.41 | 3.61 | -5.16 | 5.89 | 14.88 |
| 果实横径 | 2 | Me12Em14 - 3/ME11aEm12 - 1 | 55.71 | 3.33 | -2.18 | 3.03 | 14.22 |
| | 3 | PM8EM18a - 2/DC1 Em9 - 2 | 4.01 | 3.69 | -1.84 | 3.08 | 15.43 |
| | 4 | ME11aEm14 - 3/ME10a Em8 - 1 | 30.41 | 2.79 | -1.81 | 2.50 | 11.63 |
| 果实纵径 | 2 | Me12Em14 - 3/ME11aEm12 - 1 | 53.17 | 6.06 | -4.53 | 10.48 | 32.95 |
| | 3 | DC1Em8 - 2/PM8 EM18a - 2 | 0.01 | 2.61 | -2.38 | 0.12 | 12.39 |
| | 4 | ME10aEm8 - 1/ME11aEm14 - 1 | 36.51 | 4.13 | -3.42 | 6.80 | 21.26 |
| | 9 | ME8Em12 - 1/ME11aEM3 - 1 | 29.41 | 2.65 | -0.32 | 12.75 | 13.97 |
| | 11 | 890 - 3/ME8EM3 - 2 | 19.41 | 3.04 | -1.48 | 11.60 | 17.13 |
| 果形指数 | 1 | 826 - 2/829 - 1 | 29.91 | 3.46 | -0.01 | -0.11 | 24.95 |
| | 11 | 890 - 3/ME8EM3 - 2 | 21.41 | 4.12 | -0.02 | 0.16 | 23.19 |

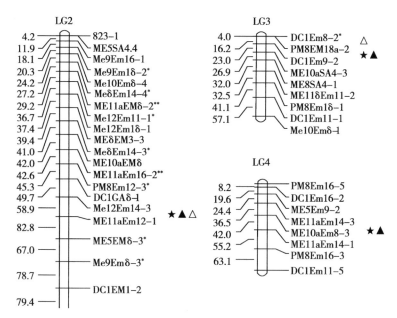

图 9 - 7　罗汉果果实鲜重的 QTL 位点在连锁图的定位

# 第十章 DNA 条形码技术

寻找中药材品种的有效鉴定方法是中药现代化的科学关键问题之一，有关中药材品种鉴定方法，已有形态、显微、超微结构和化学指纹图谱等方法，在中药材鉴定和评价其质量研究中发挥了重要作用。但运用现有鉴定方法对加工后的中药饮片、粉末和含有生药原型的传统中成药（丸剂、散剂等）鉴定时，形态鉴定、显微鉴定和化学指纹图谱鉴定存在较大局限性。DNA 条形码（DNA barcoding）技术是新近发展的一种分子鉴定技术，可利用引物扩增短的 DNA 条形码序列来实现上述中药材的快速准确鉴定。因此建立我国中药材 DNA 条形码数据库，促进药材 DNA 条形码鉴定技术实现数字化和定量化，成为国际通行鉴定标准，具有重要意义。

## 第一节 概 述

### 一、概念

条形码技术（barcode techniques）是在计算机和信息技术基础上产生和发展起来的容编码、识别、数据采集、自动录入和快速处理等功能于一体的新兴信息技术，并以其独特的技术性能广泛应用于各行各业，极大提高了生产效率。随着分子生物学技术的进步和生物信息学的发展，2003 年加拿大动物学家 Paul Hebert 首次将"DNA barcoding"引入生物界，如同超市中以条形码识别产品，DNA barcoding 以 A、G、C 和 T 4 个碱基在基因中的排列顺序识别物种。通过使用一个或几个具有足够变异的短标准 DNA 片段作为物种的条形码，对物种进行快速、准确的识别和鉴定，即 DNA barcoding 技术。Hebert 等对动物界 13320 个物种（分属于脊椎动物和无脊椎动物共 11 门）的线粒体细胞色素 c 氧化酶亚基 I（cytochrome c oxidase subunit I，CO I）基因序列片段（650bp）进行了比较分析，结果表明，除腔肠动物门外，其余 98% 物种的遗传距离差异在种内为 0% ~2%，种间遗传距离平均可达到 11.3%。

DNA 条形码技术提供了信息化的分类学标准和有效的生物分类学手段，成为进展最迅速的学科前沿之一。目前它主要应用于生物信息学和分类学领域，该技术具有以下几个特点：

**1. 取材广泛性** 应用 DNA barcoding 技术时，取材不受发育阶段及个体形态特征的影响。药用植物的部分叶片、种子或其他部位，药用真菌的菌丝、孢子，药用动物的毛发、血液或部分组织等，甚至对保存的标本和冰冻的组织，均可利用引物扩增短的 DNA barcoding 序列，从而实现对物种的快速准确鉴定。因此，较之传统方法，应用 DNA barcoding 技术扩大了检测样本的范围，即使样本受损也不会影响识别结果，有利于实现标准化。

**2. 鉴定准确性**　利用形态学方法鉴别物种特征时，可能因趋同或变异导致对物种的鉴定出现误差，而 DNA barcoding 技术直接利用物种的 DNA 序列，不但使鉴别结果数字化，而且具有特异性和可重复性。与其他鉴定方法相比，具有更加准确、可靠、客观的特点，可以实现门、纲、目、科、属、种、变种等不同分类水平上的物种鉴定，从而鉴定出许多群体中普遍存在的隐存分类单元。

**3. 使用方便性**　DNA barcoding 技术只需一对或几对通用引物进行扩增，操作方法简便、高效、可重复。在统一构建好 DNA barcoding 序列数据库的基础上，任何人都可以利用数据库方便地进行数据比对，不需要具备很精准的专业知识和技术能力，便于交叉学科的研究者能很好地运用该技术完成鉴定工作，从而加快生物分类的进程。

**4. 信息通用性**　DNA 分子标记鉴定技术通常针对特定物种选择不同的 DNA 序列进行研究，不同操作者选择不同的引物序列，导致结果缺乏通用性，数据库不能集成。而 DNA barcoding 序列数据库提供的大量遗传信息在不同物种之间具有可比性，在全球物种鉴定中可以形成统一的标准，构建系统进化树，新物种也可以通过条形码数据追寻它在系统进化树中的位置，更有利于生物系统进化研究。

## 二、原理

就像零售业的条形编码一样，每个物种的 DNA 序列都是唯一的。由于在 DNA 序列上，每个碱基位点都有 A、G、C、T 四种选择，从理论上来讲，15 个碱基位点就有 $4^{15}$ 种排列方式，是现存物种数的 100 倍。考虑到蛋白质编码基因中密码子的简并性，也只需要 45 个碱基就能实现。依据每百万年 2% 的进化速率推算，一个有 100 万年生殖隔离历史的物种类群，平均每 600bp 的 DNA 序列就有 12 个特征信号位点可用于识别。即使在亲缘关系很近的类群中，大多数物种的进化历史都超过了 100 万年。因此，长度为 600bp 的 DNA 片段足够用来对绝大多数物种进行 DNA 条形码分析，从理论上讲可以保证每一个物种都有唯一的 DNA 条形码序列。

能够用作 DNA barcoding 分析的序列，应当符合下列标准：①变异性适当。目标 DNA 序列在物种之间具有足够的变异性，同时又具有相对的保守性。②目标 DNA 序列应当包含足够的系统进化信息，可以定位物种在分类系统（科、属等）中的位置。③目标 DNA 序列两侧存在保守区域，便于设计通用引物。④目标 DNA 序列片段大小为数百个碱基对，有利于提取和扩增，尤其便于有部分降解的 DNA 的扩增。

# 第二节 方法与技术

## 一、DNA 条形码工作流程

DNA 条形码工程的首要目标是建立可用来作为标本鉴定工具的生命 DNA 条形码数据库（barcode of life data systems，BOLD）。中药材 DNA 条形码鉴定技术是应用分子系统进化方法对特定植物物种进行研究，即把来自不同生物个体的同源 DNA 序列进行 PCR 扩增和测序，随后对测得的目的序列和数据库中的参考序列进行多重序列比对和聚类分析，从而将个体精确定位到一个已描述过的分类群中。DNA 条形码技术的工作流程与分子系统学研究类似，主要有以下步骤：

1. **采集所需样品并提取 DNA** 从不同样品及样品的不同部位中提取 DNA 的方法不同，分离提取的难易程度也不同。在 DNA 提取过程中应尽量避免使 DNA 断裂和降解的各种因素，以保证 DNA 的完整性，为后续实验打下基础。中药材样品 DNA 的提取可利用各种成熟的方法，如改良 CTAB 法、QIAGEN 试剂盒法等。

2. **设计和合成通用引物** 研究分析 NCBI 和 GenBank 数据库中的 DNA 序列，确定 GenBank 数据库中可以用做条形码的基因区的序列数量，确定不同分子标记 DNA 序列用于 PCR 通用引物的设计，如动物来源的药材可根据 COI 基因设计通用引物，植物来源的药材可根据 rDNA ITS 序列、18S rDNA、叶绿体 matK、rbcL 和 trnH – psbA 等多个标记基因设计通用引物。

3. **进行 PCR 扩增，筛选引物，优化反应条件** 根据目标产物的长度设计 PCR 条件，以样品 DNA 为模板，以通用引物进行 PCR 扩增。注意保持样品 DNA 的完整性，若样品 DNA 降解严重，可以根据标记基因叶绿体 trnL（UAA）内含子的短片段设计通用引物，容易获得扩增条带。

4. **序列测定** 利用 ABI3730 sequencers（Applied Biosystems）等对 PCR 产物直接进行双向测序或克隆后测序。通常由生物公司提供 DNA 测序服务。

5. **结果分析** 测序结果经过校正，确定待分析的序列，采用 Blast 比较分析确定多位点的 DNA 分子标记中适合作为 DNA 条形码的序列，构建所研究物种的 DNA 条形码序列数据库；采用 UPGMA 法进行聚类分析构建物种的亲缘关系树；采用 Taxon DNA 软件结合一般统计软件对条形码进行 gap 检验以评价该 DNA 条形码理想与否。

Ratnasingham 和 Hebert（2007）明确指出提交动物条形码序列应包含以下信息：①物种名称；②凭证标本信息（目录号和馆藏号）；③采集号（采集人、采集日期和 GPS 定位地点）；④标本鉴定人；⑤*CO* I 基因序列至少 500bp；⑥用于 PCR 扩增的引物；⑦序列峰图。植物 DNA 条形码技术（工作流程）目前尚处于评估阶段，一旦该技术取得一致标准并完善后，亦可以参照此标准进行，并要求配有照片，以及采集地、形态特征等有关信息的文字描述。

中药材 DNA 条形码鉴定平台技术路线见图 10 – 1。

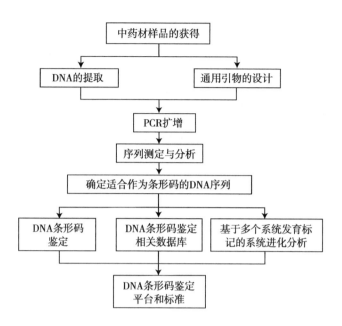

图 10 - 1　中药材 DNA 条形码鉴定平台技术路线示意图

## 二、植物 DNA 条形码常用备选片段

迄今为止，*CO* I 基因在动物分类鉴定中被证明是行之有效的。*CO* I 基因是线粒体呼吸链末端的一个催化酶，比其他基因在生化功能的研究上更完备，其结构、大小在许多生物体内相似。而且 *CO* I 基因包含多个不同的功能区，如质子通道、螺旋区（helicas）及环（loop），其中参与生化反应的序列比较保守。此外，线粒体是母系遗传、由单倍体组成，减少基因重组所造成的影响，使 *CO* I 基因成为研究系统发育关系很好的分子标记。

由于 *CO* I 基因在植物中的进化速率远慢于在动物中的进化速率，因此，不适合作为大多数植物 DNA barcoding 研究的识别基因。植物基因组进化较慢，很难确定哪一部分基因片段适合作为识别物种的"条形码"。此外，在植物中，谱系分选和杂交现象更加普遍，增加了筛选 DNA barcoding 序列的难度。目前，人们已经对植物中适合作为 DNA barcoding 的基因或片段进行了积极的探索，提出了一些备选的条形码片段或组合方案。

**1. *matK* 基因**　与叶绿体其他编码基因相比，叶绿体成熟酶 K 蛋白基因（*matK* 基因）的进化速率快，片段大小合适，种间差异度高，碱基替换数低。Lahaye 等采用 *matK* 基因的一对引物扩增了 1667 个植物材料（96% 是兰科植物），成功率达到 100%。但 Sass 等使用生物条形码联盟植物工作组（Plant Working Group of the CBOL，PWG - CBOL）建议的 *matK* 基因引物，扩增苏铁目植物的成功率仅为 24%；Kress 等对 48 属 96 种植物的扩增成功率也仅为 39.3%，正确识别率为 14.6%。对不同分支类群很难进行该基因的扩增和测序，引物通用性差，不同类群需要采用不同的引物。因此开发广泛适用于植物各类群的通用引物是利用 *matK* 基因进行 DNA barcoding 研究的一个工作重点。

**2. *trnH – psbA* 基因序列** 是进化速率最快的叶绿体间隔区之一，平均长度较短，大多在 340 ~ 660bp，具有物种水平的遗传变异和分化，片段两端存在 75bp 的保守序列，便于设计通用引物。Kress 和 Erickson（2007）比较分析了来自 39 目 43 科 48 属 96 个种的 9 个候选片段（*rpoB*、*rpoC1*、*matK*、*trnH – psbA*、*rbcL*、ITS、*accD*、*nhdJ* 和 *YCF*5），结果表明所有片段中，*trnH – psbA* 片段在扩增成功率和物种识别率方面表现最好。Newmaster 等（2008）利用 *trnH – psbA* 片段进行肉豆蔻科内毛楠属的 DNA barcoding 研究。结果表明，每个品种都可以产生特异片段，并能成功识别 70% 的种。DNA 条形码应用的一个难题就是难于识别近缘种和近期分化的物种，*trnH – psbA* 在这方面表现较好，但由于有过多的插入/缺失使其难以用于非同属物种间的比对。然而，就现有的研究结果来说，即使 *trnH – psbA* 片段不能单独作为植物条形码使用，也可以作为组合方案中的一个候选片段。

**3. *rbcL* 基因** 编码 1,5 – 二磷酸核酮糖羧化酶/加氧酶（Rubisco）大亚基的基因，由叶绿体基因组编码。由于在 GenBank 中有大量的 *rbcL* 基因序列数据，并且具有通用、易扩增、易比对的特点，*rbcL* 基因已经成为分子系统学研究中使用最为广泛的分子指标之一。Lahaye 等比较了不同植物的 *rbcL* 基因 DNA 条形码片段，发现该片段对物种的区分度比 *matK* 和 *trnH – psbA* 小。*rbcL* 基因全长 1300bp 左右，而作为条形码片段的长度在 300 ~ 800bp，因此有些研究仅选取其中一段进行扩增。Kress 等选取 *rbcL – a* 片段进行扩增，成功率达 90% 以上，单片段在属水平上的区别率达到 69.8%。但许多研究结果表明，该片段的变异主要存在于种以上水平，在种内和种间水平的差异不够大，不适于单独用作条形码研究。

**4. *nrITS* 基因序列** 核糖体内转录间隔区 *ITS*（18S – 5.8S – 28S），是植物分子鉴定中最常用的片段，也是最常用作种水平区分的片段。*ITS* 区段进化速率快，同源性比对复杂。Sass 等研究发现，*ITS* 在属水平上对苏铁目植物的区别率达 80.9%，可作为苏铁目植物的条形码。但 *ITS* 基因序列的长度和碱基组成变异大，且核基因组具有多拷贝特性，以及二级结构问题导致该片段扩增、测序、比对困难，这些成为 *ITS* 基因序列作为条形码应用的限制因素。

**5. 多片段组合** 多数研究结果显示，单片段识别率低，不易符合条形码鉴定的标准。因此筛选植物条形码不能仅关注单个片段，可考虑多片段组合。*rpoC1*（核糖核酸聚合酶 C1 亚基）+ *rpoB*（核糖核酸酶 B 亚基）+*matK* 或 *rpoC1* + *matK* + *trnH – psbA* 的组合方案由 Chase 等提出，是由相对保守的编码基因（*rpoC1* 和 *rpoB*）加进化相对较快的编码基因（*matK*）或非编码区（*trnH – psbA*）组成。*rpoC1* 基因和 *rpoB* 基因的引物通用性好，扩增成功率高，能区分相当数量的物种；*matK* 基因序列变异较大，能够提供更多的特征用于识别。*rbcL – a* + *trnH – psbA* 的组合由 Kress 等提出，*rbcL* 片段虽然变异较小，但通用性好，可以用作第一级分类的核心片段，从而将一个未知样品定位到科、属，甚至是种，不能被识别的样品则采用高变异的 *trnH - psbA* 序列进一步细分，因此该组合尤其适用于被子植物中物种丰富的属。Kim 等提出的 *matK + atpF - atpH + psbK - psbI* 或 *matK + atpF - atpH + trnH - psbA* 组合，在物种单系性分辨率上分别为 93.1% 和 89.3%。当前多数研究者倾向于 *matK* 和 *trnH - psbA* 组合，而第三个组合是 *atpF - atpH* 或 *psbK - psbI*。

常用部分植物条形码片段引物序列见表 10 - 1。

表 10 - 1　常用部分植物条形码片段的引物序列

| Gene | Primer | Direction | Sequence 5'→3' |
|---|---|---|---|
| *matK* | 2.1 | f | CCTATCCATCTGGAAATCTTAG |
| | 2.1a | f | ATCCATCTGGAAATCTTAGTTC |
| | 5 | r | GTTCTAGCACAAGAAAGTCG |
| | 3.2 | r | CTTCCTCTGTAAAGAATTC |
| | X | f | TAATTTACGATCAATTCATTC |
| | F（*Equisetum*） | f | ATACCCCATTTTATTCATCC |
| | R（*Equisetum*） | r | GTACTTTTATGTTTACGAGC |
| | F（*Adiantum*） | f | GATGTTGCAGTCTATTCATTC |
| | 390F | f | CGATCTATTCATTCAATATTTC |
| | 1326R | r | TCTAGCACACGAAAGTCGAAGT |
| | Angiosperms - KIM | f | ATCCATCTGGAAATCTTAGTTC |
| | | r | GTTCTAGCACAAGAAAGTCG |
| | Plants - KIM | f | CRATCWATTCATTCAATATT |
| | | r | CGTACAGTACTTTTGTGTTT |
| | *matK* - Kew | f | AATATCCAAATACCAAATCC |
| | | r | ACCCAGTCCATCTGGAAATCTTGGTTC |
| *trnH - psbA* | *psbA*3 | f | GTTATGCATGAACGTAATGCTC |
| | *trnH* - 05 | r | CGCGCATGGTGGATTCACAATCC |
| *rbcL - a* | *rbcL - a*F | f | ATGTCACCACAAACAGAGACTAAAGC |
| | *rbcLajf*634R | r | GAAACGGTCTCTCCAACGCAT |
| | *rbcL - a*R | r | CTTCTGCTACAAATAAGAATCGATCTC |
| *nrITS* | ITS5a | f | CCTTATCATTTAGAGGAAGGAG |
| | ITS4 | r | TCCTCCGCTTATTGATATGC |
| *atpF - atpH* | *atpF* | f | ACTCGCACACACTCCCTTCC |
| | *atpH* | r | GCTTTTATGGAAGCTTTAACAAT |
| *psbK - psbI* | *psbK* | f | TTAGCCTTTGTTTGGCAAG |
| | *psbI* | r | AGAGTTTGAGAGTAAGCAT |

植物基因组的进化与动物基因组完全不同。动物存在生殖隔离，不同物种的动物无法繁殖杂交后代，可以此作为标准鉴定动物物种。但许多植物物种间可以互相杂交，这

就模糊了它们之间的遗传边界，造成了植物在种水平上有较大差异，不同物种同一片段的进化速率是不同的。采用片段组合进行 DNA barcoding 研究在一定程度上可以降低种内变异带来的影响，同时减少种内和种间变异的重叠。多片段组合应该由进化速率快慢不同的片段组成，编码基因和非编码区组合是较好的选择。因此在寻求整个植物界通用的条形码过程中，可首先找出适合大部分植物的片段或组合，再针对不同的科属选择不同的条形码。编码基因受选择的压力大，通常变异较小，特别是叶绿体基因组相对比较保守，使用编码基因和非编码基因的组合，有助于更好地识别和鉴定物种。

### 三、DNA 条形码研究存在的问题及前景

作为一种新兴的物种鉴定方法，DNA barcoding 技术具有简便性和高效性，加快了物种鉴定和物种进化历史研究的步伐，弥补了传统分类学的不足，并提高了分类学信息的可信度。但也应该看到其局限性。

首先，就目前的研究而言，在整个生命世界里，即使在整个植物界，由于杂交或者基因渗入而使物种边界显得模糊不清，利用一个基因或单个 DNA 短片段来解决所有物种的复杂分类关系是不可能的，尤其是近缘和近期分化的物种。这需要加大、加快样品测序规模，在大规模数据分析的基础上，筛选出更合适的条形码片段或组合条形码。

其次，如果说 DNA 条形码研究的主要功能侧重于对以往已有描述的物种或类群进行鉴定，那么在分子手段介入的同时，难免会出现一系列问题，主要体现在与形态分类学研究结果的冲突，如隐形种的出现和 DNA 条形码的通用性等。因此，对物种进行分类时，必须综合考虑 DNA 条形码鉴定和传统形态分类学研究的结果。

另外，植物条形码的分析方法也不够成熟，需要利用生物信息学手段，进一步开发出适合多片段和针对某些特殊片段（如 *trnH* – *psbA*）的分析方法。正如林奈双名法为物种建立了一个形态特征的小型标签，短的特征 DNA 序列构成了一个物种基因组的小型标签。

尽管还存在争议，但 DNA 条形码已经在动物界得到广泛应用，在植物界的研究也正在快速开展，这将有助于非分类学专业工作者对有关材料进行快速、准确的鉴定。DNA 条形码不能取代传统的分类学，但作为数字信息 DNA 序列，其准确性、丰富性，以及独一无二的可重复性将使该技术成为分类学家的有力工具。随着生物技术的发展，测序反应将会更快速、更便宜，有利于构建更完整的公共序列数据库，最终将使 DNA 条形码这一快捷、高效的技术越来越实用。

## 第三节　应用实例

我国中药种类繁多，资源丰富，由于产区广泛及之人为掺假等多种因素，导致中药基原混乱，品质参差不齐，真伪难辨。因此寻找有效的中药基原鉴定方法是进行中药现代化必需解决的关键问题之一。经典的中药基原鉴定方法主要是原植物（动物）鉴定、性状鉴定、显微鉴定和理化鉴定，这些鉴定方法在中药鉴定及其质量评价中发挥着重要

作用。随着现代分子生物学技术的快速发展，分子生物学鉴定（如 RFLP、RAPD、AP - PCR等 DNA 分子标记技术）及基因芯片等技术亦应用于中药鉴定中，取得了迅速的发展。方法弥补了经典鉴定法的许多缺陷和难题，在物种鉴定方面展示了广阔的应用前景。但上述分子标记技术也存在通用性差，没有整合的国际应用平台，不适于推广等缺点。

近年来，用 DNA 条形码技术获得的标准 DNA 序列逐渐增多。作为一种科学标准的鉴别工具不仅可用于中药饮片、中药粉末及中成药的鉴定，而且可有效鉴定药用动植物新物种、发现隐形种和进行系统分类学的研究，同时在出、入境植物检验、检疫中，对防止外来有害生物入侵和物种资源保护方面也可发挥重要作用。

## 一、石斛及其常见混淆品的 *matK* 基因序列研究

石斛为贵重中药，具有滋阴清热、生津益胃、泻肺止咳等功效。现代药理研究表明，石斛具有治疗白内障、抗肿瘤、抗衰老、增强人体免疫力及扩张血管的作用。《中国药典》（2015 年版）规定石斛属金钗石斛 *Dendrobium. nobile* Lindl. 、鼓槌石斛 *D. chrysotoxum* Lindl. 和流苏石斛 *D. fimbriatum* Hook. 三个品种的栽培品及其近似种为中药石斛的基原植物。目前市场上药用的石斛除了来自石斛属植物外，还有来自石仙桃属 *Pholidota*、金石斛属 *Flickingeria* 和石豆兰属 *Bulbophyllum* 的植物。不同种石斛药用成分差异很大，但加工后外形十分相似，形态鉴别相当困难，造成了石斛药材市场混乱，以次充好、以假乱真现象屡禁不止。通过 *matK* 基因序列来分析石斛及其混淆品，可为石斛的鉴定提供分子依据。

8 个石斛样本依照改进的 CTAB 法提取总 DNA。采用 PCR 扩增 *matK* 基因片段。引物序列分别为：P1（5' - CCT ATA TCC GCT ACTCCT TC - 3'），P2（5' - CTC AGT GAA TTT CAC CAC G - 3'）。反应体系为（20μL）：10 × Buffer 2μL，MgCl$_2$ 2mmol/L，Taq DNA 聚合酶 1μL，dNTP 1mmol/L，P1、P2 分别为 0.5μmol/L。模板约 100ng，双蒸水补足体积。扩增条件：94℃预变性 5 分钟，再以 94℃变性 30 秒钟、50℃复性 30 秒钟、72℃延伸 1.5 分钟，循环 30 次，在 72℃保温 7 分钟。PCR 产物约 1.4kbp，以 Pharmacia Biotech 公司生产的 Sephaglas™ BandPrep Kit 进行凝胶回收纯化。纯化后的产物以 pGEM - T easy vector 连接，再转化大肠杆菌 DH5a，在含有 IPTG、X - gal 和氨苄青霉素的培养基上进行蓝白斑筛选，挑取白色菌落培养后，抽质粒，分别用酶切法（*EcoR* Ⅰ）及 PCR 法鉴定阳性菌。取阳性菌落测序，测序引物分别为 P1、P2 及 PS（5'- AAT CCA - TTT ACG TAT TTT CA - 3'），经 3 个反应可测出完整的 *matK* 基因序列，约 1340bp 左右。将 *matK* 基因的长度根据 GenBank 已发表的兰科植物的 *matK* 基因长度确定，利用 CLUSTAL X1.8 软件排序，排序结果输入 PAUP4.0 系统分析软件分析遗传距离，分别采用邻接法（NJ）、和类平均法（UPGMA）在 MEGA1.02 软件中构建分子系统树（见图 10 - 2）。置信度用自举检验法（bootstrap test）检验，共进行 2000 次循环，以评价分支图的可靠性。

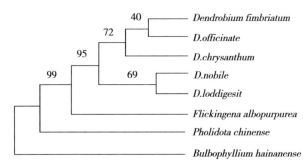

图 10 - 2　利用 *matK* 基因序列构建的 NJ 分子系统树

利用 *matK* 基因序列构建的 NJ 分子系统树显示 5 种石斛正品的分支聚在一起，而其他 3 种混淆品则聚在外方，且 bootstrap 支持率达 99%，从分子进化观点表明 5 种正品石斛间的遗传距离与其他 3 种非石斛属混淆品间距离更近。而 3 种混淆品中，以滇金石斛与石斛组植物遗传距离最近，石仙桃次之，海南石豆兰则最远。综上所述，以 *matK* 基因序列作为石斛类药材的分子标记是可行的。

## 二、*ITS2* 序列鉴定小茴香及其常见混伪品

小茴香为临床常用中药，传统中医药理论认为其具有散寒止痛、理气和胃的功效。来源于伞形科植物茴香 *Foeniculum vulgare* Mill. 的干燥成熟果实，有些地区把同科植物莳萝 *Anethum graveolens* L.、毒芹 *Cicuta virosa* L.、孜然芹 *Cuminum cyminum* L.、防风 *Saposhnikovia divaricata*（Turcz.）Schischk、葛缕子 *Carum carvi* Linn. 的果实作为小茴香药用。这 5 种混淆品也来源于伞形科植物的果实，均为双悬果，都具有特异香气且显微特征同样具有油室或者油管等特征，传统的经典鉴定方法难以准确鉴定。利用 ITS2 序列鉴定小茴香及其常见混淆品，为小茴香药材快速、准确鉴定提供了分子依据。

以采集的 4 个小茴香样本为材料，进行 DNA 提取、PCR 扩增、PCR 产物纯化及序列测定。6 个伪品的 42 个样本的 ITS2 序列均来源于 Gen Bank。将 4 个小茴香测序获得的峰图利用 Condon Code Aligner V3.7.1 校对拼接，然后将该序列与 Gen Bank 上下载的 ITS2 序列采用基于隐马尔可夫模型的 HMMer 注释方法去除两端 5.8S 和 26S，获得 ITS2 间隔区序列。通过 MEGA4.1 软件对小茴香不同样本进行种内序列对比，构建其 NJ 系统发育树。

通过对小茴香核基因序列进行研究，显示 ITS2 序列在小茴香基原植物鉴定方面具有以下特点：小茴香 ITS2 序列较短，约为 220bp，降低了提取、扩增和测序的难度，此特性也将更有利于获取发生降解的样本序列。从基于 ITS2 序列构建的小茴香及其易混品的 NJ 树可以看出，小茴香 17 个样品聚为一支，支持率为 97，明显与其常见混淆品分开。说明通过 ITS2 序列能很好地区分小茴香及其混淆品。从基于 ITS2 构建的 NJ 树图可以看出，小茴香具有单系性，不同个体聚在一起，同时也很容易与其混淆品区别开来。因此 ITS2 序列适用于药材小茴香与其混淆品的鉴定。

# 第十一章　基因组学

基因组学（genomics）的概念由美国科学家 Thomas Roderick 于 1986 年提出。研究工作始于二十世纪七十年代，人类与水稻等几个物种基因组计划的启动，推动了基因组学的发展。二十一世纪初，随着人类基因组草图绘制工作完成，生命科学进入以转录组学（transcriptomics）和蛋白质组学（proteomics）为核心的后基因组学（post – genomics），即功能基因组学（functional genomics）时代。后基因组学强调以整合思维了解生命活动和生命现象，因而，对基因组学、转录组学、蛋白质组学以及代谢组学的信息需求日益扩大。高通量测序技术平台的发展，使快速、高效、大规模获取物种全基因组序列信息成为可能，后基因组学研究进入一个迅猛发展的全新时期。

## 第一节　概　述

基因组（genome）是一个物种所有基因的总和，基因组学是研究物种基因组结构、功能及表达产物的学科。即对某一物种细胞、组织或器官的所有基因进行核苷酸序列分析、基因定位和基因功能分析的一门学科。广义基因组学在 DNA（基因组）、RNA（转录组）和蛋白质（蛋白质组）三个水平研究细胞或组织的所有基因，揭示各基因的精确结构、相互关系及表达调控，对生物的整体遗传特性进行系统研究，阐明基因组的组成与结构特征，以及生物体如何利用基因发挥特定生物学功能。

依据研究内容侧重点的不同，基因组学主要分为四个领域：结构基因组学（structural genomics）、功能基因组学（fnctional genomics）、比较基因组学（comparative genomics）和表观基因组学（epigenomics）。

**1. 结构基因组学**　是测定物种全部基因组 DNA 序列，研究基因组结构特点并构建高分辨率的遗传图、物理图、序列图和转录图，解析所有蛋白质组成与结构的学科。结构基因组学重视快速、大量的全基因组序列测定、基因组结构及蛋白质结构解析。结构基因组学主要包括以下研究内容：

（1）遗传图谱　表示基因或 DNA 标志在染色体上相对位置和遗传距离的基因组图谱。它反映了染色体上两点之间的连锁关系，又称为连锁图谱。遗传图谱以细胞减数分裂时同源染色体发生交换的 DNA 区段为标记。通常，遗传图谱利用各种 DNA 多态性，如 RFLP、RAPD、AFLP、SSR、SNP 等分子标记手段，通过计算遗传标记之间的重组频率来绘制。

（2）**物理图谱**　指 DNA 序列上两点之间的实际距离。其目标是在基因组中每100kb 设一个标志点（即"路标"）。目前最满意的是以已定位的 DNA 序列——序列标记位点（sequencing tagged site，STS）作为"路标"，以 DNA 的实际长度（bp、kbp、Mbp）为"图距"绘制物理图谱。物理图谱是进行 DNA 序列分析和基因组织结构研究的基础。

（3）**序列图谱**　指全部基因组 DNA 的核苷酸序列。为获取物种基因组序列图谱，以往的做法是首先根据物理图谱将基因组分为若干具有标识的区域，再分区域进行测序分析，在同一区域内利用 DNA 片断重叠群使测序工作得以不断延伸；或采取全基因组鸟枪法等策略，直至完成全基因组测序。新近出现的高通量测序技术平台，可以直接打断基因组 DNA 进行深度测序，利用软件综合分析获得全基因组的 DNA 序列图谱。

（4）**转录图谱**　是以基因表达序列标签（expression sequence tag，EST）为标志在基因组上绘制的图谱。获得足够多的 EST 序列后，通过对这些 EST 片段进行染色体定位，最终绘制出可表达的基因图——转录图谱。据此，可以了解不同基因在不同时间、不同组织的表达情况，正常与异常状况下基因表达差异。来自不同组织和器官的 EST 可为基因的功能研究提供有价值的信息，为基因鉴定提供候选基因。

（5）**蛋白质结构解析**　解析所有可能的蛋白质折叠的空间结构是结构基因组学的主要目标。结构生物学，已从传统的由已知蛋白质获取结构信息，转向先确定蛋白质结构随后确定蛋白质功能。蛋白质由结构转化到功能的研究，也从基于序列功能域的方法，发展为先利用 X 射线晶体衍射或核磁共振质谱扫描蛋白质结构，再与一个已知活性部位的几何形状和化学特性相匹配来推测蛋白质功能。在基因组学研究中，蛋白质结构信息，无论是实验的还是预测的，对于确定蛋白质功能都具有重要作用。

**2. 功能基因组学**　是在基因组静态碱基序列弄清楚之后开展的对基因组的动态生物学功能研究，因此也称为后基因组学。功能基因组学充分利用结构基因组学所提供的信息和产物，在基因组或系统水平上全面分析基因的表达及其调控模式，使生物学研究对象从单一基因或蛋白质上升到所有基因或蛋白质的整体水平。功能基因组学更注重基因的动态过程，包括基因的转录、翻译、蛋白质与蛋白质之间的相互作用等。它在DNA、RNA 和蛋白质水平解释基因的功能，包括与功能相关的基因突变和基因多态性分析（DNA 水平）、基因表达分析（RNA 和蛋白质水平），以及基因功能发现。

（1）**基因突变检测**　基因突变（gene mutation）是指细胞中的遗传物质（通常指存在于细胞核中的 DNA）发生的改变。包括单个碱基改变所引起的点突变，或多个碱基的缺失、重复和插入。高通量测序技术是最适用于基因组学快速、高效和大规模的要求，对非模式物种的基因突变检测具有明显优势。

（2）**基因多态性分析**　与基因功能相关的多态性主要有单核苷酸多态性和拷贝数多态性。单核苷酸多态性（single - nucleotide polymorphism，SNP）是指在基因组水平上由于单个核苷酸位置上存在转换或颠倒等变异所引起的 DNA 序列多态性。拷贝数多态性（copy number polymorphism，CNP）最早在人类基因组研究中发现，是指表型正常的人群中，不同个体间某些基因的拷贝数存在差异，一些人丢失了大量的基因拷贝，而另一些人则拥有额外、延长的基因拷贝，这种现象称为"基因拷贝数多态性"。

（3）基因表达分析 基因的遗传信息转化为其功能产物的过程称为基因表达，它包括基因的转录和翻译，并在多个环节进行调控，如转录、RNA 剪接、蛋白质翻译及翻译后加工。基因表达产物有 mRNA、非编码 RNA 和蛋白质。前两者是转录产物，对其进行的系统研究称为转录组学。后者是翻译产物，对细胞内所有蛋白质进行的研究称为蛋白质组学。蛋白质组学在大规模研究基因表达、揭示蛋白质功能、探索酶的催化调控等方面发挥着举足轻重的作用。

（4）基因功能发现 基因的功能包括生物学功能，如作为蛋白质激酶对特异蛋白质进行磷酸化修饰；细胞学功能，如参与细胞间和细胞内信号传递途径；发育功能，如参与形态建成等。通常运用遗传技术，通过识别某一基因在一个或多个生物模型中的作用来认识新发现基因的功能。基因敲除或抑制是最常用的遗传技术。选择具有该同源基因的生物模型，选择性灭活某个基因，相应地，生物体上也选择性失去某个功能，由此推断出该基因的生物学功能。另一种方法是，系统地灭活一整套基因，由此可以检测这些基因对特定细胞功能的影响，同时，一个新基因及其功能也会被识别。

**3. 比较基因组学** 在基因组图谱和测序技术基础上，对已知基因和基因组结构在种内或种间进行比较，以了解基因的功能、表达机制和物种进化的学科。

（1）全基因组的比较研究 比较基因组学的基础是相关生物基因组的相似性。两种具有近缘祖先的生物，它们之间具有种属差别的基因组是由祖先基因组进化而来，两种生物在进化的阶段上越接近，它们的基因组相关性就越高。如果生物之间存在很近的亲缘关系，它们的基因组就会表现出同线性，即基因序列的部分或全部保守。据此，利用基因组之间编码顺序和结构上的同源性，通过已知物种基因组的作图信息定位与之相近物种基因组中的基因，从而揭示基因潜在的功能、阐明物种进化关系及基因组的内在结构。

（2）系统发生的进化关系分析 比较基因组学以进化理论为基石，其研究结果又丰富和发展了进化理论。当在两种以上的基因组间进行序列比较时，实质上就得到了基因序列在系统发生树中的进化关系。基因组信息的增多使得在基因组水平上研究分子进化、基因功能成为可能。通过对多种生物基因组数据及其垂直进化、水平演化过程进行对比研究，可以对与生命活动至关重要的基因结构及其调控作用有所了解。

（3）种间比较基因组学研究 比较不同亲缘关系的物种的基因组序列，可以由一个物种的基因组研究情况，推测出另一物种的编码序列、非编码调控序列及该物种特有的某些 DNA 序列。

（4）种内比较基因组学研究 同种群体内基因组也存在大量的变异和多态性，正是这种基因组序列的差异构成了不同个体与群体对疾病的易感性和对药物与环境因子不同反应的遗传学基础。

**4. 表观基因组学** 又称基因调控图谱、表遗传学图谱，指在基因组（DNA）水平研究与基因表达调控相关的修饰作用、描述全基因组基因的表达活性。着重研究基因组染色质状态、DNA 甲基化状态、组蛋白的乙酰化、甲基化或磷酸化作用以及其他特殊化学修饰等。表观基因组学为基因组序列的功能剖析提供了背景，它使许多与性状相关的尚无定论的遗传数据变得非常有意义，有可能取代单基因研究。

# 第二节　方法与技术

基因组学为揭示生命现象本质提供了丰富的生物学信息，从遗传物质的基本构成，到基因的精确结构、表达调控，再到基因功能、基因的相互关系等等。为获取基因组学不同层面信息，人们开发了多种方法与技术。本节就近年来在后基因组学研究中较为常用的技术做一介绍。

## 一、高通量测序技术

高通量测序技术（high – throughput sequencing）是为满足大规模获取物种全基因组序列信息而发展起来的测序技术，又称为下一代测序技术（next – generation sequencing）。它融合了生物学、物理学及化学的高新技术，在对一个物种的基因组或转录组进行定性测序的同时也可以进行细致全貌的定量分析，因此，也被称为深度测序（deep sequencing）技术。

相对于 Sanger 测序法（第一代测序技术）的 96 道毛细管测序，高通量测序一次实验可以读取 40 万到 400 万条序列，测得 1G 到 14G 的碱基数，测序速度和获得的序列信息都大大提高，因而是一次革命性的改变。

当前市场上应用的技术平台有罗氏 454 基因组测序仪（Roche 454 Genome Sequencer）、Illumina（Solexa）基因组分析仪［Illumina（Solexa）Genome Analyzer］、AB Life Technologies SOLiD 系统、Polonator G. 007 和 Complete Genomics。这些平台虽模板固定策略与具体测序方式有所不同，但均以 DNA 扩增合成测序为基础，被称为第二代测序技术。以 DNA 或 RNA 单分子直接测序为特征的高通量测序技术称为第三代测序技术，即将投入市场的技术平台有 Helicos Biosciences 的 HeliScope、Pacific Bioscience 单分子实时 DNA 测序［Single Molecule Real Time（SMRT™）DNA Sequencing］和 Life Technologies VisiGen。

## （一）第二代高通量测序平台

高通量测序技术在模板文库制备、DNA 片段扩增策略、所用化学试剂及测序方法上有所不同，但在关键技术环节具有共同的特点：①都采用了大规模矩阵结构的微阵列分析技术——阵列上的 DNA 样本可以被同时并行分析；②利用 DNA 聚合酶或连接酶以及引物对模板进行扩增或延伸；③测序不需要电泳，而是通过显微设备观察并记录连续测序循环中的光学信号实现。相对于第一代测序技术，第二代测序技术对于样本和试剂的消耗量更低，测序时间缩短，而测序通量则大大提高。

**1. Roche 454 Genome Sequencer**　罗氏 454 基因测序仪采用边合成边测序，利用

焦磷酸法产生的光学信号来进行检测。首先将被打断为 300~800bp 的模板 DNA 小片段连上衔接子，变性为单链状态，在适当条件下与俘获 DNA 的微球连接，确保单链 DNA 分子与微球一对一结合。随后，结合有 DNA 片段的微球进行微乳滴 PCR（emulsion PCR，emPCR）扩增产物，经过多轮热循环，每个微球表面都结合了某一特定 DNA 片段的数百万个拷贝。然后将各微乳滴打散、DNA 片段变性，收集微球并转移到刻有数百万个规则微孔阵列的微孔板上，每个微孔只能容纳一个微球，每个微孔就是一个由 DNA 聚合酶催化的独立的测序反应器。通常的焦磷酸测序由 ATP 硫酰化酶和荧光素酶完成。在 DNA 聚合酶作用下，顺次加入反应体系中四种 dNTP 的一种结合到 DNA 链上释放出焦磷酸，在酶的级联作用下，这个焦磷酸经过一个合成反应和一个化学发光反应，同时释放出光信号。此反应释放出的光信号被仪器配置的高灵敏度 CCD 实时捕获。有一个碱基和测序模板进行配对，就会捕获到一分子的光信号，由此逐一读取 DNA 模板序列。

该技术主要优势为：①测序速度快，序列读取长。一般仪器可以在 10 小时的测序过程中获得达 600Mbp 的序列，每个序列长约 400~500 个碱基，并有望达到 1000 个碱基。②序列误读率低。DNA 延伸不需要额外的化合物进行标记，因而也不需要去掉标记基团或解除终止子的封闭，从而降低了错误几率。其缺点是：①由于没有终止基团以停止 DNA 链的延伸，在测定同核苷酸聚合物区域时，如一连串的 GGGGGG，焦磷酸测序只能依靠光信号的强度来推断同聚核苷酸的长度，易造成序列的插入－缺失错误。②焦磷酸导致的生物化学发光需要一系列酶的催化，试剂价格相对较高。

**2. Illumina Genome Analyzer**　该技术也采用边合成边测序的策略。与 454 平台不同的是，该技术的 DNA 扩增通过"桥式 PCR"实现。首先将小于 800bp 的 DNA 片段两端加上非对称的接头并变性为单链，将互补接头固定在芯片表面，然后利用两端接头与互补接头的共价结合将 DNA 片段固定在芯片表面形成寡核苷酸桥。互补接头同时充当了 PCR 反应的引物，经多个 PCR 循环，可以产生数千个仍然固定在芯片上的扩增产物，成为单一 DNA 片段"簇"。流通池中芯片表面的每条道上可以固定数百万这样的"簇"。测序反应阶段，通用引物杂交到变性为单链的扩增产物上，标记有不同荧光基团的 4 种核苷酸和 DNA 聚合酶加入反应体系进行 DNA 链的延伸。荧光标记的核苷酸同时充当可逆的终止子，因而任一轮循环都可以在每个碱基位置终止。采集每一循环的荧光图像，碱基特异的荧光标记揭示了这一轮中新加入的核苷酸是什么，由此经多个循环就获得了模板的 DNA 序列。

该平台主要优点是测序通量高，一般在 4~9 天的测序周期内可获得大于 100Gbp 的数据。缺点是序列读长较短，最初的读长只有 32~40bp，最新仪器读长可达 75~150bp，测序通量达 200Gbp。

**3. Life Technologies SOLiD System**　SOLiD 系统的边合成边测序策略采用的是寡聚核苷酸的连接反应，SOLiD（Sequencing by Oligo Ligation and Detection）由此得名。其 DNA 模板文库的制备与 454 技术相同，采用微乳滴 PCR 扩增。打破微乳滴后，带有 DNA 扩增片段的微球被收集、富集并固定在玻璃基板上形成一个无规则的阵列。测序反应起始于 DNA 文库模板连在微球上的接头序列互补的通用引物与接头区域的杂交，然后模板依次与一系列 5'-荧光标记、半兼并的八聚寡核苷酸杂交。八聚寡核苷酸 3'端的两个碱基确定，其他位置上碱基随机排列，连接反应发生在延伸链与有荧光标记的变性八聚寡核苷酸之间。连接反应后，获取荧光图像。接下来，在第 5 和 6 位碱基之间切开八核苷酸，将最后 3 个碱基以及荧光基团去除。每一轮连接反应都可以获得延伸链上第 1 和 2 位碱基的信息（即模板序列的第 1~2，6~7，11~12，16~17，21~22，26~27 和第 31~32 位上的碱基）。7 轮连接反应后，已经扩增的链变性脱落，系统重置。第 2 个引物结合到接头区域，第 2 个引物在 DNA 模板上的起始位置与第 1 个引物相比提前一个碱基。接下来有另外 7 轮上述连接循环。这样就可以读取一组新的位置 0~1，5~6，等的信息。这一过程继续进行，重置后所用引物都比上一个引物提前一个碱基，直到所有位置上的序列信息均被读取。

SOLiD 平台的优点是序列误读率低，由于每个碱基在两个独立的连接反应中都被测定，即每个碱基被测定两遍，因而可以确定错误识别的碱基，提高测序准确率。缺点是序列读长相对较短，目前，在 7~14 天的测序周期内，该技术可以产生大于 50Gbp 的测序通量，每个序列长度可以达到 50bp。

**4. Polonator G. 007 与 Complete Genomics** 这两个测序平台与 SOLiD 技术相似，Polonator G. 007 采用了单碱基探针。这一系统中，系统重置后，不需要进行连串的连接反应，因此测序错误不累积，这是该系统的一个优点。只是序列读长更短（26bp），每个测序反应产生的测序通量也较低（12Gbp）。Polonator 另一优点是价格较低，而且是一个开放的技术平台，允许最终用户变更并且改进测序操作或化学试剂。

Complete Genomics 改进了 DNA 模板文库制备中的 PCR 扩增及测序过程中的连接策略，使得该平台具有更高的容错能力，并降低了探针及锚定序列等试剂的用量。其缺点是序列读长依然很短。

## （二）第三代高通量测序平台

第三代高通量测序技术跨过了第二代技术依赖的基于 DNA 片段扩增的信号放大过程，在单一 DNA 分子组成阵列上进行合成，通过读取单个荧光分子进行测序，是真正的单分子测序技术。省去了昂贵的 DNA 簇扩增过程，第三代测序技术进一步降低了测序成本，同时又避免了扩增过程引入的偏差，而数据产出量更高，读取的序列也更长。

**1. Helicos HeliScope** 该技术能够实现在单个分子上边合成边测序，得益于高荧光标记的核苷酸及灵敏的信号检测仪器。打断的 DNA 小片段加上 poly（A）后为表面覆有 oligo（T）的阵列俘获而固定。数百万这样的 DNA 片段随机排列在分成 50 个通道的平面基板上，置于流通池中进行测序。每个测序循环中，DNA 聚合酶和 4 种荧光标记的核苷酸中的一种流入，按照模板序列延伸 DNA 链，阵列中发生了碱基延伸反应的 DNA 链就会发出荧光信号，由称为全内反射显微镜（total internal reflection microscopy，TIRM）的仪器收集并记录下来。经过洗涤，延伸了的 DNA 链上的荧光物质被切除并被移走，进行下一轮单个碱基的延伸、荧光标记切除以及图像的获取。

该平台测得的片段读长约为 30bp，在 8 天的测序周期中可获得 30～40Gbp 的序列通量。

**2. Pacific Biosciences SMRT™** PacBio 公司开发的单分子实时技术（single molecule real time，SMRT™）依赖于被称为零级波导（zero mode wave guide，ZMW）的纳米结构来实时观察 DNA 的聚合。该结构在芯片表面蚀刻出数以千计的纳米微孔，每个小孔底部固定一个噬菌体 DNA 聚合酶分子。测序过程中，由固定的酶根据单链 DNA 模板合成双链。每次加入一个碱基，聚合酶捕获具有荧光标记的 dNTP，并将其带到检测区间，产生荧光光曝。光曝的荧光颜色就揭示了模板上的互补碱基。通过共聚焦显微镜连续实时监控每个小孔的荧光光曝，就快速测定了每一个孔内 DNA 模板的序列。纳米微孔的检测区间非常狭小，从而提高了荧光信号检测的灵敏度，也降低了背景信号。

PacBio 技术在高速测序、长序列产出和低成本方面有着巨大的潜力。即将上市的设备预计的序列读长不低于 1500bp，一次测序只要 15 分钟。而未来序列读长将达到 10kbp，一次测序可能产出 100Gbp 数据。

**3. VisiGenLife** Technologies 的 VisiGen 研发的单分子实时合成测序仪与 PacBio 技术平台类似，也采用全内反射显微镜作为荧光检测设备。不同之处是该技术将 DNA 酶固定在基质表面，通过荧光共振能量转移（fluorescence resonance energy transfer，FRET）作用检测核苷酸序列合成过程中的荧光信号。DNA 聚合酶经过修饰，其活性位点附近携带一个荧光供体基团，而 dNTP 分子的 γ-磷酸上携带一个具有特定颜色的荧光受体基团。DNA 碱基延伸时，一个与模板配对的碱基被 DNA 聚合酶捕获，并使荧光受体基团靠近供体基团。荧光能量转移发生，发出相应颜色的荧光。一旦结束，荧光基团作为焦磷酸的一部分被 DNA 聚合酶释放。这样在本质上当核苷酸连接起来的同时协同产生了一个荧光的爆发。通过记录和分析荧光爆发时序就构建了 DNA 序列信息。

该仪器的性能也与 PacBio 技术平台相仿，一个测序运行 20 分钟，序列读长可达 1.5kbp。

此外，Oxford Nanopore Technologies 公司研发的单分子纳米测序技术采用一个完全不同的策略：在纳米孔中利用核酸外切酶解构 DNA 分子进行测序，通过纳米孔检测每个不同的碱基从 DNA 分子上解离时连续释放的特征电流信号，由此推导出 DNA 分子序列。这一检测系统不需要对 DNA 进行标记，也不需要复杂的光学器件，将是高通量测序技术的一个重要突破。

### （三）高通量测序技术平台一般流程及测序文库制备操作要点

目前已商业化的第二代高通量测序技术平台均包含以下几个程序：①测序文库制备；②测序及信号收集；③基因组拼接和组装扩增；④基因组富集与分析。如前所述，各平台的测序过程已高度自动化，而基因组富集与分析依赖生物信息学发展。因此，测序文库制备是最容易产生问题的环节。

一般情况下，测序所用样品起始材料都是双链 DNA，如基因组 DNA、反转录的 cD-NA 或免疫沉淀的染色质。这些 DNA 样品制备成测序文库，需要进行片段化、末端修饰、大小选择、加接头、纯化以及定量等步骤。几个主要技术环节如下。

**1. DNA 片段化**　DNA 片段化是指将双链 DNA 打断成小片段，然后将 3'- 和 5'- 端黏端碱基去除或填充成为平头末端。打断双链 DNA 有物理法和酶解法。物理法是在机械力作用下将 DNA 打断，这些机械力包括超声波、雾化、液压等。酶解法是使用适当浓度的 DNaseI/$Mn^{2+}$，以产生与机械力相当的作用。New England Biolabs 公司开发的 Fragmentase 和 Epicentre 公司的 Nextera™ 均可获得片段化的双链 DNA，后者还能在打断 DNA 的同时在片段两端加上适当的接头。

因物理法需要专门仪器，前期花费较高，且容易引起样品的交叉污染，不宜进行大批量样品处理。酶解法简单易行，在大批量样品处理，特别是需要体现样品重复性时具有很大优势。

RNA 样品稍有不同。对转录表达谱进行分析，通常的做法是从总 RNA 中分离 mRNA，反转录成双链 cDNA 后进行测序文库制备；也有先打断 RNA 后加 RNA 接头或 DNA 接头后直接进行扩增的报道。小 RNA 研究，将总 RNA 通过聚丙烯酰胺凝胶电泳进行大小分离，收集 15~30bp 范围片段，依次在 5'- 端和 3'- 端连上接头，再反转录成 cDNA 进行 PCR 扩增。

**2. 接头连接**　片段化的 DNA 文库需要在两端连上不同的接头，称之为 A 或 B。454 技术与 SOLiD 系统采用双链 DNA 随机连接，连接反应后需要去除接头为 A – A 或 B – B 的产物，因此会有 50% 的样品损失。Illumina 平台采用 Y 形接头，确保接头都是嵌合的 A – B 或 B – A。无论哪种情况，都会有接头的自身连接，可以通过琼脂筛选去除。

**3. 片段大小筛选**　DNA 片段大小筛选采用琼脂糖凝胶电泳。单链 DNA 容易降解，用预制胶及相应的电泳系统可以很方便地获得目标大小的 DNA 片段；双链 DNA 可以选用常规琼脂糖凝胶电泳回收。为了避免加热引起 AT 富集区的变性而导致 GC 偏好，凝胶回收过程中的加热步骤最好用激烈震荡取代。

**4. DNA 片段扩增**　第二代测序平台均需要几十亿分子输入，受起始的 DNA 样品数量限制，测序文库制备时需要进行 PCR 扩增以增加分子数量。众所周知，PCR 扩增具有序列偏好性，因而会导致有些 DNA 区段不被扩增，有些区段被大量扩增，使测得的数据有一定偏差。如前所述，第三代测序技术测序文库不需要 PCR 扩增，避开了这一问题。

**5. 测序文库质量控制与定量**　测序平台对文库的分子浓度非常敏感，适宜的 DNA 浓度对获得最大通量序列数据至关重要。常规 OD260/280 及 260nm 紫外吸收法难以排除其他不必要的 DNA 片段、单核苷酸、蛋白质、酚酸类化合物等杂质的影响。SYBR 和 PicoGreen 等使用嵌入式荧光染料可以准确测定双链 DNA 浓度，被推荐用于测序文库的 DNA 定量。以接头为引物进行的定量 PCR 可以对目标组分的 DNA 片段进行定量测定。

此外，为减少操作过程中的样品损失，选择无吸附的离心管很重要，必要时可以在反应体系中添加洗涤剂（如 0.02% Tween – 20）以减少离心管对核酸样品的吸附。

## （四）高通量测序技术的应用

与第一代测序技术相比，高通量测序技术有如下几个突出的优势：①不需要 DNA

文库构建过程，既省去了繁琐的克隆挑选工作，又避免了亚克隆过程中引入的偏差。②无论是第二代还是第三代测序技术，其测序过程实质上都是通过单分子 DNA 结合，在某个点上进行边扩增边测序，所以可以对混合多种 DNA 分子的样品进行测序。③测序采用平行处理策略，使得仪器可以在几百万个点上同时阅读测序，所以它的快速和高通量是第一代测序技术不能比拟的。④由于在一个 DNA 样品中某种 DNA 的丰度表现为它能在多少点上结合并被测序，也就是说被测序的次数反映了该 DNA 的丰度，使得高通量测序兼具了表达计数作用，因而具有准确的数字化定量功能。正因为此，高通量测序技术虽出现时间不长，但在基因组学的各个研究领域都已得到广泛应用。

### 1. 基因组序列分析

（1）全基因组测序　高通量测序技术的建立，使全基因组测序不再局限于模式物种，更多物种甚至个体的全基因组测序工作得以开展，为全面了解基因进化与功能提供了更多的信息资料。同时，反复的深度测序，还可以降低测序过程引入的错误，获取全基因组更准确的序列信息。

（2）发现性状相关基因及基因突变热点　通过收集性状突变体的多个样本，对这些样本平行测序，可以从头发现新的性状相关基因以及基因突变热点。理论上，如果收集足够多的样本，就可以用统计学方法去除个体差异的背景，分离到与该性状相关的所有基因。

（3）DNA 甲基化　利用亚硫酸氢钠处理后甲基化的胞嘧啶 C 不变，而普通胞嘧啶变成 U 的原理，可以定量地看到基因组上 DNA 甲基化的特征。

（4）DNA-蛋白质相互作用　高通量测序技术与染色质免疫沉淀相结合的 ChIP-seq 技术在研究 DNA-蛋白质相互作用方面有很大潜力。染色质免疫沉淀以后的 DNA 直接进行测序，对比参照序列可以直接获得蛋白质与 DNA 结合的位点信息。与 ChIP-chip 相比，ChIP-seq 可以检测更小的结合区段、未知的结合位点、结合位点内的突变情况和蛋白亲合力较低的区段。这对揭示转录因子与基因组 DNA 相互结合的调控网络具有重要意义。

### 2. 转录组表达谱分析

（1）表达谱特征分析　应用深度测序技术，可以较为方便地获得物种特定生长时期细胞、组织或器官的特异性基因表达谱。结合基因组序列信息对比分析，可揭示发育进程的特异基因谱及相应的表达调控过程；与这些细胞、组织或器官的代谢组学数据相结合，还可以为阐明某些化合物的代谢调控途径提供重要的基因信息。

（2）表达谱定量分析　基于深度测序的定量分析通过对测得的每条序列进行计数获得每个特定转录本的表达量，因而是一种数量化的表达谱检测，能检测到丰度极低的转录本。与以往基因芯片（DNA array，microarray，Tiling array）的模糊定量不同，深度测序的定量数据更准确。另一方面，深度测序技术是"开放系统"，与基因芯片只能检测已知或有限变异序列表达特征的"封闭系统"不同，可以测得更多新基因序列的同时获取新基因的表达特征信息。

（3）小 RNA 研究　深度测序另一个被广泛应用的领域是小 RNA 或非编码 RNA

（non‐coding RNA，ncRNA）研究。深度测序轻易解决了芯片技术在检测小分子时遇到的技术难题（短序列，高度同源），而且小 RNA 的短序列正好配合了高通量测序的长度，使得数据"不浪费"，同时还能在实验中发现新的小分子 RNA。

（4）RNA 拼接　mRNA 深度测序可以较为全面地反映 RNA 拼接方式。对物种细胞进行 RNA 深度测序，对比分析测得的序列，可以发现某些基因存在变动的 3'末端非翻译区和启动子区域，显示出 RNA 不同的剪切形式以及潜在的小 RNA 前体。这些信息无论是使用芯片技术还是 SAGE 文库测序都是无法被发现的。

总之，高通量测序技术不仅是测定基因组序列，其深度测序特点还可以反映更多的生物学信息。随着技术的发展和完善，其应用范围也日益广泛。同时，也应该看到，由于高通量测序读取长度的限制，使其在对未知基因组进行从头测序（De novo sequencing）的应用受到限制，这部分工作仍然需要传统测序来协助。

## 二、转录组学及其研究方法

转录组是基因组的转录产物，它包括一个活细胞所能转录出来的所有 mRNA 及非编码 RNA。转录组学是在整体水平上研究细胞中基因转录情况及转录调控规律的学科，即从 RNA 水平研究基因表达情况的学科。它是获取细胞表型和功能特征信息的一个重要手段。

以 DNA 为模板合成 RNA 的转录过程是基因表达的第一步，也是基因表达调控的关键环节。与基因组不同的是，转录组包含了空间和时间的限定。同一物种的不同组织、器官和细胞其基因表达情况不完全相同；同一细胞在不同生长时期及生长环境下，其基因表达情况也不尽相同。由此可见，转录组可以提供特定条件下基因表达的信息，并据此推断相应基因的功能，进而揭示特定调节基因的作用机制。

转录组学主要通过物种转录组谱来体现。通常所说的转录组谱，也称为基因表达谱，指一个细胞所有 mRNA 的总和，但不包括 ncRNA。ncRNA 是细胞中不翻译成蛋白质而是具有特定功能的 RNA 分子，包括高丰度的转移 RNA（tRNA）和核糖体 RNA（rRNA），以及内源小分子 RNA、siRNA、piRNA 和长片段非编码 RNA 等。近年来，小分子 RNA 尤其是微小 RNA（microRNA、miRNA）在基因表达调控中的作用越来越受到人们重视，对其研究也日益广泛。

转录组学研究方法主要有 DNA 芯片（DNA microarray）、基因表达系列分析技术（serial analysis of gene expression，SAGE）、大规模平行测序技术（massively parallel signature sequencing，MPSS）、cDNA‐AFLP（cDNA‐amplified fragment length polymorphism），以及新近提出的 RNA 测序技术（RNA sequencing，RNA‐seq）等。

**1. DNA 芯片**　又称为 DNA 微阵列、基因芯片。DNA 芯片是基于杂交原理的高通量转录组谱检测技术。大量序列已知的 DNA 片段按照特定的排列方式固定在载体上，形成 DNA 微矩阵。将样品 RNA 通过体外转录、PCR 扩增等技术掺入标记分子后，与位于微阵列上的已知序列杂交，通过激光共聚焦荧光检测系统对芯片进行扫描，检测杂交信号强度，应用计算机软件进行数据比较分析，即可获得样品中大量基因表达特征信息。

基于杂交的 DNA 芯片技术是封闭式的，对高丰度表达的基因检测比较准确，数据分析软件较多，整个方法较为成熟。但需要大量已知序列作为研究基础，该技术无法检测未知基因，对低丰度转录子检测敏感度也不够。此外，芯片技术也无法探知 RNA 剪接的不同形式，难以检测出融合基因、多顺反子等异常转录产物，因而对于氨基酸编码序列的修饰以及相应修饰引起的蛋白质潜在功能特性的改变就容易被忽略。

**2. cDNA – AFLP 技术**　cDNA – AFLP 技术也是一种全基因组表达分析技术，是目前较为常用的分析差异表达基因的方法。它将 RT – PCR 与 AFLP 技术结合，首先以纯化的 mRNA 为模板，反转录合成 cDNA。再用识别序列分别为 6bp 和 4bp 的两种限制性内切酶酶切双链 cDNA，酶切片段与人工接头连接后，利用与接头序列互补的引物进行预扩增和选择性扩增。有限扩增某些片段的选择性扩增是该技术的显着特点。引物中选择性核苷酸的使用，保证了只有完全互补序列片段的优先扩增。最后，扩增产物通过高分辨率的聚丙烯酰胺凝胶电泳，通过放射自显影或自动 LI – COR 系统获得基因表达的指纹图谱。图谱中条带的亮度反映了该条带基因的表达水平；不同样品图谱的差异条带，反映了差异表达基因。对差异基因条带进行分离、纯化、克隆、测序，可以获得差异表达基因序列信息。

优点是：①准确反映基因表达量差别。转录产物高度表达时，扩增条带的强度能够准确反映基因表达量的差别。②全面获取转录组表达信息。cDNA – AFLP 不需要预先知道任何序列信息，可在任何物种中开展研究；实验操作简便，可在任何实验室进行。③灵敏度高，重复性好，假阳性低，可检测低丰度表达的 mRNA。缺点是：不适于转录组的高通量分析。差异表达的转录子信息需要经过对电泳中的条带进行分离、克隆和测序才能获得，大量差异基因存在时工作量将显著增大，这是该技术最大的限制。

**3. SAGE 技术**　是一种以测序为基础的高通量分析基因表达状态的技术。其理论依据是来自转录子内特定位置（一般为 3'–端区域）的 9 ~ 11bp 的核苷酸片段足以代表一种转录产物的特异序列。操作时首先由锚定酶（anchoring enzyme）识别并酶切 cDNA 序列 poly A 端特定位置，形成 10bp 的短核苷酸序列即 SAGE 标签；再将 SAGE 标签随机连接成长的核苷酸多联体，经克隆、测序，得到代表基因表达的标签。标签的种类代表不同的转录子，某一标签占总标签数的比例即该标签所代表基因的表达丰度。随后发展的 micro SAGE、SAGE – Lite、mini SAGE、SuperSAGE、5'– SAGE 等技术都是对 SAGE 技术的革新和完善，拓宽了其应用范围。

SAGE 技术特点是：①不必事先知道基因序列，适用于任何生物体及任何性状的转录组研究。②基因组覆盖面高，能较为全面地测量出样品中表达的基因。③基因表达水平具有数字化特征，表达丰度计量通过直接计算样品中标签序列的数目来确定。④在发现新基因的同时，还可发现基因的靶向定位以及对其他基因的影响，明确表达基因的功能。不足之处是：①实验起始需要的样本量较大。②标签序列确认困难。需要已有基因信息确认标签归属。数据分析时，除未知基因标签外，还会出现多重匹配标签，即一个标签与多个基因序列同源。③技术流程复杂，工作量和耗资大。因此，SAGE 技术的使用受到一定限制。

**4. MPSS 技术** 也是基于标签序列分析的高通量、高特异性和高敏感性的基因分析技术。是对 SAGE 技术的改进，但在标签序列文库制备及测序阶段有着实质性不同。文库制备时，将酶切并纯化的 cDNA 双链片段与接头相连，经 PCR 扩增后固定到微球体上。序列测定通过重复的酶切－连接反应进行，利用特殊的限制性内切酶 *Bbv* I、一系列编码接头及与之相应的解码器。*Bbv* I 能在距识别位点 9 ~ 13bp 的位置切割 cDNA 双链，编码接头（encoder adaptor）带有 *Bbv* I 识别位点。接头与 cDNA 模板连接后用 *Bbv*I 酶切，在模板上产生 4 个碱基随机排列的黏性末端，这一黏性末端就是待测的模板序列。每酶切一次，模板缩进 4 个碱基，依次递进测序。编码接头有 1024 种，每一种 5'端四个碱基中的一位碱基确定，其余三位随机组合，如此涵盖了 5'端四个位点的所有组合；3' 端为解码器结合位点，该位点有 16 种形式，与 16 种解码器相对应。解码器由不同荧光标记。经 4 ~ 5 个循环的"*Bbv* I 酶切、连接编码接头、解码序列杂交和荧光信号检测"，就可以得到 16 ~ 20bp 的标签序列。计算某一种标签在总标签中出现几率可以得到量化的基因表达丰度。

与 SAGE 技术相比，MPSS 技术优点是：①可获得更长的短标签，因而精度更高；②灵敏度更高，可以检测丰度极低的稀有基因的表达；③MPSS 技术特有的微球荧光测序可直接应用高通量测序平台读出序列，简化了测序过程。与 SAGE 技术类似，不足之处主要是：①样品处理步骤多，操作难度大，成本较高；②酶切、PCR 扩增、克隆等操作可能会产生碱基偏向性，影响转录组的忠实性；③数据分析时需要大量已有的基因信息为基础。

**5. RNA – seq 技术** RNA – seq 技术原理与 SAGE 技术、MPSS 技术一样，也是对细胞转录产物进行测序，统计测得的每条序列获得每个特定转录本的表达量，提供数字化表达谱。RNA – seq 技术有两种方式。一种方式是基于第二代测序技术的高通量测序平台。这种方法与 SAGE 和 MPSS 的不同之处在于：细胞中所有转录产物反转录为 cDNA 后，不需要与接头连接，而是直接将 cDNA 随机剪切为小片段，利用新一代高通量测序平台测序，直到获得足够的序列。然后计算这些短序列的个数，并分析其在整个基因组中的分布，据此计算出细胞的转录组表达水平。另一种方式是基于第三代测序技术的单分子直接测序法，又称为 RNA 直接测序技术（Direct RNA sequencing，DRS）。与基于第二代测序不同之处在于，细胞中所有转录产物不需要反转录为 cDNA，也不需要与接头连接，而是直接对 RNA 单分子进行测序。

与以上几种技术相比，RNA – seq 技术具有显著优势，主要体现在：①测序宽度和深度明显提高，可以发现更多未知基因，提供更精确的数字化的基因表达谱数据。②确定的短序列长度显著增加，序列包含的信息更多，提高了识别转录本的特异性和准确性。③可以检测基因芯片难以检测的 mRNA 加工过程，如 mRNA 可变剪接、编辑方式等。④可对非转录 RNA 如 miRNA 进行深度测序，由此促进了 miRNA 大规模深入研究。⑤基于第三代测序技术的 DRS，省去了反转录及扩增过程，提供的数据更为直接。限制RNA – seq 技术的主要问题是海量数据的诠释和比对鉴定分析，以及如何确定最佳测序量，获得高质量的转录图谱。缺点是成本较高。

以上技术各有优势和不足，选择哪一种方法，应从实验需求出发，结合技术的特异性、敏感性、可信性、技术难度、运作成本和所得到的数据是否有利于生物信息学分析等综合考察。

### 三、表观基因组学研究方法

有别于以获取基因组序列结构信息与转录表达信息为基本内容的结构基因组学、功能基因组学和比较基因组学，表观基因组学在基因组（DNA）水平研究与基因表达调控相关的修饰作用、描述全基因组基因的表达活性。其研究方法主要有染色体免疫共沉淀技术（Chromatin immuno precipitation，ChIP）、染色质免疫共沉淀芯片技术（ChIP – chip）和染色质免疫共沉淀测序技术（ChIP – seq）。

**1. ChIP 技术** 是基于体内分析发展起来的方法，也称结合位点分析法。它的原理是在保持组蛋白和 DNA 结合的同时，通过运用对应一个特定组蛋白标记的生物抗体，染色质被切成很小的片断，并沉淀下来。ChIP 技术是研究体内蛋白质与 DNA 相互作用的有力工具，可以判断在细胞核中基因组的某一特定位置会出现何种组蛋白修饰。它不仅可以检测体内反式因子与 DNA 的动态作用，还可以用来研究组蛋白的各种共价修饰以及转录因子与基因表达的关系。

**2. ChIP – chip 技术** 该技术是 ChIP 技术与芯片方法的结合。其基本原理是在生理状态下把细胞内的蛋白质和 DNA 交联在一起，超声波将其打碎为一定长度范围内的染色质小片段，然后通过所要研究的目的蛋白质特异性抗体沉淀此复合体，特异性地富集目的蛋白结合的 DNA 片段，通过芯片技术对目的片段进行检测，从而获得蛋白质与 DNA 相互作用的信息。ChIP – chip 技术已广泛用于特定反式因子靶基因群的高通量筛选以及研究反式作用因子在整个基因组上的分布情况，对于大规模挖掘顺式调控信息成绩卓著。ChIP – chip 技术的优点是，可以在体内进行反应；在给定的检验细胞环境的模式下得到 DNA 相互关系的简单影像；使用特异性修正抗体鉴定与包含有一个特异性后转录修正的蛋白质的相关位点；直接或者间接（通过蛋白质与蛋白质的相互作用）鉴别基因组与蛋白质的相关位点。缺点是：需要一个特异性蛋白质抗体，有时难以获得；为了获得高丰度的结合片段，必须实验演示胞内条件下靶标蛋白质的表达情况；调控蛋白质基因的获取可能需要限制在组织来源中。

**3. ChIP – seq 技术** ChIP 技术与高通量的新一代测序技术相结合产生的 ChIP – seq 技术，是继 ChIP – chip 之后，蛋白与核酸相互作用研究领域的又一技术性突破。其基本原理是：通过 ChIP 富集得到的 DNA 片段，采用高通量测序平台进行大规模测序，可以直接获得数百万条序列标签信息，并能把所关注的蛋白的 DNA 结合位点精确定位到基因组上，从而获得全基因组范围内组蛋白各种修饰状态、转录因子结合位点的高分辨率分布图。与之前表观遗传学技术相比，ChIP – Seq 技术具有更为优越的特点：灵活度高，无需已知基因组序列信息，可以在任何物种任何序列中进行实验；检测范围广，测序可以覆盖整个基因组，包括芯片无法检测的重复序列区域；定位精确度高，高通量测序具有深度测序特点，使得测序结果更为精确，因而可以在实际结合位点的 50 个碱基范围内精确定位；信噪比高，基于测序的假阳性背景远低于基于杂交的 ChIP – chip 技术；灵敏度高，每个 ChIP 样本可获取数百万个有效序列标签。

# 第三节　应用实例

药用植物的基因组学与转录组学研究起步较晚，但也取得了一定成果。如应用功能基因组学进行青蒿素、人参皂苷、长春花生物碱、新疆雪莲与铁皮石斛等有效成分的次生代谢调控研究。其中以丹参的研究最为深入和全面。

## 一、灵芝

灵芝通常是指赤芝 *Ganoderma lucidum*，属于担子菌纲灵芝科灵芝属真菌。对于灵芝的药用记载最早出现在两千多年前的《神农本草经》，目前中国是灵芝最大的生产国和消费国，同时灵芝也被《美国草药药典与治疗纲要》（American Herbal Pharmacopoeia and Therapeutic Compendium）收录，表明其药用价值已得到世界各国的广泛认可。现代药理学研究表明，灵芝具有延缓衰老、抗肿瘤和免疫调节等多种功效，是新药研发的重要源泉。2012 年中国医学科学院药用植物研究所在 *Nature Communications* 上发表文章，在世界上首次报道了染色体水平的灵芝基因组精细图，为研究灵芝有效成分的生物合成及其调控，进而开发灵芝来源的新药奠定了基础。

### （一）材料准备

赤芝二倍体菌株 CGMCC5.0026，购自中国普通微生物菌种保藏管理中心。制备该菌株的原生质体，并通过原生质体再生法筛选单倍体克隆，获得赤芝单倍体菌株 G.260125 – 1 用于全基因组测序。

### （二）基因组测序和拼接

利用罗氏 454 GS FLX + 和 Illumina HiSeq2000 高通量测序仪，采用全基因组鸟枪法测序策略（whole genome shotgun sequencing，WGS）对灵芝单倍体菌株 260125 – 1 进行全基因组测序，测序深度达到灵芝基因组大小的 400 倍。组装后形成 82 个 scaffold，总长 43.3Mbp。scaffold 的 L50 达到 1.39Mbp，Contig 的 L50 约 650kbp，利用 fosmid 序列进行验证，测序覆盖度大于 98%，单碱基准确率大于 99.8%，达到基因组精细图水平。利用光学图谱将 scaffold 序列进行定位，得到 13 条完整染色体，其中最小的染色体约 2.72Mbp，最大的染色体达到 6.86Mbp（图 11 – 1）。

### （三）基因组注释与分析

利用 MAKER pipeline 进行基因预测，发现灵芝共编码 16 113 个基因，其中约 70% 的基因在 GenBank 中有同源序列，或在转录组中有转录本存在。基因平均长度为 1 556bp，每个基因平均含有 4.7 个外显子，约有 85.4% 的基因含有内含子。基因组的平均 GC 含量为 55.9%，而基因编码区的 GC 含量明显偏高，为 59.3%，内含子区为 52.2%，基因间区为 53.7%。此外，基因组含有 8.15% 的重复序列，其中 LTR 的 Gypsy 为主要重复类群，约占到全基因组的 3.92%。

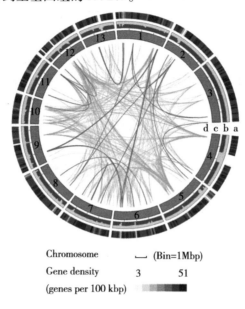

图 11-1 灵芝基因组特征分析

a. GC 含量分布；b. 基因密度分布；c. 染色体；d. 基因组重复。如果在 5kbp 区域内相似度大于 90% 则用灰线连接两区域；如果在 10kbp 区域内相似度大于 90% 则用深灰色线连接两区域。

## （四）灵芝有效成分合成相关基因分析

灵芝被誉为次生代谢产物合成的"细胞工厂"，目前已从灵芝中分离得到超过 400 种活性物质，包括多糖、蛋白质、氨基酸、萜类、甾醇类、生物碱等。通过对灵芝基因组的分析进一步证实，灵芝具有三萜、倍半萜、聚酮、非核糖体多肽等多条次生代谢合成途径。灵芝三萜是灵芝的主要活性成分，目前已从灵芝中分离得到了 150 多种，它们都是通过 MVA 途径合成的，羊毛甾醇合酶（LSS）是合成灵芝酸环状骨架羊毛甾醇的关键酶。在 LSS 之前的合成途径中共有 11 种酶参与，在灵芝中，乙酰辅酶 A 乙酰基转移酶（AACT）和法尼基二磷酸合成酶（FPS）含有 2 个拷贝，其他酶都是由单基因编码的。灵芝三萜是高度氧化的羊毛甾醇衍生物，因此推测有多个细胞色素 P450 单加氧酶（CYP450）参与羊毛甾醇的修饰。灵芝含有 22 个倍半萜合酶，这些酶可以以 MVA 途径中的法尼基二磷酸（FPP）为底物，催化形成环状的倍半萜产物。多糖是灵芝中另一类主要的活性物质，主要由水溶性的 1,3-β- 和 1,6-β- 糖苷组成。灵芝中含有 2 个 1,3-β- 糖苷酶和 7 个含有 SKN1 结构域的 β- 糖苷生物合成相关蛋白，后者被认为在 1,6-β- 糖苷合成中具有重要作用。此外，灵芝基因组还编码 1 个非核糖体多肽合酶、5 个聚酮合酶和 2 个拷贝的真菌免疫球蛋白 LZ-8，LZ-8 已被发现具有抗肿瘤活性和免疫调节活性。在真菌中，同一条代谢途径的相关基因往往以基因簇（gene cluster）的形式存在。利用 antiSMASH 软件对灵芝全基因组进行扫描，共发现 17 个潜在的基因簇。在一些基因簇中，除了代谢途径相关的骨架合成酶和修饰酶外，有时还含有途径特异性的转录因子和参与次生代谢产物运输的转运子（transporter）。

在生命科学中，为了揭示生命现象的一般规律，回答生命科学的基本问题而被广泛和深入研究的生物被称为模式生物（model organisms）。模式生物在当今生命科学和医学发展中发挥着重要作用，迄今为止大部分有关生命过程和机理的研究都是利用模式生物完成的。药用生物是对可用于疾病治疗的所有生物的统称。次生代谢产物是大多数药用生物的主要有效成分，因此次生代谢产物的合成与调控机理的阐释是药用生物研究的核心问题。缺乏成熟可靠的药用模式生物研究体系，已严重阻碍了次生代谢相关研究的发展。

灵芝是我国传统的名贵中药材，也是目前研究最为深入的药用生物之一。灵芝拥有模式生物的鲜明特征，例如，世代周期短、子代多、基因组小、易于在实验室内培养和繁殖、能够进行遗传转化、对人体和环境无害等。同时，灵芝编码多种次生代谢产物合成途径，并拥有复杂的次生代谢调控网络，是研究次生代谢的理想模式生物。染色体水平的灵芝基因组精细图的绘制完成为充分发挥灵芝的模式作用奠定了坚实的基础。

## 二、丹参转录组高通量测序

继丹参基因组框架建立之后，我国科学家又开展了基于高通量测序技术的丹参转录组学研究，是药用植物功能基因组学中又一重要成果。

该研究应用 454 GS FLX Titanium 高通量测序平台，对丹参的药用部位——根中的转录组进行测序，获得 46722 表达序列标签（express sequence tags，EST）。下面以该研究为例，阐述应用高通量测序技术进行药用植物转录组学研究的主要程序及需要关注的问题。

### （一）材料准备

药用植物功能基因组学研究大多围绕药用部位中有效成分的代谢开展。因此，凡是影响有效成分代谢的因素如材料来源的植物品系、生长区域、生长时期、取材部位等都会影响所获得转录组的信息。根据研究目的，选择处于特定生长时期特定部位的细胞、组织或器官为材料是获得有效转录组的根本保证。丹参的转录组学研究以采自山东省平邑县的两年生栽培丹参根部为材料。样品经洗净、切片处理，液氮速冻，储存于 -80℃ 备用。

### （二）高通量测序技术选择

根据研究需要，选择相应的测序技术。几种高通量测序技术在模板文库制备、DNA 片段扩增、测序原理方面有所不同，所获得的序列信息有所不同，适用的研究也有所差异。能够阅读长片段的 454 焦磷酸测序技术在整个转录组序列分析中起重要作用，适用于对发现新基因、全长基因测序以及内含子不同剪接方式的研究。而通量更高的、测得序列相对较短的 Illumina GA 和 SOLiD 技术及第三代测序技术更适用于转录组表达谱分析和小 RNA 检测以及基因表达水平分析。

因旨在阐明丹参的功能基因组及基因表达谱，故该研究采用了 454 GS FLX 高通量测序平台对 cDNA 样品测序，以获取更多较长的基因表达片段。

## （三）DNA 样品制备和测序

如前所述，各高通量测序技术平台在 DNA 样品制备方面有所不同。参照植物 RNA 提取方法提取总 RNA。以 2μg mRNA 为模板，用 SMART™ PCR cDNA Synthesis kit 反转录成 cDNA，并用 PCR Advantage Ⅱ polymerase 对 cDNA 进行扩增，用 PureLink™ PCR Purification kit 去除体系中小于 300bp 的片段。随后将 5μg 双链 cDNA 打断为 300~800bp 片段，在两端添加特异性衔接子 A 和 B，变性为单链连接到磁珠上，经 emPCR（emulsion PCR）富集，置于 Pico Titer Plate 板上，进行上机测序。序列拼接采用 GS‑FLX Software 去除衔接子区域和低质量序列，屏蔽 SMART PCR 引物。整理本次实验所有 EST 序列。

## （四）生物信息学分析

对所获得的 EST 序列进行包括拼接、基因功能预测与注释、分类以及转录本定量等生物信息学分析以获取样本转录组水平的表达特征是实验的根本目的，分析所用软件及方法对理解和诠释所获得的序列信息至关重要。

**1. EST 序列拼接**  将测得序列与 GenBank 丹参 EST 序列合并，用 GS De Novo Assembler Software 进行拼接。

**2. BLAST 序列比对**  应用 BLAST 程序拼接所得 unigene 与核酸、蛋白质序列数据库比对（$E < 1^{-5}$），选取基因的最佳注释。蛋白质数据库包括 SwissProt、KEGG、拟南芥蛋白质组数据库 TAIR9 和 GenBank 非冗余蛋白数据库 Nr；核酸数据库为 GanBank 非冗余核酸数据库 Nt。

**3. 分类**  ①根据 TAIR9 注释所含 Gene Ontology（GO）信息，对序列（按分子功能、细胞组分、生物学过程）进行分类（图 11‑2A）。②根据 KEGG 注释的基因功能信息，对参与次生代谢的序列（按次生代谢物种类）进行分类（图 11‑2B）。③对所有注释信息整理，搜索丹参酮和丹酚酸类化合物生物合成途径中的关键酶基因、细胞色素 P450 基因及可能参与或调控次生代谢的和转录因子等基因。④简单重复序列分析（SSR）搜索及分析。在 unigene 中搜索 SSR 位点，设置参数如下：总重复序列长度不低于 20bp；二核苷酸、三核苷酸、四核苷酸、五核苷酸和六核苷酸至少重复次数分别为 10、7、5、4 和 4。

**4. 转录本定量分析**  unigene 所包含的 EST 数目代表了其所标志的转录本的表达丰度。丹参根中表达丰度最高的转录本有编码凝集素相关蛋白和衰老相关蛋白。其他高表达转录本涉及糖基水解酶家族蛋白、天冬氨酸蛋白酶、金属硫蛋白和病原相关蛋白等。

通过以上分析，获得丹参酮合成相关 unigene 共 27 条，丹酚酸合成相关 unigene 共

A

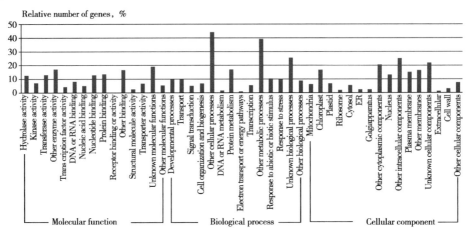

B

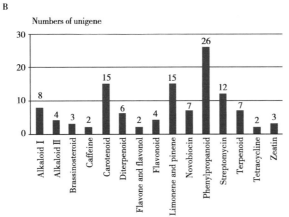

图 11 - 2　Unigene 的分类

A. 根据 GO 信息进行的功能分类　B. 根据 KEGG 信息进行的功能分类

29 条，编码细胞色素 P450 的 unigene 共 70 个。还获得 577 个可能参与丹参根的基因表达调控编码的转录因子的 unigene。这些数据，为研究丹参这一重要中药材的有效成分的生物合成途径和调控机制奠定了基础。

值得一提的是，丹参的 miRNA 研究也已取得了阶段性成果。3234 个 ncRNA 被预测，其中包括 301 个 assembled ncRNA 和 2933 个 singleton ncRNA。

# 第十二章 蛋白质组学

## 第一节 概 述

2001 年 2 月，人类基因组全序列框架草图完成，标志着人类基因组计划已经进入后基因组时代。在这个时代，生命科学的主要研究对象是功能基因组学，包括结构基因组和蛋白质组等。基因组对生命体的控制必须通过它所表达的蛋白来执行并发挥功能，无容置疑，蛋白质是生理功能的执行者，是生命现象的直接体现者。基因数量的有限性和结构的相对稳定性无法解释生命现象的复杂性和多变性，只在基因组水平上进行研究远远不能回答基因表达的时空差异性、蛋白质复杂的翻译后修饰、蛋白质的亚细胞定位或迁移、蛋白质与蛋白质之间的互作等问题。对蛋白质的数量、结构、性质、相互关系和生物学功能进行全面深入的研究已成为生命科学研究的迫切需要和重要任务。因此，蛋白质组学应运而生。

### 一、概念与内容

蛋白质组（proteome）是 1994 年由澳大利亚 Macquarie 大学的 Wilkins 与 Williams 提出的，其定义是一个基因组、一个细胞或组织所表达的全部蛋白质以及它们的表达模式。蛋白质组学（proteomics）是指应用各种技术手段来研究蛋白质组的一门新兴科学，其目的是从整体角度分析细胞内动态变化的蛋白质组成成分、表达水平与修饰状态，了解蛋白质之间的相互作用与联系，揭示蛋白质功能与细胞生命活动规律。

蛋白质组学一经出现，就有两种研究策略。一种称为"竭泽法"，即采用高通量的蛋白质组研究技术分析生物体内尽可能多乃至接近所有的蛋白质，这种观点从大规模、系统性的角度来看待蛋白质组学，也更符合蛋白质组学的本质。但是，由于蛋白质表达随时间和空间不断变化，要分析生物体内所有的蛋白质是一个难以实现的目标。另一种策略称为"功能法"，即研究不同时期细胞蛋白质组成的变化，如蛋白质在不同环境下的差异表达，以发现有差异的蛋白质种类为主要目标。目前，蛋白质的动态变化研究已经成为蛋白质组学研究的核心内容。

### 二、应用前景

对蛋白质的研究是横跨基因与临床应用的桥梁，蛋白质组学在中药研究中的应用也显得尤为重要，主要表现在以下方面。

## （一）筛选药物活性成分

随着分离纯化技术的不断进步，大量供新药开发的化合物被分离出来，但是现有的筛选技术有很大的局限，蛋白质组学技术可通过分析比较化合物治疗前后模型或组织的蛋白质组表达图谱，并和该细胞或组织数据库中的标准蛋白质组表达图谱对照，快速提取该化合物药理和毒性方面有价值的信息，并将其用于大量新化合物的筛选。因而在这方面具有明显的优势。

## （二）研究中药作用机理

疾病的发生过程是其相关基因与内外环境因素相互作用的结果。中药治疗的重点在于调整机体功能状态，发挥机体抗病能力。这是一个涉及细胞、器官、整体多个层面的调节过程，对多层面系统的关联性研究正是蛋白质组时代的主要任务。同时，依据多基因致病的关联特性，通过蛋白质表达谱和表达产物的差比性分析，可以提示疾病发生和发展的分子水平调控规律，进而可能揭示中药成分的作用靶点、作用环节和作用过程。

## （三）筛选药物作用靶点

每一种天然药物都是一个化学分子库，虽然并不是所有化学成分都是活性成分，但在发挥作用过程中，各成分之间存在相互协同或抑制作用，成分的多样化必然导致作用方式及途径的多样化，药物作用对象又是一个具有不同结构层次多因素系统组成的相当复杂的有机体，疾病的发生大多是不同致病因素通过多种途径导致整体功能紊乱的过程，药物对机体功能状态的调节过程涉及分子、细胞、组织、器官、整体多个层面，用一些已被阐明的基因制备基因芯片，对用药后不同时间点进行采样，以用药前组织或细胞样品作对照，对比用药前后基因表达的动态变化并比较分析，可揭示药物作用的靶向基因，筛选出药物作用的靶标。利用该策略，温进坤等证实亚欧旋覆花有效成分亚欧旋覆花内酯的抗炎作用是通过抑制核因子 $\kappa B$ 与相应的作用位点结合而降低环加氧酶 $-2$（COX $-2$）和诱导性一氧化氮合酶（iNOS）基因表达活性及一氧化氮（NO）的前列腺素（PGE2）合成而实现的，基因作用靶点是 NF $-\kappa B$ 和 COX $-2$，iNOS 基因还证实益气活血中药在血管平滑肌细胞上的作用靶点是细胞表型转化和增殖相关基因。

## （四）用于新药开发

中药作用的细胞信号分子传导路径、中药作用前后基因和蛋白质表达图谱的改变，有可能发现新基因和蛋白质，这不仅有利于从分子水平上研究其药理机制，而且有利于进行新药设计。因此，蛋白质组学在中药新药开发中具有广阔应用前景。

# 第二节　技术与方法

## 一、蛋白质组学分离技术

分离技术是蛋白质组学研究的基础技术。如何实现对复杂的蛋白质样品或者其酶解产物进行有效的分离，是对样品进行后续鉴定的先决条件。目前蛋白质组学常用的分离技术主要有两种：一是凝胶技术，主要包括双向凝胶电泳（two‐dimensional electrophoresis，2‐DE）技术，以及后来出现的双向荧光差异凝胶电泳技术（two‐dimensional fluorescence difference gel electrophoresis，2D‐DIGE）；二是非凝胶技术，主要是色谱（liquid chromatography，LC）技术，尤其是高效液相色谱（high mPerforance liquid chromatography，HPLC）和多维液相色谱（multi‐dimensional liquid chromatography，MDLC）。

**1. 双向凝胶电泳技术**　双向凝胶电泳是 20 世纪 80 年代发展起来的一项蛋白质分离技术，可分离 10~100kD 分子量的蛋白质。1975 年首先由 O'Farrell 等创立，利用蛋白质的等电点和分子量，结合凝胶化学特性，分离各种蛋白质。其基本原理是：第一向在高压电场下将蛋白质根据其等电点在 pH 梯度胶内进行等电聚焦（IEF），然后在第一向垂直方向上按照它们的相对分子量进行第二向 SDS‐PAGE 电泳分离。根据第一向等电聚焦条件和方式的不同，可将双向凝胶电泳分为三种系统：ISO‐DALT、NEPHGE 和 IPG‐DALT。在 ISO‐DALT 系统中，等电聚焦在聚丙烯酰胺胶管中进行，两性电解质在外加电场作用下形成 pH 梯度。pH 梯度在碱性区不稳定，由于阴极漂移不能分离等电点大于 8.0 的碱性蛋白质，并且重复性不易掌握、上样量低是其主要缺点。优点是电泳设备要求不高，分辨率高。NEPHGE 为非平衡 pH 梯度电泳（nonequilibrium pH gradient electrophoresis），是 IPG（immobilize pH gradient）胶发明前用于分离碱性蛋白质的一种方法。目前 IPG 等电聚焦技术已成为蛋白质组学通用的第一向分离技术。IPG 胶的 pH 梯度是稳定的，不依赖外加电场，基本克服了 ISO‐DALT 的主要缺点，尤其可在较窄 pH 范围内进行第二轮分析，大大提高了分辨率及重复性。双向凝胶电泳技术的缺点有极酸、极碱性蛋白质，疏水性蛋白质，极大、极小蛋白质以及低丰度蛋白质用此种技术难于有效分离；胶内酶解过程费时、费力，难以与质谱联用实现自动化。

目前在传统双向电泳技术的基础上发展出的双向荧光差异凝胶电泳（图 12‐1），采用专有荧光染料与多重样本和图像分析方法，在同一块胶上可同时分离多个由不同荧光标记的样品，并以荧光标记的样品混合物为内标，对每个蛋白质点和每个差异都进行统计学可信度分析，从而具有良好的重复性和较高的准确率。另外，由于荧光染料的使用，使得双向荧光差异凝胶电泳具有高灵敏度的特性，能够满足高通量差异蛋白质组学研究分析的要求。

双向凝胶电泳作为蛋白质组学最经典的技术手段，随着本身的不断发展，染色技术的突破，样品制备方案的改进，还将在蛋白质组学研究中继续发挥作用。

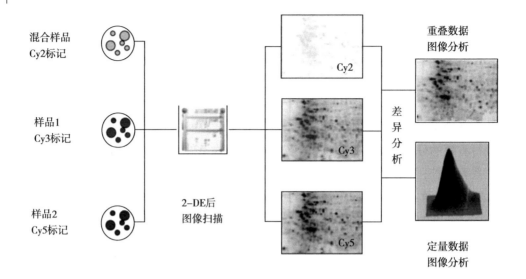

图 12 – 1　双向荧光差异凝胶电泳

**2. 色谱和多维液相色谱**　蛋白质组的非凝胶分离技术包括液相色谱法（liquid chromatography，LC）和毛细管电泳法（capillary electrophoresis，CE）。色谱技术是目前蛋白质组学最常用的分离技术，尤其是色谱技术可以实现与质谱的自动化联用，对于蛋白质组学研究有重大意义。自动化后可节省大量工作，样品蛋白质量很少时，可以直接进行 shotgun 分析。

在蛋白质组学研究的多维液相色谱技术中，最常用的是离子交换色谱 – 反相液相色谱的联用。离子交换色谱是通过溶质在离子交换色谱固定相上具有不同的保留能力而实现样品分离的色谱技术，而反相液相色谱是基于溶质疏水性的差异而实现分离的色谱技术。通过这两种色谱模式的联用，可以实现对复杂生物样品的二维分离。

## 二、蛋白质组学鉴定技术

在蛋白质组学研究流程中，蛋白质鉴定技术是最关键的部分。20 世纪 80 年代，鉴定蛋白质的常规方法是 Edman 降解法测 N 端序列，使蛋白质的一级结构得以阐明；90 年代以后，生物质谱技术得到迅猛发展，并成为蛋白质组研究中的主要支撑技术。

**1. 生物质谱技术**　生物质谱技术的基本原理是样品分子离子化后，根据不同离子间质荷比（$m/z$）的差异来分离并确定分子量。一台质谱仪一般由进样装置、离子化源、质量分析器、离子检测器和数据分析系统组成。根据电离方式不同生物质谱可分为电喷雾质谱（electrospray ionization mass spectrometry，ESI – MS）和基质辅助激光解吸/电离飞行时间质谱（matrix – assisted laser desorption/ionization time of flight mass spectrometry，MALDEI – TOF – MS）。这是两种较温和的离子化方法，大分子进行离子化时，结构不会被破坏，称为软电离方式。用生物质谱对蛋白质进行分析，具有很高的灵敏度和精确性，其检测浓度可达到飞摩尔（fmol）水平。

　　串联质谱（tandem MS，MS/MS）在解析蛋白质或者肽段序列信息以及蛋白质磷酸化位点等方面具有无法替代的作用。串联质谱是指多个质量分析器相连，分离母离子，进行碰撞解离，并检测子离子。MS/MS 较早在四极杆质谱中实现：将三个四极杆串联，第一个四极杆进行母离子分析，选择感兴趣的离子进入第二个四极杆，与惰性气体碰撞成碎片后，进入第三个四极杆进行子离子分析（图 12 -2）。

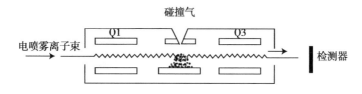

图 12 -2　串联质谱示意图

　　**2. 质谱法对蛋白质和多肽一级结构的分析及鉴定**　利用质谱法可以对蛋白质和多肽的一级结构进行分析和鉴定。传统的测序法要获得蛋白质的所有氨基酸序列，需要将蛋白质进行酶解，酶解肽段经色谱分离收集后，分别测序，再拼接成全序列。这个过程十分繁琐。而质谱法可以一次分析蛋白质酶解的所有肽段，解析序列，从而获得蛋白质完整的一级结构。

　　采用质谱法分析蛋白质的质量肽谱，获得每一肽段的分子质量和序列后，即可对蛋白质进行鉴定。这个方法可用于验证由 cDNA 推出蛋白质序列，而且特别适用于鉴定基因工程重组蛋白质是否与预期的序列符合，是否均一，突变位点是否准确等。

　　**3. 质谱法结合数据库检索对多肽和蛋白质进行鉴定**　这一方法的理论基础是每个蛋白质经过酶解成为长短不一的肽段后，同一时间获得所有肽段分子质量而形成一个肽段分子质量图谱，这一图谱对蛋白质应是专一而特异的，因此称为肽质量指纹图谱（peptide mass fingerprinting，PMF）。这一方法不需对图谱进行人工解析，只需将实验获得的 PMF 与蛋白质数据库中的蛋白质 PMF 比对，就可以鉴定蛋白质。因此，比传统方法速度快、通量高，是最早用于大规模蛋白质鉴定的方法之一。近年来随着蛋白质数据库或由基因组数据库和 EST 库等衍生的蛋白质数据库的快速增长和完善，使 PMF 方法的适用性大大增强。如何对 PFM 的实验结果和理论图谱进行比较和评价，是将实验数据转换成具有生物学意义结果的关键。目前已发展了不少算法和工具，这些工具都可以在互联网上免费使用。常用软件介绍如表 12 -1。

表 12 -1　PMF 常用的软件

| 软件名称 | 网址 |
| --- | --- |
| Mascot | www. matrixscience. com |
| Profound | Prowl. rockefeller. edu |
| PeptIdent | www. expacy. ch/tools |
| Protein Prospector | Prospector. ucsf. edu |
| PepSea | 195. 41. 108. 38 |

利用质谱技术鉴定和注释蛋白质的路线见图 12 – 3。

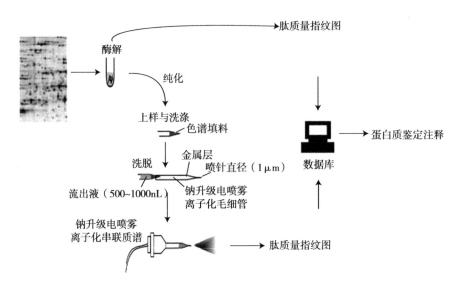

图 12 – 3  利用质谱技术鉴定和注释蛋白质的路线

因为利用肽质量指纹图谱法鉴定蛋白质受多种因素的影响。实际工作中，经常会出现 PMF 图谱在数据库中检索不到结果的情况，可能有以下几种原因：①样品量太少，PMF 图信噪比太低，输入库中搜寻的数据质量不好；②2 – DE 胶上所取的一个蛋白质点并非单一蛋白质，所获 PMF 图实际上是两个以上蛋白质的混合图；③样品制备中的人为因素，操作中角蛋白或其他蛋白质的污染；④蛋白质发生了较多转译后修饰，数据库中未有记载；⑤所用胰蛋白酶质量不够好，蛋白酶自酶解片段多；⑥数据库规模太小，数据不完善，所研究的蛋白质在数据库中不存在，即可能是未知的新蛋白质。

### 三、蛋白质组功能模式的研究方法

蛋白质组功能模式研究旨在揭示蛋白质组成员间的相互作用、相互协调的关系，并深入了解蛋白质的结构与功能的相互关系，以及基因结构与蛋白质结构功能的关系。蛋白质相互作用包括三个方面：一是多亚基蛋白质的形成，及分离纯化后可得到两个或多个不同的组分；二是多成分的蛋白质复合物，如核孔复合体、剪接体、纺锤体等；三是瞬时蛋白质相互作用，控制着一些重要的细胞内活动。所有的蛋白质修饰过程都需要这类相互作用，如蛋白激酶、蛋白磷酸酶、糖基转移酶、乙酰基转移酶、蛋白酶等酶与各自底物之间的相互作用。这类相互作用几乎参与调节了细胞内基本生命活动的所有形式，如细胞生长、细胞周期、代谢途径、信号转导等。除了蛋白质修饰外，其他过程如转录复合体与特定启动子的结合、蛋白质的跨膜运输、新生肽的折叠也包含了瞬时蛋白质相互作用。

蛋白质相互作用的研究技术主要包括酵母双杂交（yeast two – hybrid）技术和噬菌体表面显示技术（phage display），以及基于质谱的蛋白质相互作用研究方法，如亲和层析耦联质谱技术、免疫共沉淀耦联质谱技术、生物传感器耦联质谱技术和串联新和纯化耦联质谱技术。

**1. 酵母双杂交技术**　酵母双杂交系统是 1989 年由 Field 和 Song 等人创立的在酵母细胞中分析蛋白质相互作用的方法，是以真核细胞转录激活因子的结构和活性特点为基础的。首先需要构建两种杂合反式作用因子，将蛋白质 X 与报告基因转录因子的特异 BD（DNA binding domain，DNA 结合结构域，如 Gal4 – BD，LexA – BD）融合，成为"诱饵"蛋白。蛋白质 Y 与特异的 AD（activation domain，转录激活结构域，如 Gal4 – AD，LexA – AD）融合为"猎物"蛋白。当编码两种结构域的基因在细胞核内同时表达时，若蛋白质 X 和 Y 之间存在相互作用，就会使 AD 和 BD 两种结构域的上游活化序列相互接近，进而激活转录过程，使报道基因得到表达。转录激活因子 Gal4 具有两个特点：N 端含 NLS 和与酵母 GAL1 基因启动子上游激活序列（UASG）结合的结构域，C 端含 GAL1 转录激活结构域。目前应用最多的是 *E. coli* 的 *LacZ* 基因，它表达后能在 X – Gal 的培养基上产生蓝色菌落，阳性结果易于判断。另营养缺陷型筛选应用也较多，即通过在缺乏相应氨基酸的培养基上的菌落生长情况来判断报告基因是否表达。现在多提倡两种报道基因同时应用，即颜色筛选与营养筛选同时进行。双杂交系统普遍构建于酵母细胞的原因是酵母细胞便于转化，结果易于筛选；而且内源性酵母蛋白质极少与哺乳细胞蛋白质结合，避免了对文库编码蛋白质的干扰。

自创立以来，酵母双杂交技术迅速发展成为一种常规的分子生物学技术，并得到了广泛应用。近年来，国外学者在所有酵母双杂交基础上，又发展了反向双杂交体系（reverse two – hybrid system）和三杂交体系（three – hybrid system）。

**2. 噬菌体表面显示技术**　噬菌体可在其表面表达一种融合蛋白，该融合蛋白包含外源肽段，可与抗体结合。通过免疫亲和纯化，"融合型"噬菌体得到富集。将文库基因构建到噬菌体中，然后筛选出与特异抗体相互作用的蛋白质，这一过程被称为"淘选"。抗体通常固定在塑料盘上，不能结合的噬菌体被洗脱掉，而结合的噬菌体被保留下来，感染 *E. coli*。经过几个周期后，可以富集结合紧密肽段的 DNA 序列。

该技术主要应用于以下方面：①筛选与特异抗体或受体相互作用的蛋白质；②研究抗体或受体的结合位点；③构建随机肽库、抗体库和蛋白文库；④改造和提高蛋白质的生物学和免疫学特性；⑤研究新型多肽药物、疫苗和抗体；⑥研究涉及蛋白质与核酸相互作用的生物学过程和新型的基因治疗导向系统。

在研究蛋白质互作方面，噬菌体显示技术有以下优点：①高度的选择性：每一周期中筛选出的噬菌体感染 *E. coli* 后，该噬菌体可得到 1000 倍甚至更多的扩增。几次循环后，可得到相互作用的序列；②可以构建大的噬菌体文库，亲和纯化可在高浓度下进行；③通过改变洗脱步骤的严格性，来评价融合蛋白结合的特异性；④不需要了解筛选分子的结构。

该方法也存在一些缺点：①多价展示中对于肽段大小的限制；②蛋白质必须要有能被 *E. coli* 分泌的特性；③因为是体外实验，蛋白质在宿主细菌中有时无法正确折叠或修饰；④构建的融合蛋白会影响到蛋白质本身的活性。

**3. 基于质谱的蛋白质互作研究方法**　基于质谱方法的蛋白质互作研究方法分为三个基本步骤：靶蛋白的制备；蛋白质复合体的纯化；蛋白质复合体的质谱鉴定。研究互作的生化方法主要包括亲和层析技术、免疫共沉淀技术、生物传感器技术及串联亲和纯化技术四种，这些技术同时可以与质谱技术相耦联。

（1）**亲和层析耦联质谱技术**　该技术的基本原理是：将某种蛋白质以共价键固定在基质（如琼脂糖）上，含有与之相互作用的蛋白质细胞裂解液过柱，先用低盐溶液洗脱下未结合的蛋白质，然后用高盐溶液或 SDS 溶液洗脱结合在柱子上的蛋白质，最后用多维液相色谱耦联质谱技术（MDLC－ESI－MS/MS）鉴定靶蛋白的结合蛋白。利用亲和层析耦联质谱技术监测蛋白质的互作必须具备两个先决条件：一是得到足够多的保持生物活性的重组靶蛋白作为诱饵（bait），二是获得足够量、纯度高的与诱饵相互作用的蛋白质。其优点是灵敏度高；靶蛋白浓度高；候选蛋白质与靶蛋白的结合机会均等；可检测多亚基蛋白质之间的相互作用。

（2）**免疫共沉淀耦联质谱技术**　免疫共沉淀是一种经典的检测蛋白质互作的方法，其实验过程比较简单。裂解细胞后，加入抗体，抗原被沉淀下来后洗涤，去除非特异性结合，再分析结合复合体。抗体可以是单克隆，也可以是多克隆。被分析的蛋白质加上一个抗原决定簇的标签，便于特异性抗体的检测。

免疫共沉淀耦联质谱技术原理是以细胞内源性靶蛋白为诱饵，用抗靶蛋白抗体与细胞总蛋白进行免疫共沉淀（immuno－precipitation，IP）纯化靶蛋白免疫复合物。凝胶电泳分离后，质谱鉴定靶蛋白的结合蛋白。该技术可以检测蛋白质之间的相互作用，所有蛋白质与靶蛋白的相互作用及依赖于修饰的蛋白质相互作用。具有灵敏性不高、假阳性及受免疫球蛋白干扰较大等局限性。

（3）**生物传感器耦联质谱技术**　生物传感器技术，即 BIA（biomolecular interaction analysis）－core 的工作原理是基于表面胞质共振（surface plasmon resonance，SPR），即配体和分子结合时会引起作用表面折射率的变化。这种光信号可被光感受器接受并转换成电信号传送到计算机，再由计算机还原为模拟的生物信号。生物传感器耦联质谱技术即用质谱（MALDI－TOF－MS 或 LC－ESI－MS/MS）鉴定 Biacore 芯片上配体所捕获的生物分子。

（4）**串联亲和纯化耦联质谱技术**　基本原理是在靶蛋白一端或中部嵌入蛋白质标记（TAP Tag），经过特异性的两步亲和纯化，在生理条件下与靶蛋白相互作用的蛋白质便可洗脱下来，然后用质谱技术对得到的蛋白质复合体进行鉴定。主要流程为：双重分子标签构建到靶蛋白→表达融合蛋白 →制备细胞裂解液→IgG 柱纯化→TEV 蛋白酶的洗脱液洗脱蛋白质复合体→耦联钙调素的亲和柱纯化→洗脱→含 EGTA 的洗脱液洗脱→质谱鉴定结合蛋白质。

该技术具有以下特点：能够获得生理条件下与靶蛋白相互作用的蛋白质；可以鉴定出在空间上非直接物理作用的蛋白质；适用于大规模蛋白质相互作用研究。

## 四、蛋白质芯片技术

蛋白质芯片（protein chips，protein array）技术是基因芯片技术之后迅速发展起来的。其基本原理是：将高度密集排列的蛋白分子作为探针点阵固定在固相支持物上，当与待测蛋白样品反应时，可捕获样品中的靶蛋白，再经检测系统对靶蛋白进行定性和定量分析。其依据的杂交反应原理是抗原－抗体反应、配体－受体反应及蛋白质－蛋白质相互作用。基因芯片技术的出现及发展，以其微型化、高效、高通量和对蛋白质分析更加直接的特点，成为当今蛋白质研究的热门之一。目前已经广泛应用在疾病诊断、药物设计、蛋白质－蛋白质、蛋白质－核酸、蛋白质－脂质体等相互作用，特异蛋白的筛选和功能蛋白质组的研究等多个领域，并以自身的特点在更广泛的领域内展示了其重要作用。

## （一）蛋白质芯片的分类

迄今为止，已经有多种蛋白质芯片被设计使用了。根据构建的材料不同，分为在玻璃表面构建的蛋白质芯片，在多孔凝胶垫上构建的蛋白质芯片和在微孔板上构建的蛋白质芯片。

在玻璃表面构建蛋白质芯片的一般方法是：首先在玻璃表面上辅以适当的基质；再将蛋白质或抗体用自动点样仪或者人工方法分别点在基质上；然后再通过一定的条件使蛋白质样品或者抗体能够锚定在玻璃板上。基质表面材料可以用多聚赖氨酸、环氧树脂、金膜表面、聚偏乙烯二氟酯等。这种方法可以制备标准的微距阵，并可以用基因芯片扫描仪来扫描。因此，适用于自动化、大通量的在线分析，但是这种芯片容易发生交叉污染，在实验过程中应尽量小心。与玻璃表面构建的二维蛋白质芯片相比，在多孔凝胶垫上构建的蛋白质芯片是三维芯片，它的容积更大，达二维芯片的100多倍，而且可以更好的减少蛋白之间的交叉污染，但是这种芯片却不易改变它的缓冲条件去适应不同的检测物质，而且在玻璃片的处理上也复杂的多，价格昂贵。在微孔板上构建的蛋白质芯片也有其特点，蛋白质比较好分离，不容易发生交叉污染，而且造价便宜，灵敏度高。

## （二）蛋白质芯片的检测方法

蛋白质芯片的种类繁多，其检测手段经过多年的发展可以分为以下三类。

**1. 探针标记检测法**　探针标记检测法可以根据标记探针的特点分为两种：荧光标记的探针和放射性同位素标记的探针。荧光检测方法是目前最常用的检测方法，它具有简单、安全、高灵敏度的特点，也可以和基因芯片的扫描仪配合使用，可以提高分析效率，适用于大量数据的采集和分析。

**2. 无探针标记检测法**　由于探针和蛋白质的相互作用可能造成某些蛋白质的空间结构发生变化，影响蛋白质的活性，从而导致检测的准确性下降，为此发展了一些非探针标记的检测方法。表面增强激光解吸离子化（surface enhanced laser desorption ionization，SELDI）蛋白质芯片技术，可以快速寻找差异表达的蛋白质。其原理是将不同生理状态的样品（培养的细胞或组织或液体）和同一蛋白质芯片结合，洗去未结合的蛋白质，使用脉冲氮激光能量使被捕获的靶蛋白从芯片表面电离出来。根据靶蛋白在离子装置中的飞行时间测出其分子量。而 SELDI 技术对于各种复杂标本中的高含量和低含量蛋白质，经芯片富集即可直接进行质谱分析，有广泛的应用范围。

**3. 动态分析检测法**　有时为了研究抗原－抗体相互作用的动力学变化，需要一种可以实施的即时的检测方法。表面激源共振生物传感器（surface Plasmon resonance，SPR）检测法的原理是：利用表面等离子共振现象监测传感片表面介质的折射率变化，而这一变化仅与传感表面结合的生物大分子的量成正比，溶液中的分子不受干扰，因此非常特异敏感。现在已成为比较成熟的多方面研究受体－配基相互作用动力学的检测工具。

### （三）蛋白质芯片的应用

蛋白质芯片技术由于其自身的特点，已经在广泛领域得到了应用。在药物筛选方面，蛋白质芯片技术可以用来寻找药物靶标，检查药物的毒副作用，而且用芯片做大规模的筛选可以省略大量的动物试验，从而缩短药物筛选所需的时间；在研究蛋白质的互作和靶蛋白的筛选方面，蛋白质芯片更是以其直接对蛋白质进行分析的优势，发挥着极大的作用。

## 第三节　应用实例

### 一、人参皂苷 $Rg_3$ 对肺癌细胞蛋白表达的影响研究

人参皂苷为我国传统中药人参的有效化学成分，其中 20（R）－人参皂苷 $Rg_3$ 抗肿瘤作用最显著，同时也是我国自行开发的第一个在临床应用的抗肿瘤转移复发的一类中药抗癌新药参一胶囊的主要活性成分。参一胶囊不仅在非小细胞肺癌治疗方面有独特优势，而且适用于胃癌、结直肠癌、肝癌、乳腺癌、食道癌、宫颈癌、膀胱癌、白血病及淋巴瘤等多种恶性肿瘤。有研究报道人参皂苷以细胞膜受体、离子通道、核受体为作用靶点，其药理作用相当广泛。近年来，已从不同方向就人参皂苷 $Rg_3$ 抗肿瘤作用机制进行了研究，但迄今为止尚未应用蛋白组学对此进行研究。蛋白质组学是把生命活动的最终执行者蛋白质作为研究对象，通过比较不同细胞中蛋白表达谱的改变寻找特定生理条件下基因表达的变化，同时克服了以往在 DNA 或 RNA 水平研究基因表达的缺陷——基因表达与 DNA 或 RNA 改变间的不对应性。采用比较蛋白组学技术来分析人参皂苷 $Rg_3$ 作用前后人肺巨细胞癌高转移细胞株 95D 蛋白表达的差异，可为进一步了解人参皂苷 $Rg_3$ 抗肺癌侵袭转移分子作用机制和发现新的抗肿瘤药物靶点提供线索。

筛选人参皂苷 $Rg_3$ 作用于人肺巨细胞癌高转移细胞株的半抑制浓度（$IC_{50}$），用 0.1 倍半抑制浓度（$0.1 \times IC_{50}$）的 $Rg_3$ 溶液作用人肺巨细胞癌高转移细胞株 95D 72 小时，利用固相 pH 梯度双向凝胶电泳分离 $Rg_3$ 处理前后的人肺巨细胞癌高转移细胞株 95D 的总蛋白，用图像分析软件比较 $Rg_3$ 处理前后细胞间表达蛋白质的差异。对 15 个差异表达的蛋白质点通过 MALD－TOF－MS/MS、LC－MS/MS 和蛋白质数据库检索进行鉴定。结果表明，人参皂苷 $Rg_3$ 作用人肺巨细胞癌高转移细胞株 95D 的半抑制浓度为 $100\mu g/mL$。

有 12 个蛋白点仅在对照组细胞株中出现，有 6 个蛋白点仅在药物处理组出现；在对照组与药物处理组中都存在，但在对照组中高表达的蛋白点有 7 个，在药物处理组中高表达的蛋白点有 2 个。通过对差异明显的 15 个蛋白质点进行质谱鉴定和蛋白质数据库查询，发现氯离子通道蛋白 1（chloride intracellular channel protein 1）、泛素结合酶 E2 – 25 Kda（ubiquitin – conjugating enzyme E2 – 25 Kda）等蛋白只在对照组有表达；14 – 3 – 3θ 蛋白（14 – 3 – 3 protein theta）、Ski 作用蛋白（SKI – interacting protein）只在药物处理组有表达；膜联蛋白 A2（annexin A2）、肌动蛋白结合蛋白 II 同构体 b（profilin 2 isoform b）等蛋白在对照组的表达量显著高于药物处理组；14 – 3 – 3ζ 蛋白（14 – 3 – 3 protein zeta）、真核翻译起始因子 4H（eukaryotic translation initiation factor 4H）在药物处理组的表达量显著高于对照组。该研究结果提示 Rg₃ 处理前后人肺巨细胞癌高转移细胞株蛋白质组的表达存在明显差异，鉴定的差异蛋白质多与肿瘤的侵袭转移相关。这些差异蛋白质有可能为进一步发现与肺癌转移相关的分子标志物和阐明人参皂苷 Rg₃ 抗肺癌侵袭转移的分子作用机制提供线索。

## 二、紫外诱导银杏叶次生代谢产物及其差异蛋白质组学研究

紫外诱导能够影响植物生物合成途径，从而使其次生代谢产物发生质变或量变。通过紫外诱导，可以使植物次生代谢产物增加或者产生结构新颖的化合物，特别是黄酮类化合物。以银杏叶为研究对象，以紫外光（UV – B）为研究手段，以 HPLC – DAD、2D – Electrophoresis 以及 MALDI – TOF – MS 等技术为研究方法，考察了不同诱导强度、不同诱导时间以及采叶周期等影响因素对银杏叶次生代谢产物特别是总黄酮的含量积累，并且进一步对诱导前后银杏叶的差异蛋白质组学进行分析。

以 4 月采集的银杏叶片为研究对象，通过 HPLC – DAD 定性分析了不同诱导时间、诱导强度对其次生代谢产物累积的影响，并定量分析了诱导前后总黄酮的含量变化。研究结果表明高强度、短时间的紫外照射，有利于银杏叶次生产物的积累。以 9 月份采集的经紫外光处理过的银杏叶片为研究对象，通过柱色谱和半制备液相色谱分离，得到了化合物 GB1，并对特征化合物进行结构鉴定，其结构为 3 –（4'– hydroxyphenyl）– 1 – thiol – 2 – propylene。

为获得银杏叶片在紫外诱导下蛋白的变化，对叶片蛋白进行双向电泳。从蛋白提取到双向电泳的整个过程进行了多次重复，所得的双向电泳图谱具有较好的重复性。采用 Progenesis SameSpots 软件对双向电泳图谱进行蛋白点的检测，在软件自动检测蛋白点后，人工去除了错误检测的蛋白点，增加未被检测到的蛋白点，在每块蛋白双向电泳凝胶图谱上均检测到 700 多个有效蛋白点。对照叶与诱导叶的凝胶图谱上有效蛋白点经软件匹配，数据分析，发现 66 个蛋白点在发病后发生可重复的显著变化。制备好的样品使用美国应用生物系统公司 API 4700TOF/TOF 蛋白质组分析系统进行质谱检测，质谱峰人工去除胰酶自切峰和角蛋白峰的污染后，将数据用 http：// www. matrixscience. com 在线软件进行搜索匹配。根据人工修正选取 36 个差异点，最终鉴定了 36 个差异蛋白，其中 17 个被上调，17 个被下调。

# 第十三章 合成生物学

合成生物学（synthetic biology）一词最早在 1911 年 *Science* 杂志的两篇文章中出现，至 2000 年在学术刊物及互联网上逐渐大量出现。2004 年"合成生物学"被 Technology Review 评为将改变世界的十大新出现的技术之一。至此，合成生物学研究走过了十多个年头，已发展成为世界范围内广泛关注的一个充满活力的研究学科。2014 年 5 月 8 日的 *Nature* 特刊，报道了这一学科的一些最新进展、综述和评论性文章。合成生物学的发展受到多个国家政府和研究团体的高度重视，2009 年，由中国科学院 300 多位专家经过一年多研究发布的《创新 2050：科学技术与中国的未来》战略研究系列报告指出："合成生物学是可能出现革命性突破的 4 个基本科学问题之一。"合成生物学的研究有望解决能源、化工原料、医药健康、环境等问题。在解决医药健康问题方面，由于真菌、放线菌、植物能够产生结构新颖、生物活性多样的次级代谢产物，大部分临床抗生素来源于这些次级代谢产物。其中很多药物分子由于天然含量低、提取困难等因素，目前主要还是通过全合成或半合成方式得到，因此价格昂贵。通过合成生物学手段，将产生这些代谢产物的基因簇进行异源表达并利用发酵工程进行大规模制备，将可能是一个解决药品供应和价格昂贵问题的方法。但是这一过程并不容易实现，需要涉及很多代谢途径改造、密码子优化、避免瓶颈效应等问题。

## 第一节 概 述

### 一、概念

目前合成生物学的定义还处于多元化阶段，2000 年 E. Kool 提出将其定义为基于系统生物学的遗传工程，从基因片段、人工碱基 DNA、基因调控网络与信号传导路径到细胞的人工设计与合成，类似于现代集成型建筑工程，将工程学原理与方法应用于遗传工程与细胞工程的生物技术新领域。很多人狭义地认为合成生物学就是"全合成生命"，即利用化学合成方法从头合成一个具有生命活力的细胞或病毒。而实际上，合成生物学中更多地是在使用已有或改造过的基因模块通过工程学手段拼装、搭建一个自然界中本没有的生命体系。英国皇家科学院（Royal Society）认为，合成生物学结合了其他领域的知识与工具，涉及的领域包括系统生物学、基因工程、机械工程、机电工程、信息论、物理学、纳米技术及电脑模拟等等。"合成生物学组织"网站上公布的一段描述：合成生物学是指按照一定的规律和已有的知识，设计和建造新的生物部件、装置和系统；或重新设计已有的天然生物系统，为人类的特殊目的服务［（Synthetic Biology is A）the design and construction of new biological parts，devices，and systems，and B）the re－design of existing，natural biological systems for useful purposes.——http：//syntheticbiology.org/）］。简单地说，合成生物学就是通过人工设计和构建自然界不存在的生物系统来解决能源、材料、健康和环境等问题。

## 二、原理与特点

### （一）原理

合成生物学的研究内容从研究过程角度主要包括：①工程化的功能模块（module）：包括各种生物分子的合成与模块化、亚细胞模块、生物合成基因网络、代谢途径和信号转导通路、转运机制等。②接口：调整和修改输入－输出过程、调整不同亚细胞组件间的层次化相互作用，使得模块具有可拆装性。③开发平台：优化生物或非生物载体，达到提高工程系统效率、降低其维护成本和要求、提供某种特殊的"鲁棒性"及对环境的兼容性等目的。④调控和通讯系统：包括生物部件的反馈、前馈机制，以及行为和通讯方式的模块化。⑤各种功能模块的仿真、预测算法和相应软件。利用计算机辅助技术是降低实验成本和复杂性的有利工具。具体研究内容主要包括：①生物大分子的合成与模块化。②生物基因组的合成、简化与重构。③合成代谢网络。④遗传/基因线路的设计与构建。⑤细胞群体系统及多细胞系统研究。⑥数学模拟和功能预测。

**1. 生物大分子的合成与模块化**　合成生物学的研究重心是具有截然不同于自然系统特性和功能的崭新生物系统的开发和工程化，因此离不开各种标准化生物大分子的研制和开发。这方面的研究主要包括蛋白质的工程化改造与模块化，根据分子生物学的"中心法则"，生物遗传信息的主要传递过程是以 DNA 为模板指导 RNA 的合成并由 mRNA 指导蛋白质的合成。DNA 测序技术、遗传工程技术、聚合酶链式反应技术、蛋白质晶体学技术等一系列生物技术的发展，使人类理论上可以进行任何蛋白质从氨基酸序列到局部超二级结构（模体，motif）的改造和组合。通过蛋白模块的构建和改造，不仅可以获得具有崭新功能的蛋白质，还可以利用信号蛋白能够在蛋白质水平进行功能重编程的特性，对信号通路进行构造和改变。然而，由于氨基酸彼此的相互作用使分子链发生折叠形成蛋白质的二级和三级结构，目前这一结构仅从蛋白质氨基酸序列数据中很难预测，且对蛋白质氨基酸序列进行预定义的修饰是一个高度复杂的过程。因此，可互换工程蛋白质部件的发展水平远落后于 DNA 部件的发展水平。核酸分子的人工合成，合成 DNA 可以用来重设目标基因序列、编码区域或者调控信号（报告基因、阻遏子、激活子、终止子、核糖体结合位点、启动子等），以及为适应特殊宿主或模拟生物体而改变密码子用法。合成基因允许高效构建相关的、在特殊区域有所改变的基因簇；允许目标基因的柔性设计而不需常规基因重组或克隆所需的中间步骤；允许用户选择只包括期望功能和途径的人工合成基因，以简化或切断生物进化作用所带来的影响；允许用户插入任意期望的模块，具有可扩展性；如果把合成基因组设计成只有在实验室特殊条件和培养基中才能存活的形式，则人工合成基因更具有安全性。DNA 从头合成（de novo DNA synthesis）技术，目前主要是通过短链片段的拼接，以及化学合成寡核苷酸并通过 PCR 装配成较长的 DNA 片段，国内已有多家公司可以提供大约 2 元/碱基合成 3kbp 长度以内的基因合成服务了。但利用标准的亚磷酸三酯化学法合成 DNA 寡核苷酸的成本和化学合成的准确性仍然是 DNA 从头合成的主要"瓶颈"。另外，已有合成生物学家制造出了新的遗传物质，并通过实验获得了可以被化学合成的新型生物分子、人造基因，且证明这些人造基因都具有繁殖和传递遗传信息的功能。

2. **生物基因组的合成、简化与重构**　主要包括人工合成生物全基因组，由 J. Craig Venter 领导的 JCVI 小组是世界范围内进行合成基因组学研究最成功的一个团队。从一开始只是单纯地合成寡核苷酸，到现在能够实现大片段染色体的合成，J. Craig Venter 和他的团队做出了巨大的贡献。最重要的两项技术，一个是基因组的设计、化学合成、组装技术，另一个就是基因组移植技术。最终目标是要制造一个由化学合成基因组控制的细胞，及"合成细胞"。已获得成功的有脊髓灰质炎病毒（7500bp）、噬菌体 φX174（5386bp）、西班牙流感病毒 *Mycoplasma genitalium* 生殖道支原体的基因组（582790bp）。2010 年，J. Craig Venter 小组将人工设计、合成、组装好的丝状支原体 *Mycoplasma mycoides* 移植入受体细胞中，一段时间后，该移植细胞完全由合成的基因组控制。生物体自身的各种代谢途径、信号转导途径以及各种内源噪声对于人工模块功能的执行无疑是一种干扰。同时，天然生物基因功能的多效性和冗余性也给各种模拟算法的有效应用带来了障碍。因此，许多合成生物学家致力于生物基因组的简化和模块化，力图净化宿主细胞的代谢内环境，其中尤以"最小基因组"和"必需基因"的研究成果最为显著。这些基因中包括与 DNA 复制、RNA 处理和修饰、解码遗传密码的 tRNA、翻译组分和伴侣蛋白等最能支持一个完整生物体存活所必需的基因。现已对 14 种原核生物和 7 种真核生物基因组进行了实验，鉴别出 1 万余个必需基因，存放在必需基因数据库 DEG5.2 中。已有研究表明大肠杆菌的最小基因组目前已经确认的有 151 个基因，此外，其他研究者还将 T7 噬菌体基因组进行了重构，使其更易于细胞底物背景的量化和模拟分析。虽然生物基因组的简化和模块化具有很重要的意义，但细胞种群的突变和进化使模块化很难维持，无法保证工作的可重复性，因此，基因组的简化必须考虑简易性与可靠性间的协调。

3. **合成代谢网络**　主要是利用转录和翻译控制单元调控酶的表达以合成或分解代谢物。对于合成代谢网络而言，在异源宿主中，无论是最小化有毒中间代谢物的胞内累积，还是最大化目标代谢物的产量，都需要编码代谢途径的多个基因的协调与平衡。不同来源的酶具有不同的动力学特性，很难准确预测其在异源宿主中的行为，因此，对代谢网络相关基因及调节元件的合理筛选仍然是一个挑战。合成代谢网络设计中无法避免参数设计算法的错误。网络设计智能保证某些粗略的特性基本正确，而无法保证细节的正确。例如，只能保证在代谢网络拓扑结构等特性的描述上是正确的，却无法确定许多具体的物理参数（结合常数、反应速率和扩散速率等）。此外，合成代谢途径的设计还必须充分考虑细胞的自然生长和进化过程对于网络参数稳定性的影响。这些都意味着代谢网络的设计必须与参数设定和试验相结合，通过反复的试验和模型校正进行代谢网络的完善和优化，因此仍然耗时、耗力。

**4. 遗传/基因线路的设计与构建**　20 世纪 90 年代，一些研究者借鉴电磁学中描述电器件关系的 "circuit" 方法，提出了 "gene circuit" 和 "genetic circuit" 概念，用于研究基因受蛋白质、mRNA 等物质调控的关系和相应的数学模型。遗传线路（genetic circuit），俗称 "基因线路"（gene circuit），在合成生物学中，是由各种调节元件和被调节的基因组合成的遗传装置（genetic device），可以在给定条件下可调、可定时定量地表达基因产物。利用转录水平、转录后水平等控制机制，合理组合转录基元、基础基因线路、基因模块的拓扑结构，目前遗传线路的功能主要可以分为两大类：逻辑基因线路（模拟各种逻辑关系和数字元件的遗传线路）和其他功能遗传线路（具有特定生物功能的遗传线路）。合成生物学中，逻辑基因线路起源于数字电路中逻辑运算的思想，主要是借鉴控制理论和逻辑电路的设计规则研究基因线路的逻辑关系与控制方法，模拟各种数字元件的功能，研究基因线路中噪声传播和响应机制等。例如，各种 "与"、"或"、"非" 等逻辑门关系的遗传线路；各种形式的基因表达调控开关、双稳态开关、Repressibaltor、脉冲发生器和级联线路等。其他功能遗传线路设计主要是利用基因模块原有的功能，设计全新的遗传线路，并利用基因重组、基因克隆等基因操作手段对现有生物系统进行改造，使生物系统具有特定的期望功能。例如，在大肠杆菌中构造信号感知系统以控制细胞的浓度等。

**5. 细胞群体系统及多细胞系统研究**　基于细胞间交流的细胞群体系统及多细胞系统的开发，主要是研究细胞群体间的同步基因表达、信号交流、异步功能配合等。研究者利用人工构建的群体感应机制，已经开发出了许多具有崭新功能的细胞群体系统。例如，利用 SOS 应急系统和群体感应的双稳态开关，能够达到高或低细胞浓度的双稳态开关系统等。由于基因表达过程中内源和外源噪声的影响以及其他细胞的作用，即使同源细胞也可能具有不同表型和异步行为。而在细胞群体系统及多细胞系统的设计中，却要涉及大量完全不同的细胞，这些细胞合成和工作的可靠性必然受到多种信号组分、多种宿主细胞、多路通讯等方面的影响，因此在细胞群体及多细胞系统环境下设计通讯系统需要平衡胞内元素的敏感性，降低信号间的交叉干扰。

**6. 数学模拟和功能预测**　用野生型装置构建模块的困难主要在于：自然进化已经将野生型生物优化到了足以适应自然环境的地步，要在人工环境里重新进行连接，这些生物装置很可能失去原有的功能。因此合成生物学家通常需要改变装置特性以获得期望的功能。当对生物装置的机理了解比较充分时，通过合理的突变调整转录和翻译的动力学属性、操纵子结合亲和性以及转录因子结合协同性等都有助于使模块达到预期目标。然而，即使利用合理突变优化简单模块也需要耗费大量的时间和资源。考虑到构建实际系统的高成本和耗时性，利用计算模型辅助，通过各种数学工具抽提模拟单元的动力学特性和网络连通性，提供系统变量的描述等则为实验提供预测信息，指导实验优化，降低实验成本的主要方法。理想情况下，模型应该能够捕捉生物系统的动态行为，在活体实验之前通过计算机模拟等方式在优化设计策略、调试等方面给出建议。虽然基于结构模型的分子动态模拟在模拟 DNA 结合位点的动态行为上已经显现了其丰富多彩的功能，但抽提生化反应以模拟生物装置不仅需要必要的计算工具，还需要获得相应的速度常数。从活体细胞中直接确定速度常数仍然是一个非常困难且不准确的过程，这也成为限制数学模型成功应用的主要"瓶颈"。此外，其他模块的添加或者改变都可能会改变整个系统的功能和相应参数，因此特定条件下获得的参数一般不能直接应用于其他场合。

### （二）特点

合成生物学的一个显著特点，也是合成生物学区别现有生物学其他学科的主要特点，即"工程化"。合成生物学家力图通过工程化方法，将复杂的人工生物系统合理简化以探索自然生物现象及其广泛的应用，并利用基因等元素设计和构建具有崭新功能的合成生物系统。合成生物学的工程化研究主要有两种策略：自上而下（逆向工程）和自下而上（前/正向工程）。自上而下策略主要用于分析阶段，试图利用抽提和解耦方法降低自然生物系统的复杂性，将其层层凝练成工程化的标准模块。例如，通过敲除基因组中除复制和功能性之外非绝对必需的遗传物质，简化基因组构建，达到可模拟和预测的目的；而自下而上策略通常是指通过工程化方法，利用标准化模块，由简单到复杂构建具有期望功能的生物系统的方法。两种策略都涉及三个工程化概念：对生物系统的标准化、解耦和抽提。

**1. 标准化（standardization）**　　生命科学中，围绕着"中心法则"这个定义大多数生物系统运行规律的理论，已经有一些被广泛应用的有效标准。最具代表性的 DNA 序列数据、遗传学表征、微阵列数据、蛋白质晶体学数据、酶命名法则、系统生物学模型及限制性内切核酸酶活性等。然而生物工程学界却尚未开发出正式的、广泛应用于各类基本生物功能的标准。为了实现元件的"即插即用"性能，需要规范不同部件之间的连接标准化定义，并开发各种基本生物功能（如启动子活性）、试验测量（如蛋白质浓度）、系统操作（如遗传背景、发酵液、生长速率、环境条件等）的标准。只有这些标准被广泛采用，才能保证不同研究人员设计和构建的单元能够相互匹配。

**2. 解耦（decoupling）**　　将一个复杂问题分解成许多相对简单的、可以独立处理的问题，最终整合成具有特定功能的统一整体的过程。生物工程中，工程师可以将复杂的"生物系统"解耦成许多套相互独立的"装置"（如标准化的细胞、标准化的核苷酸序列等），便于利用已有的标准化部件来加速开发的进度。蓬勃发展的 DNA 合成技术大大推动了解耦方法的进程，只有在充分发展的基因和基因组合成技术支持下，人们才有精力和能力致力于设计和构建基因组等合成生物学领域的研究。

**3. 抽提（abstraction）**　　自然界的生物系统具有难以想象的复杂性，不仅不断有新的调控细胞行为的分子机制被发现，而且不断有既有法则以外的特例出现。应对复杂性的一个有力的技术就是"抽提"。分层次进行抽提是工程化常用的方法。生物工程中有两种抽提形式值得进一步深化和推进：①利用抽象的层次模型以不同水平的复杂程度描述生物功能的信息。②对组成生物系统的部件和装置进行重新设计和构建，使其适当简化以方便模拟和组合，如转录启动子、核糖体结合位点和开放读码框的重新设计和崭新组合等。

生物系统的高度复杂性使得生物系统的工程化与化学、物理学等自然科学领域的工程化有着本质的不同。生物系统自身具有复制和进化的功能，而这一功能会影响许多合成系统的长期稳定性，因此需要对系统关键部件进行长期监测。活体系统中系统边界的定义是一项非常困难的事情。细胞中信息的传输依赖于分子的扩散和传播，导致所有相互作用的产生；生物体为了能够在诸多环境中生存，DNA 等许多细胞元素必须同时具有多种功能，这些都增加了抽提和解耦的复杂性。因此需要人工设计完备的小规模分子和蛋白质、DNA 和蛋白质，以及蛋白质和蛋白质之间的相互作用，有助于开发功能相对独立的生物模块。同时，研究生物基因组的最小化和重构，以期为开发崭新生物系统提供更加优化的宿主平台。

# 第二节　方法与技术

中科院《2013 年高技术发展报告》指出，DNA 测序技术、DNA 合成技术和计算机建模是支撑合成生物学发展的关键技术。近年来，大量物种的全基因组测序，为合成生物学家构建功能组件的底盘生物体系提供了丰富的遗传信息。快速、廉价的测序技术也促进了新系统和物种的识别和解析。

## 一、合成生物学的模块化设计

在合成生物学中将具有标准接口、功能相对独立的生物大分子、信号转导路径、基因线路等称为"模块"（module）。模块的规模可大可小，小到具体的启动子、终止子，大到单细胞、多细胞及细胞群体系统。标准化的生物模块称为"生物积块"（biobrick），生物积块也有大有小，小型的生物积块通常是具有一定功能的 DNA 片段，也就是组件（part），例如，一个 RBS 或者一个终止子等，几十或者几百个碱基；稍大一些的可以是由几个组件组成的基因调控线路，就是我们常说的 device；再大些可以是由调控线路组成的级联线路、调控网络，甚至调控系统（system）。只要经过标准化处理、具有标准的酶切位点，都可以称其为生物积块。合成生物学家构建了与生物积块相应的 DNA 元件文库，即 iGEM Registry。iGEM Registry 中生物积块的标准化体现在每一个 DNA 模块的结构都是标准化的，除了本身的功能序列外，都具有相同的前缀和后缀，前缀中都包括 *Eco*R I 和 *Xba* I 两个酶切位点，后缀中包括 *Spe* I 和 *Pst* I 两个酶切位点，并且经过特殊的遗传工程手段处理，确保真正的编码序列中不含有这四个酶切位点。整个生物积块被克隆在由 iGEM 组委会提供的质粒载体上，可按照设计的需要剪切和拼接。有了上述四个标准化的酶切位点之后，需要组装的部件可以分为插入片段和载体两部分。插入片段由限制性内切核酸酶处理以后可以从载体上切割出来，通过琼脂糖凝胶电泳分离回收后可得到纯度足够高的插入片段。载体经酶切处理后可打开一个小口，并留下两个黏性末端，处理过的载体可经乙醇沉淀或琼脂糖电泳纯化。例如，当我们需要将目的片段1插入到目的片段2的左侧时（图13－1）：首先利用 *EcoR* Ⅰ和 *Spe* Ⅰ将片段1切割下来；利用 *EcoR* Ⅰ和 *Xba* Ⅰ去掉它们之间的序列，在含有片段2的质粒上形成一个切口。之后将两种片段混合，在连接酶作用下，片段1上的 *EcoR* Ⅰ位点会与片段2上的 *EcoR* Ⅰ位点黏在一起，形成新的 *EcoR* Ⅰ酶切位点；而片段1和片段2上的同尾酶切位点 *Spe* Ⅰ和 *Xba* Ⅰ因留下相同的黏性末端而黏在一起。由此，插入片段准确地嵌入载体上的小口中，且融合后的 S/X 混合位点不能被 *Xba* Ⅰ和 *Spe* Ⅰ识别而切开；与此同时，片段1又将自身的 *Xba* Ⅰ位点加入到片段2上，实现两个生物积块的成功连接。由此可见，只要按照标准化的操作，就可以保证连接后的生物积块仍然具有相同的4个标准酶切位点。可以用同样的方法与其他标准片段连接。如此循环往复，就可以由简单到复杂，逐层构建更加复杂的生物系统。

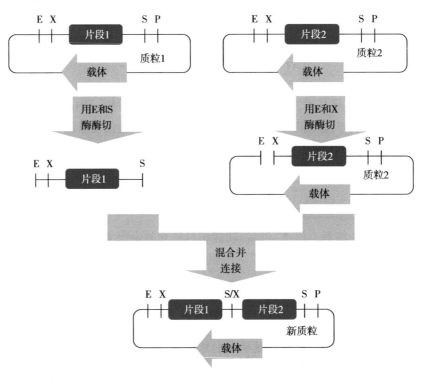

图13－1  生物积块的连接方法

除了用标准化的功能模块作为承载功能的硬件之外，还需要标准化的系统量化平台和抽象的概念信号作为承载功能的软件。为此，iGEM Registry 提供了衡量和代表输入输出信号的标准，PoPS 和 RIPS。

二、生物系统的数学模拟

合成生物学强调"设计"和"重设计"。大量借助计算机科学、信息科学、数学和物理学原理，利用已有的生物学知识，建立数学模型，对合成生物系统进行模拟和性能分析，指导和优化实验设计，是合成生物学的重要研究手段。基因的表达受到不同水平因素的影响，如启动子的启动强度、催化因子的活性、终止子的终止能力等。此外，在特定条件下，DNA 和 RNA 拓扑结构产生的序列单元激活水平、宿主细胞的代谢物、蛋白质加工和折叠系统的能力、营养物质的丰富程度和环境压力等均是影响基因表达的重要因素。目前，人们还不能准确获得生物系统基因表达过程中的所有参数，也就无法准确预测生物系统的响应行为。因此，有效结合实验验证和算法开发，利用实验验证和优化模型来指导实验是行之有效的方法之一。

目前有多种建模方法可用于描述生物系统，每种建模方法都有自己的特点。利用生物系统的动力学特性建立的各种常微分方程（ordinary differential equation，ODE）方法，由于其连续性和相对简单性成为最常用的方法。细胞中的新陈代谢可以看作是各种各样的化学反应，因此化学反应中的许多基本定律对于生物系统建模仍然非常有用，其中的质量作用定律（the law of mass action），可基于此构建化学平衡反应、米氏动力学方程等来描述生物系统中的相互作用。Logistic 模型是目前最常用的描述种群生长状态的模型，是在米氏方程基础上衍化而来的。这些模型都是确定性的模型，不考虑基因表达时的随机波动。当基因高速表达、反应物浓度比较大的时候，环境变化对于基因表达的影响可以忽略不计，此时可以用确定性模型来表述基因表达的性状。但当表达速率相对较低、反应物的量相对较少的时候，各种随机因素造成的影响无法忽略，此时，必须采用随机模型。主方程（master equation）是描述离散状态随时间变化的随机概率模型，通常用于研究基因个体行为。从实用角度讲，需要对主方程进行简化，用随机微分方程来描述系统。

在基因表达预测、基因数据识别、代谢网络分析等多个领域常常会用到模式识别方法，模式识别有时也称作知识发现，是目前人类从大量数据中获取有用信息的主要手段。模式识别主要依靠通过对事物属性的度量值进行计算来对事物进行分类。模式识别有许多具体算法，根据分类信息是否已知，可将这些算法分为监督学习方法和非监督学习方法两大类。非监督学习方法也称聚类分析，用来分析数据的内在规律，例如，通过解释网络连通性提供系统结构信息，此时网络的边界可以代表直接的因果关系、间接的相互作用或者常规因素，还可以分析特定过程的微阵列数据来解释基因之间的关系。监督学习方法也称分类分析，是对样本进行分类。训练样本集中给出不同类别样本的实例，从这些实例中找出区分不同类样本的方法，从而在特征空间中划定决策域，寻找导致类别不同的关键因素。

目前人们对基因转录、翻译等过程的细节还不是十分了解，还是以定性描述为主。各种检测手段的匮乏，使得人们还没办法准确获得基因转录和翻译等生物过程的许多关键参数，很多模型尚无法得到实验的充分检验。只能通过各种尝试寻找这方面的规律。定量的建模、预测和优化方法还只能为研究人员提供一些辅助参考信息。许多研究者正在不断努力尝试将现有算法进行改进用于生物系统模拟，或者开发各种新算法。

### 三、基因组的人工合成技术

DNA 合成是支撑合成生物学发展的核心技术，它不依赖于 DNA 模板，可根据已知的 DNA 序列直接合成，在基因及生物元件的合成、基因回路和生物合成途径的重新设计组装，以及全基因组的人工合成中发挥重大作用。目前基因组合成的基本思路为：①按照原始基因组序列设计合成寡核苷酸；②利用各种方法将寡核苷酸拼接成较长的 DNA 序列；③以较长的序列为基础，进一步拼接得到更长的 DNA 序列，拼接成完整的基因组；④将合成的基因组移植到细胞中，并验证其功能。

**1. 寡核苷酸的合成**　目前一般采用固相亚磷酰胺三酯法合成。寡核苷酸的长度是一个重要的参数，随着长度的延长，产率下降，纯度也降低，积累的合成错误大大增加。较短的寡核苷酸会有较少的错误，但是需要增加组装所需的重叠序列，使合成成本增加，一般使用 60 - mer 的寡核苷酸，可以最大程度地降低错配率和生产成本。

**2. 由寡核苷酸拼接成较长的 DNA 序列**　寡核苷酸可以通过各种方法拼接成几百个碱基到几千 bp 的 DNA 片段。常用的体外拼接方法有连接酶链式反应（ligase chain reaction，LCR）和快速聚合酶链式组装法（polymerase chain assembly，PCA）。LCR 法利用 Taq 连接酶将首尾相连、重叠杂交的寡核苷酸片段连接起来，连接反应在较高温度下进行，因而可以排除 DNA 二级结构的干扰，但是基因合成的成本大大增加。PCA 法是两条具有部分重叠的寡核苷酸互为引物互为模板进行聚合酶的延伸，延伸得到的序列再通过与其他寡核苷酸退火、延伸，进行多次循环后，最终合成目的序列。PCA 法合成成本较连接酶法大大降低，而逐渐得到广泛使用，并且衍生出一系列的 DNA 拼接方法，包括 TBIO 法（thermodynamically balanced inside - out）、双重不对称 PCR（dual asymmetric PCR）、重叠延伸 PCR（overlap extension PCR，OE - PCR）和连续 PCR 等。此外，Venter 小组报道将两端带有重叠序列的寡核苷酸片段和载体转入酵母细胞中，利用酵母体内的同源重组可以拼接起来并克隆到载体上，可以实现 38 个寡核苷酸片段同时拼接。

**3. DNA 大片段和基因组的组装**　利用 LCR 和 PCA 法一般可将寡核苷酸拼接成几千碱基以下的基因序列。更长的大片段和基因组 DNA 则需要进一步拼接。常用的方法有①利用限制性内切酶和连接酶的连接：这是最简单的方法，但是当进行多个 DNA 片段连接时，往往很难找到合适的酶切位点，而且连接片段会有几个碱基的残留，因此该方法在多个 DNA 片段连接时有很大的局限性。筛选连接法（ligation by selection，LBS）使用 IIs 型限制性内切酶 *Bsa* I 和 *Bbs* I，通过抗性筛选实现无痕拼接。Kodumal 等利用这种方法最终组装成了 32kbp 长的聚酮合酶基因簇。②基于重叠序列和聚合酶延伸的方法：包括重叠延伸 PCR 法和环形聚合酶延伸法（circular polymerase extension cloning，CPEC）。OE - PCR 法是相邻的具有重叠序列的 DNA 片段变性退火后形成互补双链，通过 DNA 聚合酶进行延伸，再利用末端引物将其扩增出来。该方法方便有效，但依赖于聚合酶的高保真度，合成的大片段长度有限，约在 20kbp 以下。CPEC 法原理与 OE - PCR 类似，但是不需要扩增引物，可将多个相互重叠的 DNA 片段与载体一步连接成完整的环状质粒，然后直接转化细胞，在体内进行扩增。③不依赖于基因序列和连接反应的克隆方法，利用 T4 DNA 聚合酶在无 dNTPs 的情况下发挥 3' →5' 外切酶活性，能将 DNA 片段消化产生含有同源序列的 5' - ssDNA 突出端（15~30 个碱基），DNA 片段之间及 DNA 与载体依靠同源序列退火，形成环状中间体，直接转化细胞，利用大肠杆菌本身的修复系统修复成完整的环状质粒。这种克隆方法不需要连接酶，也不需要考虑插入片段的序列，可实现多个 DNA 片段的一次性连接重组，用途非常广泛。国外公司已经将其用于商业，比如 Novagen 公司的 Radiance™ 系统及 Invitrogen 公司的 Gateway™ 系统都是基于此技术原理开发的。Schmid - Burgk 等对不依赖于基因序列和连接反应的克隆方法（sequence and ligation - independent cloning，SLIC）进行了改进，设计一段特殊序列，但是这种方法会在连接序列中引入多余的碱基，适用于基因之间的拼接，可用于合成生物学中基因回路的构建及生物途径的组装。④Gibson 等进一步拼接法，是 SLIC 法的延伸。选用核酸外切酶、DNA 聚合酶和 DNA 连接酶 3 种酶进行拼接。相邻的具有重叠序列的片段，加入上述 3 种酶和 dNTPs 共同孵育。核酸外切酶能从 5' 端降解核苷酸，且不与 DNA 聚合酶竞争。双链 DNA 被消化产生突出的单链 DNA，重叠序列特异性退火，此时，外切酶逐渐热失活。DNA 聚合酶和 DNA 连接酶修复连接成完整的双链 DNA 分子，从而实现无痕拼接。Gibson 等利用此方法成功地将 4 个大于 100kbp 的片段在体外组装成完整的 583kbp 的生殖支原体基因组。此外，他们还尝试将 600 个长 60 - mers 的寡核苷酸（寡核苷酸之间带有 20 个重叠序列）成功地合成了小鼠的线粒体基因组（16.3kbp）。这种方法方便、快速、高效，能组装长达 900kbp 的 DNA 大片段，而且出错率会大大降低。体外重组拼接一般选用细菌人工染色体（BAC）为载体，但是当 DNA 片段达到一定长度时（约 300kbp），BAC 在大肠杆菌中不稳定，达到转化的极限，更大的片段需要在微生物体内进行重组。⑤酵母体内同源重组拼接法，利用酵母细胞内高效的同源重组系统来实现多个相互存在同源序列的 DNA 片段的组装。Venter 研究组在 2008 年的 *Mycoplasma genitalium* JCVI - 1.0（582970bp）基因组合成中最后一步拼接就是在酿酒酵母中完成的。虽然利用体外重组系统可以组装成完整的基因组，但是 BAC 载体在大肠杆菌内不稳定，为此他们建立了转化介导的重组克隆方法（transformation - associated recombination，TAR），利用酵母人工染色体（YAC）能大大提高稳定性及 TAR 克隆效率。TAR 载体与 1/4 基因组片段同时转化到酵母中，这些片段之间的重叠序列使它们发生同源重组。由于 YAC 带有着丝粒、自主复制序列及筛选标记，因此不需整合到酵母染色体中进行重组，通过设计同源臂可以得到环状的完整的基因组，便于与酵母染色体分离。同样地，Venter 研究组利用酵母同源重组完成 1078 条平均 1080bp 的 DNA 片段的组装，最终合成了 1.08Mbp 的 *M. mycoides* JCVI - syn1.0 基因组。选用 Ycp 型的酵母 - 大肠杆菌穿梭载体，在酵母体内拼接，然后提取质粒转化到大肠杆菌中进行扩增。酵母同源重组拼接法是目前报道的最高效的组装 DNA 大片段的方法，在合成更长的 DNA 如细菌基因组时有很大的优势。但随着要组装的片段不断延长，要合成比酵母还大的基因组时，这种方法是否可行还不清楚。

**4. 基因组的移植**　基因组合成以后，需要人工转移到新的细胞中进行异源表达，实现其功能，这是一项非常有挑战的工作。体外有一些方法可以用来将基因组导入细胞，包括电穿孔、脂质转染法、使用基因枪等。Venter 研究组在完成基因组的人工合成之前进行了大量探索，首先获得了不含蛋白的完整 *M. mycoides* 基因组，并采用 PEG 介导的遗传转化系统将其移植到 *M. capricolum* 中，通过四环素抗性筛选转化成功的细胞，最终得到与供体菌表型相同的细胞。但是当组装完 *M. mycoides* 基因组后，从酵母中分离出完整基因组后转化到 *M. capricolum* 中，开始并没有得到任何移植成功的细胞，经过分析可能是由于 *M. mycoides* 和 *M. capricolum* 共用同一套限制酶系统，其基因组是经甲基化修饰的。而在酵母体内拼接后的基因组没有甲基化，需在体外用甲基化酶进行修饰，或者破坏 *M. capricolum* 的限制性内切酶基因，从而避免受体细胞限制酶系统的阻碍。最终将合成基因组移植入 *M. capricolum* 体内，得到由合成 DNA 控制的人工细胞。

**5. 基因组合成中的错误纠正**  在基因组合成过程中，由于合成方法本身的限制，不可避免地引入错误碱基，而且在 DNA 组装过程中用到的 PCR 等方法也会引入突变。为了得到高保真的合成 DNA，必须对错误和突变进行纠正，这是个耗时耗力的过程。可以使用的纠错方法有：修饰、标记和分离错配的核苷酸从而可以防止扩增错误的 DNA；使用核酸酶来识别和剪切 DNA 中的错配，再将余下正确的片段通过重叠延伸 PCR 重新组装；定点诱变的方法，对于合成的长链 DNA，测序后选择突变少的长链 DNA 进行定点突变，这是最常用的方法；应用错配识别蛋白 MutS 结合错配的 DNA，通过电泳可以将错配的 DNA 从无错的 DNA 中分离出来。这种方法可以处理多个大量的 DNA 片段，不会干扰进一步拼装的 DNA 小片段，可降低错误率 3.5 ~ 15 倍；利用微流体芯片进行寡核苷酸的装配，极大地缩短了合成时间，减少突变率。此外先合成短的寡核苷酸（60 – mers）及提高寡核苷酸的纯度也可以大大降低 DNA 合成的错误。

化学合成基因组技术已形成一门学科，包括基因组的设计、合成、组装及移植。称为合成基因组学（synthetic genomics）。Venter 指出，合成基因组学是一种能力，可以说是一种技术集合。合成生物学设计出的功能模块，要想组装，要想实现，就需要用合成基因组学的技术。

# 第三节　应用实例

药用活性成分是中药的物质基础，随着合成生物学技术在青蒿素、紫杉醇、丹参酮等重要活性成分生物合成研究中的应用，合成生物学用于中药资源可持续利用研究已受到广泛关注。中药资源多源于药用植物。许多药用植物生长受环境因素影响较大；有些珍稀药材生长缓慢，甚至难以人工种植；大多数药用活性成分在中药材中含量低微，结构复杂，性质不稳定，化学合成困难或产率较低，而直接提取又面临成本高、资源少等。利用生物技术生产有效成分，具有不受气候、病虫害、地理和季节限制等在内环境因素变化的影响，生产系统规范化，产品生产周期比完整植株短，质量和产量更加稳定的特点，这将可能成为中药材保护性生产的一个新途径。利用合成生物学策略改造天然生产宿主，或者异源宿主，大规模生产药用活性成分，为中药资源可持续利用及中药发展提供了一个崭新的有效策略和发展机遇。与其他中药药用活性成分的合成生物学研究相比，一些植物来源的单体药物的生物合成学研究受到了更广泛的关注。

合成生物学用于中药资源可持续利用，首先从药用植物中克隆活性成分生物合成途径上的基因；逐一进行功能鉴定并通过基因功能研究解析药用活性成分生物合成途径；

然后，参考植物源途径设计并整合异源生物合成途径；将人工设计的途径装载到底盘细胞（大肠杆菌、酵母等）基因组上构建微生物细胞工厂；最后优化发酵条件实现药用活性成分及其中间体的高效发酵生产。

目前，除了紫杉醇、青蒿素、丹参酮、人参皂苷等少数次生代谢途径上基因解析较为清楚外，对于大多数药用活性成分的生物合成途径还缺乏。因此，与中药药用活性成分相关基因元件的挖掘和生物合成途径的解析，将是目前中药合成生物学研究的首要任务。近年来被广泛使用的异源合成底盘细胞主要为微生物，如大肠杆菌、酿酒酵母、枯草芽胞杆菌等，随着研究的深入和广泛，具有精细的调控系统、能通过光合作用获得代谢前体物质的植物系统也将被开发为合成某些特定类型化合物的底盘系统，如以烟草细胞构建底盘细胞异源合成青蒿素等代谢物。目前主要通过两种构建策略在不同底盘细胞中构建药用活性成分代谢途径。第一种构建策略是药用活性成分固有代谢途径的转移、重构与工程化，这种构建策略是建立在代谢途径的深刻解析的基础之上，是中药合成生物学研究中主要的构建策略。第二种构建策略是全新药用活性成分合成途径的设计、筛选、组装与程序化，这种构建策略是根据药用活性成分的化学结构而设计的一条合成路线。根据这条合成路线从基因数据库中筛选出能参与设计好的合成路线的酶基因，并将这些酶基因导入底盘细胞中，在底盘细胞中组装成一条新的药用活性成分生物合成路线。对目标产物代谢途径的上游或下游的生物合成途径进行系统优化，主要包括 3 个层次，①提高工程菌生物合成途径效率，提高前体供应，提高并且平衡代谢途径中各个途径酶的效率，如增加基因拷贝数、对启动子进行修饰、密码子优化、基因替换、调控辅酶数量以及选择不同区室等；或者通过优化或平衡多基因控制的代谢途径增加前体供应。②抑制或下调竞争代谢途径，从而限制或减少流入竞争代谢途径中的代谢流，促使相对更多的底物流入目标产物生物合成的特异途径。③整个代谢系统的平衡和调控，对于代谢途径的平衡优化，主要采用一种基于全局的数学算法和生物信息分析，如代谢流控制分析。对整个细胞进行全转录调控是提高细胞性能的另一个有效策略，通过对细胞全局转录机制的调控改造，不但能增加细胞对产物（中药药用活性成分大多对细胞有一定毒性）的耐受性，还有利于整个细胞网络的协调，增加目标产物的合成。

美国加州大学伯克利分校 J. D. Keasling 课题组利用合成生物学技术，对微生物进行工程化操作，实现了青蒿素中间体的微生物合成。根据大肠杆菌的密码子偏好性，合成青蒿酸合成酶（ADS）的编码基因、共表达操纵子（编码 DXS、IPPHp、IspA）以及引入异源的酵母菌甲羟戊酸途径，从而提高了青蒿酸的产量。2006 年，该课题组将 *ADS* 基因插入由 *GAL*1 启动子控制转录的 pRS435 质粒中，并克隆青蒿的细胞色素 P450 氧化还原酶 *CYP71AV*1/*CPR*，通过优化 FPP 生物合成途径使得青蒿酸合成量达到 153mg/L（见本书第八章生物转化技术应用）。2013 年 4 月 11 日法国赛诺菲（Sanofi）制药公司根据 Keasling 课题组研究成果，启动了大规模的青蒿素半合成（partially synthetic version of artemisinin）。青蒿素前体青蒿酸产量达到了 25g/L，然后经过 4 步化学反应合成了青蒿素。该药物是合成生物学新兴领域的首战告捷。下面主要描述发表在 2013 年 *Nature*

上的青蒿素半合成技术（Paddon et al.，2013）是如何通过合成生物学技术将合成青蒿酸的酵母菌株的生产能力提高到可商业化生产的水平。

1. **改变启动子从而改变诱导物，以降低成本** 优化可以合成 amorphadiene 的酵母菌株 Y337（Westfall et al.，2012），更换编码鲨烯合酶的 *ERG*9 基因的诱导型启动子，将 *MET*3 启动子（诱导物为甲硫氨酸）换成了 *CTR*3 启动子（诱导物为硫酸铜），降低诱导物添加的成本。利用这两种启动子的两个菌株（Y1516 和 Y337）合成 amorphadiene 的量基本一致，以此表明两个启动子对 *ERG*9 的抑制效果一致。

2. **改变不同基因相对表达量，增加菌株生活力** 比较 Y337 和 Y285［与 Y337 相比，另外高表达 *CYP71AV*1（编码细胞色素 P450 酶）和 *CPR*1（编码 P450 同源的还原酶）］菌株合成 amorphadiene 的能力，Y337 能够合成 12g/L 以上的 amorphadiene，而 Y285 合成的倍半萜烯要少的多，只有 3.3g/L 青蒿酸、0.3g/L amorphadiene 和 0.18g/L 青蒿醇，没有检测到青蒿醛。另外，Y285 表达了 *CYP71AV*1 和 *CPR*1 后的生活力也显著下降。推测是由于细胞色素 P450 氧化 amorphadiene 或者是青蒿酸的快速积累造成的。以往研究表明细胞色素 P450 与其还原酶间的耦合差能导致活性氧的释放。在肝脏微粒体中，P450 的量通常高于其还原酶。但是在 Y285 和 Y301 菌株中两种酶基因存在于半乳糖调控的强启动子下的高拷贝质粒中，两种酶的表达量应该是基本一致。因此，将还原酶基因 *CPR*1 的强启动子换成弱启动子（*GAL*3 启动子），并将其单拷贝基因整合到基因组 DNA 中，形成菌株 Y657。Y657 的生活力有所提高，但是青蒿酸合成量较低。比较合成的所有源于 amorphadiene 的倍半萜烯表明，虽然 *CPR*1 表达降低导致青蒿酸合成的减少，但是总的倍半萜烯的合成相对较高，说明，*CPR*1 表达降低能够增加细胞生活力，但降低了 amorphadiene 氧化的速率。

3. **在菌株中增加代谢途径酶基因互作因子基因的表达，提高酶反应速率** 以往研究表明一些 P450 如果和细胞色素 b5 相互作用，就能够增强 P450 的反应速率。因此，首先克隆到青蒿植物中的细胞色素 b5 的 cDNA，然后使其在强启动子（*GAL*7 启动子）下于 *CPR*1 低表达的菌株中表达，形成 Y692 菌株。与不表达 *CYB*5 的菌株相比，Y692 能合成更高含量的青蒿酸。*CYB*5 的表达也增加了青蒿醛的合成，在摇瓶培养条件下，总倍半萜烯合成量增加 40%，在发酵罐中培养能使青蒿醛合成量增加近 1 倍。

4. **增加相关酶基因表达，降低代谢产物对菌株细胞的毒性** 考虑到青蒿醛的反应性和可能的毒性，在 Y692 菌株中又增加了青蒿植物中的青蒿醛脱氢酶基因（*ALDH*1）的表达，形成 Y973 和 Y1368 菌株。Y1368 菌株另外表达更高水平的胞质过氧化氢酶以减弱氧化胁迫。*ALDH*1 的表达显著增加了摇瓶培养和发酵罐培养菌株青蒿酸的合成，摇瓶培养检测不到青蒿醛，发酵罐培养检测到极少量青蒿醛。

5. **增加代谢途径相关酶基因的表达，提高代谢产物得率** 在研究青蒿植物腺毛中青蒿素生物合成过程中，发现了编码乙醇脱氢酶的基因（*ADH*1）。序列分析和体外实验表明 *ADH*1 属于中等链的脱氢酶/还原酶超基因家族的一个 NAD 依赖的乙醇脱氢酶，对青蒿醇有特异性。推测 *ADH*1 也可能参与青蒿素的生物合成。因此，在酵母菌株中与 *ALDH*1、*CYP71AV*1、*CYB*5 和 *CPR*1 一起，表达了 *ADH*1，形成菌株 Y1283。Y1283 摇瓶培养条件下，检测不到青蒿醇，青蒿酸合成量增加 18%。发酵罐中培养，*ADH*1 基因表达使青蒿酸产量达到 8.1g/L。将 Y1283 菌株的 *GAL*80 基因敲除，得到 Y1284 菌株。Y1284 不需要半乳糖诱导，仍能比 Y1283 合成更高含量的青蒿酸。

**6. 改善培养条件，进一步增加代谢产物得率** 观察发现，*ALDH*1 表达菌株合成的青蒿酸以胞外晶体沉淀形式存在。为克服晶体沉淀取样困难，在培养液中加入 10%（*V/V*）异丙基十四烷酸酯（IPM）油。IPM 的加入显著增加了菌株的生活力。对于不表达 *ALDH*1 和 *ADH*1 的菌株，加入 IPM 导致中间产物（amorphadiene，青蒿醇和青蒿醛）的形成，对于表达有 *ALDH*1 和 *ADH*1 的菌株，加入 IPM，青蒿酸合成量达到 14g/L。而且，Y1284 菌株在通过反馈控制的乙醇脉冲式添加方式的 IPM 萃取发酵中，能够产生更高得率的青蒿酸至 25g/L。

另外，值得一提的是，将代谢产物合成相关基因导入酵母菌株前，基因的编码序列均经过密码子优化后，通过基因合成手段合成目标基因，然后进行连接转化等实验步骤。图 13－3 显示了酵母中青蒿酸的合成步骤。通过合成生物学技术获得的青蒿酸，可以经过化学合成手段，获得有药用价值的终产物青蒿素。图 13－4 列出了目前最有效的青蒿素半合成的基本流程。将为更多有价值的植物代谢产物的相关研究提供借鉴。

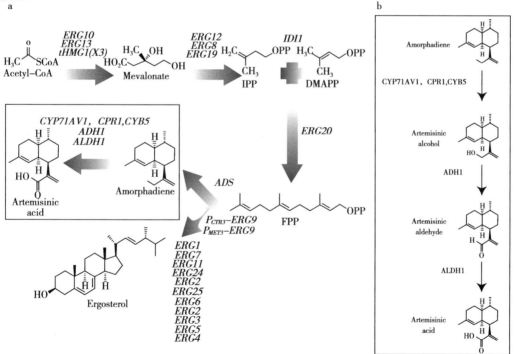

**图 13－3 酵母中青蒿酸合成途径**

a. 青蒿素合成途径。DMAPP 为二甲基烯丙基二磷酸；FPP 为法尼基二磷酸；IPP 为异戊烯基二磷酸。*tHMG*1 编码截短的 HMG－CoA 还原酶。b. 酵母中由 amorphadiene 形成植物青蒿中青蒿酸的三步氧化反应。*CYP71AV*1、*CPR*1 和 *CYB*5 氧化 amorphadiene 形成青蒿醇；*ADH*1 氧化青蒿醇形成青蒿醛；*ALDH*1 氧化青蒿醛形成青蒿酸。

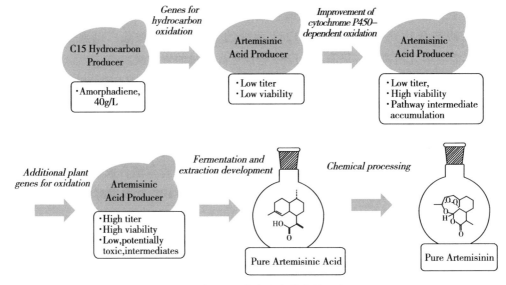

图 13 - 4 利用酵母半合成青蒿素的基本过程

# 第十四章 生物信息学

## 第一节 概念与原理

生物信息学（bioinformatics）运用计算机技术和信息技术开发新的算法和统计方法，对生物实验数据进行分析，确定数据所含的生物学意义，并开发新的数据分析工具以实现对各种信息获取和管理的学科。包括生物学数据的研究、存档、显示、处理和模拟，基因遗传和物理图谱的处理，核苷酸和氨基酸序列分析，新基因的发现和蛋白质结构的预测等。

生物信息学可以定义为对分子生物学中两类信息流的研究。

第一类信息流源于分子生物学的中心法则：DNA 序列被转录为 mRNA 序列，后者被翻译为蛋白质序列。蛋白质序列继而折叠为具功能的三维结构。按照达尔文演化理论，这些功能被生物体的环境所选择，从而驱动群体中 DNA 序列的进化。因此，第一类生物信息学应用关注于中心法则中任一阶段的信息传递，包括 DNA 序列中基因的组织与控制、确定 DNA 中的转录单位、从序列预测蛋白质结构以及分子功能分析。

第二类信息流基于科学方法：提出关于生物学活动的假设，设计实验以验证这些假设，评估结果与假设的相容性，然后根据实验数据对原假设作扩展或修正。第二类研究方法关注这一流程中的信息传递，包括产生假设、设计实验、通过数据库将实验结果组织起来、检验数据与模型的相容性以及修正假设的各个系统。

## 第二节 方法与技术

### 一、常用数据库

生物信息数据库大体可以分为四个大类，即基因组数据库、核酸和蛋白质一级结构序列数据库、生物大分子（主要是蛋白质）三维空间结构数据库、以上述 3 类数据库和文献资料为基础构建的二次数据库。基因组数据库来自基因组作图，序列数据库来自序列测定，结构数据库来自 X 衍射和核磁共振结构测定。这些数据库是分子生物信息学的基本数据资源，通常称为基本数据库、初始数据库，也称一次数据库。根据生命科学不同研究领域的实际需要，对基因组图谱、核酸和蛋白质序列、蛋白质结构以及文献等数据进行分析、整理、归纳、注释，构建具有特殊生物学意义和专门用途的二次数据库，是数据库开发的有效途径。近年来，世界各国的生物学家和计算机科学家合作，已经开发了几百个二次数据库和复合数据库，也称专门数据库、专业数据库、专用数据库。

### 1. 常用数据库及其网址

（1）核酸序列数据库

| | |
|---|---|
| GenBank | http：//www. ncbi. nlm. nih. gov/Genbank/ |
| EMBL | http：//www. ebi. ac. uk/embl/ |
| DDBJ | http：//www. ddbj. nig. ac. jp/ |

（2）基因组数据库

| | | |
|---|---|---|
| GDB | http：//www. gdb. org | 人类基因组数据库 |
| SGD | http：//genome – www. stanford. edu/saccharomyces/ | 酵母基因组数据库 |
| TDB | http：//www. tigr. org/tdb/tdb. html | 综合模式生物基因组 |
| AceDB | http：//www. sanger. ac. uk/Software/Acedb | 线虫基因组 |
| dbEST | http：//www. ncbi. nlm. nih. gov/projects/dbEST/ | EST 数据库 |

（3）蛋白质序列数据库

| | |
|---|---|
| UniProt database | http：//www. ebi. ac. uk/uniprot/ |
| PIR | http：//pir. georgetown. edu/ |
| PROSITE | http：//www. expasy. ch/prosite |
| PRINTS | http：//www. bioinf. man. ac. uk/dbbrowser/PRINTS |

（4）蛋白质序列复合数据库

| | |
|---|---|
| NRDB | http：//www. ncbi. nim. nih. gov/BLAST |
| OWL | http：//www. bioinf. man. ac. uk/dbbrowser |
| MIPSX | http：//www. mips. biochem. mpg. de/ |
| SwissProt + TrEMBL | http：//srs. ebi. ac. uk |

（5）蛋白质结构数据库

| | |
|---|---|
| PDB | http：//www. rcsb. org/pdb |
| NRL – 3D | http：//pir. georgetown. edu/pirwww/search/textnrl3d. html |
| ExPASy | http：//www. expasy. ch |

（6）蛋白质分类数据库

| | |
|---|---|
| HSSP | http：//www. sander. embl – heidelberg. de/hssp |
| SCOP | http：//scop. mrc – lmb. cam. ac. uk/scop |
| CATH | http：//www. biochem. ucl. ac. uk/bsm/cath |

### 2. 常用数据库结构

（1）GenBank 数据库结构　GenBank 是美国国家生物技术信息中心（National Center for Biotechnology Information，NCBI）维护的基因序列数据库，汇集并注释了所有公开的核酸序列。该中心隶属于美国国家医学图书馆，位于美国国家卫生研究院

（NIH）内。

完整的 GenBank 数据库包括序列文件、索引文件，以及其他有关文件。最常用的是序列文件。序列文件的基本单位是序列条目。序列条目由字段组成，每个字段由关键字起始，后面为该字段的具体说明。序列条目的关键字包括 LOCUS（代码）、DEFINITION（说明）、ACCESSION（编号）、NID 符（核酸标识）、KEYWORDS（关键词）、SOURCE（数据来源）、REFERENCE（文献）、FEATURES（特性表）、BASE COUNT（碱基组成）及 ORIGIN（碱基排列顺序）。

①LOCUS（代码）：是序列条目的标识符，蕴含该序列的功能。包括基因编号、序列长度、类型、种属来源以及录入日期等。以下列出家蚕溶茧酶的 mRNA 全序列，AB604648 表示家蚕溶茧酶基因 cocoonase 的编号。②ACCESSION（编号）：具有唯一性和永久性，代码"AB604648"用来表示家蚕溶茧酶的 mRNA 序列，在文献中引用这个序列时，应该以此编号为准。③KEYWORDS（关键词）字段：由序列的提交者提供，一般包括该序列的编码产物，以及其他相关信息。④SOURCE（数据来源）字段：说明该序列是从什么生物体、什么组织得到的，如本例中家蚕 Bombyx mori（domestic silkworm）。⑤ORGANISM（种属）字段：指出该生物体的分类学地位，如本例中家蚕、鳞翅目、真核生物等等。⑥REFERENCE（文献）字段：说明该序列中的相关文献，包括AUTHORS（作者），TITLE（题目）及 JOURNAL（杂志名）等。此外，该字段中还列出医学文献摘要数据库 MEDLINE 的代码。该代码实际上是个超文本链接，点击它可以直接调用上述文献摘要。一个序列可以有多篇文献，以不同序号表示，并给出该序列中的哪一部分与文献有关。⑦FEATURES（特性表）字段：具有特定的格式，用来详细描述序列特性。特性表中带有"/db‒xref/"标志的字符可以连接到其他数据库，如本例中的分类数据库（taxon：7091）。序列中各部分的位置都在表中标明，如 5'端非编码区、编码区、3'端非编码区、多聚腺苷酸重复区域等，翻译所得信号肽以及最终蛋白质产物也都有所说明。⑧BASE COUNT（碱基含量）字段：给出序列中的碱组成，如本例中 298a、186c、199g、247t。⑨ORIGIN 行：是序列的引导行，引导出碱基序列，以双斜杠行"//"结束。

例 14‒1　家蚕溶茧酶 cDNA 序列的 GenBank 条

| | | | | | |
|---|---|---|---|---|---|
| LOCUS | AB604648 | 930 bp | mRNA | linear | INV 20‒DEC‒2010 |
| DEFINITION | Bombyx mori QH‒Coc mRNA for cocoonase，complete cds. | | | | |
| ACCESSION | AB604648 | | | | |
| VERSION | AB604648.1　GI：315258603 | | | | |
| KEYWORDS | . | | | | |
| SOURCE | Bombyx mori（domestic silkworm） | | | | |
| 　ORGANISM | Bombyx mori | | | | |
| | Eukaryota；Metazoa；Arthropoda；Hexapoda；Insecta；Pterygota； | | | | |
| | Neoptera；Endopterygota；Lepidoptera；Glossata；Ditrysia； | | | | |
| | Bombycoidea；Bombycidae；Bombycinae；Bombyx. | | | | |

REFERENCE    1
  AUTHORS    Wang, H. W.
    TITLE    Purification, cloning and expression of cocoonase from silk moth,
             Bombyx mori
  JOURNAL    Thesis (2005) College of Animal Science and Technology, Sichuan
             Agricultural University (Author's PhD Thesis)
REFERENCE    2 (bases 1 to 930)
  AUTHORS    Wang, H. W.
    TITLE    Direct Submission
  JOURNAL    Submitted (12 – DEC – 2010) Contact: Hou Wei Wang College of Pharmacy,
             Shandong University of Traditional Chinese Medicine; Changqing
             University Science andTechnology Park, Jinan, Shandong 250355,
             China
FEATURES     Location/Qualifiers
    source   1..930
             /organism = "Bombyx mori"
             /mol_ type = "mRNA"
             /strain = "Qinghao"
             /db_ xref = "taxon: 7091"
             /tissue_ type = "submaxillary tissue"
             /country = "China"
             /PCR_ primers = "fwd_ seq: gcagtactatgathgtnggnggngargarat,
             rev_ seq: gaggactcgagctcaagcgtttttttttttttttttta"
    gene     1..930
             /gene = "QH – Coc"
    CDS      1..684
             /gene = "QH – Coc"
             /note = "natural cocoonase was purified from the silk moth
             submaxillary of Qinghao strain, Bombyx mori, and its cDNA
             was cloned with the degenerate primers designed acoording
             to the enzyme's N terminal amino acid sequence;
             trypsin – like protein"
             /codon_ start = 1
             /product = "cocoonase"
             /protein_ id = "BAJ46146. 1"
             /db_ xref = "GI: 315258604"
             /translation = "MIVGGEEISINKVPYQAYLLLQKDNEYFQCGGSIISKRHILTAA
             HCIEGISKVTVRIGSSNSNKGGTVYTAKSKVAHPKYNSKTKNNDFAIVTVNKDMAIDG
             KTTKIITLAKEGSSVPDKTKLLVSGWGATSEGGSSSTTLRAVHVQAHSDDECKKYFRS
             LTSNMFCAGPPEGGKDSCQGDSGGPAVKGNVQLGVVSFGVGCARKNNPGIYAKVSAAA
             KWIKSTAGL"

ORIGIN

　　　 1atgatcgtgg gcggcgaaga aattagcatt aacaaagttc cgtaccaagc gtatcttttg

　　　61ctccaaaaag ataacgaata cttccaatgc ggaggttcga ttattagcaa acgtcacatc

　　 121ctcacggcgg cacattgtat tgaaggtatt tccaaagtaa cggtgcgtat cggaagctca

　　 181aattctaata aaggaggcac cgtttataca gcgaaatcaa aggtggctca tccgaaatac

　　 241aattcgaaaa ctaaaaacaa cgatttcgcc attgtcaccg tgaacaaaga catggcgatc

　　 301gatggaaaaa ctactaaaat cattacttta gccaaagaag gctcttcggt tcctgacaaa

　　 361acgaaactat tggtttccgg gtgggggagct acaagcgaag gtggttcttc aagtacaacg

　　 421ctaagggctg tgcacgttca agctcattcc gacgatgaat gcaagaaata tttccgtagt

　　 481ttgacatcta atatgttctg cgccgggccc cctgaaggcg gaaaggactc ctgtcagggt

　　 541gattccggtg gtccagctgt taagggcaat gtccaacttg gtgtggtctc ctttggtgtc

　　 601ggctgcgctc gcaagaataa ccctggtatc tatgctaaag taagtgctgc tgcaaaatgg

　　 661ataaaatcaa cggcgggcct ataaatacga attagtcaaa atttaacttg agtttcaaac

　　 721attgcaatgg tatgtattac caattttttt gttattacct cttgaaatgc gcgtacttt t

　　 781gagtactcat tatctcagtg cacatatcat acgtaatact ttgaaactca agttcagaga

　　 841gaatttgtgt agcttaaagt tttaaataaa ggcactgttt ccctaaaaaa aaaaaaaaaa

　　 901aaaaaaaaaa acgcttgagc tcgagtcctc

　　（2）EMBL 数据库结构　　EMBL 是由欧洲分子生物学实验室（European Molecular Biology Laboratory，EMBL）（位于英国剑桥）维护的基因序列数据库，数据库的基本单位也是序列条目（例 14 - 2），表 14 - 1 为 EMBL 数据库序列条目说明。

表 14 - 1　EMBL 数据库序列条目说明

| 代码<br>（Code） | 全称<br>（Full meaning） | | 说明<br>（Comments） |
| --- | --- | --- | --- |
| ID | identifier | 身份号 | 数据库名称，该名称是唯一的，是由 EMBL 数据库给定的 |
| AC | accession number | 记录号 | 每个记录均是唯一的，并从不更改，是由 Gen-Bank 给定的。如果多个记录被合并成一个记录，原始记录号均会被注明 |
| DT | data | 日期 | 2 个日期被注出，一个是该数据第一次被记录时间，另一个是最后一次的时间 |
| DE | description | 描述 | 对该基因的文字描述 |
| KW | keywords | 关键词 | 描述该基因的关键词 |
| OS | organism（species） | 物种 | 物种名称 |
| OC | organism（classification） | 分类 | 物种的一个简单分类 |
| OG | Organelle | 细胞器 | 该基因是否在某一个特殊的细胞器中 |
| RN | reference number | 文献编号 | |

| 代码<br>（Code） | 全称<br>（Full meaning） | | 说明<br>（Comments） |
|---|---|---|---|
| RC | reference comment | 文献说明 | |
| RP | reference positions | 文献大小 | 与该记录研究相关的文献信息 |
| RX | cross – reference | 相关文献 | |
| RA | reference authors | 文献作者 | |
| RT | reference title | 文献题目 | |
| RL | reference location | 文献出处 | |
| DR | database cross – reference | 相关文献数据库 | |
| | feature header | 主表头 | 该记录主要内容列表表头 |
| FH | feature table data | 主表数据 | |
| FT | comments | 说明 | 对记录的文字说明 |
| | | 空白行 | |
| CC | spacer line | 序列头 | 有关该序列大小和组成的信息 |
| XX | sequence header | 序列数据 | |
| SQ | sequence data | 空白 | |
| blank | termination line | 终止行 | 一个记录的终止符号 |

### 例 14 – 2 家蚕溶茧酶 cDNA 序列的 EMBL 数据库序列条目

ID    AB604648；SV 1；linear；mRNA；STD；INV；930 BP.

XX

AC    AB604648；

XX

DT    23 – DEC – 2010（Rel. 107，Created）

DT    23 – DEC – 2010（Rel. 107，Last updated，Version 1）

XX

DE    Bombyx mori QH – Coc mRNA for cocoonase, complete cds.

XX

KW    .

XX

OS    Bombyx mori（domestic silkworm）

OC    Eukaryota；Metazoa；Arthropoda；Hexapoda；Insecta；Pterygota；Neoptera；

OC    Endopterygota；Lepidoptera；Glossata；Ditrysia；Bombycoidea；Bombycidae；

OC    Bombycinae；Bombyx.

XX

RN    ［1］

RP    1 – 930

RA    Wang H. W.；

RT    ；

RL Submitted（12－DEC－2010）to the INSDC.

RL Contact：Hou Wei Wang College of Pharmacy，Shandong University of

RL Traditional Chinese Medicine；Changqing University Science and Technology

RL Park，Jinan，Shandong 250355，China

XX

RN ［2］

RA Wang H. W.；

RT "Purification，cloning and expression of cocoonase from silk moth，Bombyx

RT mori"；

RL Thesis（2005），College of Animal Science and Technology，Sichuan

RL Agricultural University

XX

FH Key Location/Qualifiers

FH

FT source 1..930

FT /organism＝"Bombyx mori"

FT /strain＝"Qinghao"

FT /mol_ type＝"mRNA"

FT /country＝"China"

FT /tissue_ type＝"submaxillary tissue"

FT /PCR_ primers＝"fwd_ seq：gcagtactatgathgtnggnggngargarat，

FT rev_ seq：gaggactcgagctcaagcgtttttttttttttttttta"

FT /db_ xref＝"taxon：7091"

FT CDS 1..684

FT /codon_ start＝1

FT /gene＝"QH－Coc"

FT /product＝"cocoonase"

FT /note＝"natural cocoonase was purified from the silk moth

FT submaxillary of Qinghao strain，Bombyx mori，and its cDNA

FT was cloned with the degenerate primers designed acoording

FT to the enzymeś N terminal amino acid sequence"

FT /note＝"rypsin－like protein"

FT /db_ xref＝"GOA：E5RVK3"

FT /db_ xref＝"InterPro：IPR001254"

FT /db_ xref＝"InterPro：IPR001314"

FT /db_ xref＝"InterPro：IPR009003"

FT /db_ xref＝"InterPro：IPR018114"

FT /db_ xref＝"UniProtKB/TrEMBL：E5RVK3"

FT /protein_ id＝"BAJ46146. 1"

FT /translation＝"MIVGGEEISINKVPYQAYLLLQKDNEYFQCGGSIISKRHILTAAH

FT CIEGISKVTVRIGSSNSNKGGTVYTAKSKVAHPKYNSKTKNNDFAIVTVNKDMAIDGKT

```
FT          TKIITLAKEGSSVPDKTKLLVSGWGATSEGGSSSTTLRAVHVQAHSDDECKKYFRSLTS
FT          NMFCAGPPEGGKDSCQGDSGGPAVKGNVQLGVVSFGVGCARKNNPGIYAKVSAAAKWIK
FT          STAGL"
XX
SQ    Sequence 930 BP； 298 A； 186 C； 199 G； 247 T； 0 other；
      atgatcgtgg gcggcgaaga aattagcatt aacaaagttc cgtaccaagc gtatcttttg          60
      ctccaaaaag ataacgaata cttccaatgc ggaggttcga ttattagcaa acgtcacatc         120
      ctcacggcgg cacattgtat tgaaggtatt tccaaagtaa cggtgcgtat cggaagctca         180
      aattctaata aaggaggcac cgtttataca gcgaaatcaa aggtggctca tccgaaatac         240
      aattcgaaaa ctaaaaacaa cgatttcgcc attgtcaccg tgaacaaaga catggcgatc         300
      gatggaaaaa ctactaaaaat cattacttta gccaaagaag gctcttcggt tcctgacaaa         360
      acgaaactat tggtttccgg gtggggagct acaagcgaag gtggttcttc aagtacaacg         420
      ctaagggctg tgcacgttca agctcattcc gacgatgaat gcaagaaata tttccgtagt         480
      ttgacatcta atatgttctg cgccgggccc cctgaaggcg gaaaggactc ctgtcagggt         540
      gattccggtg gtccagctgt taagggcaat gtccaacttg gtgtggtctc ctttggtgtc         600
      ggctgcgctc gcaagaataa ccctggtatc tatgctaaag taagtgctgc tgcaaaatgg         660
      ataaaatcaa cggcgggcct ataaatacga attagtcaaa atttaacttg agtttcaaac         720
      attgcaatgg tatgtattac caatttttt gttattacct cttgaaatgc gcgtacttt          780
      gagtactcat tatctcagtg cacatatcat acgtaatact ttgaaactca agttcagaga         840
      gaatttgtgt agcttaaagt tttaaataaa ggcactgttt ccctaaaaaa aaaaaaaaaa         900
      aaaaaaaaaa acgcttgagc tcgagtcctc                                         930
```

　　（3）蛋白质结构数据库　实验获得的三维蛋白质结构均贮存在蛋白质数据库 PDB中，PDB 是国际上主要的蛋白质结构数据库，PDB 贮存有由 X 射线和核磁共振（NMR）确定的结构数据。NRL－3D 数据库提供了贮存在 PDB 库中蛋白质的序列，它可以进行与已知结构的蛋白质序列的比较。对来自 PDB 中每个已知三维结构的蛋白质序列进行多序列同源性比较（multiple sequence alignment）的结果，被贮存在 HSSP（homology－derived structures of proteins）数据库中。被列为同源的蛋白质序列很有可能具有相同的三维结构，HSSP 因此根据同源性给出了 UniProt database 数据库中所有蛋白质序列最有可能的三维结构。要想了解对已知结构蛋白质进行等级分类的情况可利用 SCOP（Structural classification of proteins）数据库，在该库中可以比较某一蛋白质与已知结构蛋白的结构相似性。CATH 是与 SCOP 类似的一个数据库。

## 二、常用软件

### 1. 常用软件下载网址

　　Clustal（X/W）可进行多重序列比对，并制作系统进化发育树。下载网址：FTP：ftp. bio. indiana. edu 或 FTP：ch. embnet. org。

　　DNA Club 是对 DNA 进行与 PCR 有关操作的一个简单软件。主要功能是输入 DNA序列；查找 ORF 序列；把 DNA 翻译成蛋白序列；查找酶切位点；查找 PCR 引物序列。

下载网址：www. biosino. org/pages/download. html。

DNATools 与 Omiga、DNAsis、PC/Gene 等软件属于同一类的综合性 DNA 分析软件。下载网址：www. biosino. org/pages/download. html。

Vector NTI Suite 综合性蛋白核酸分析工具包。下载网址：www. biosino. org/pages/download. html。

GeneDoc 多序列编辑分析软件，用于分析生物分子中结构和功能之间的关系。下载网址：www. biosino. org/pages/download. html。

GenQuest 以表格为基础的程序，可通过万维网对基因组数据库进行检索，可提供对 SWISS – PROT、基因组数据库（GSDB）、Protein Databank（PDB）和 Prosite 数据库所进行的 BLAST、FASTA 和 Smith – Waterman 检索。下载网址：http://www. gdb. org。

RasMol 是观看生物分子 3D 微观立体结构软件，可旋转，可多个模式观看。下载网址：www. biosino. org/pages/download. htm。

RNAstructure 根据 RNA 的一级序列，进行二级结构分析并作图。下载网址：www. biosino. org/ pages/ download. htm。

Seqverter 文件格式转换工具。下载网址：www. biosino. org/pages/download. html。

Swiss PDB Viewer OpenGL 对蛋白质进行显示和分析的软件。它直观地提供了大量的菜单以满足查看显示蛋白的结构。通过 www. biosino. org /pages/download. html 免费下载。

2. BLAST　BLAST 程序（basic local alignment search tool）由 NCBI 研制，主要用于 DNA 和蛋白质序列相似性搜索，包括 BLASTP、BLASTN、BLASTX、TBLASTN、TBLASTX 等子程序。BLASTN 是在核苷酸序列库搜索核苷酸序列；BLASTP 是在蛋白质序列库中搜索蛋白质序列；TBLASTN 是在核酸序列库中搜索氨基酸序列，此时的序列库在搜索之前要按所有 6 种读框即时翻译。BLASTX 是在蛋白质序列库中检索核苷酸序列，检索时要将所输入的核酸序列按所有 6 种读框翻译，然后再以之搜索蛋白质序列库。TBLASTN 是在核酸序列库（用 6 种读框即时翻译）中比对目的蛋白质序列。TBLASTX 是在核酸序列库（用 6 种读框即时翻译）中比对目的核酸序列（同样用所有 6 种读框翻译）。PSI – BLAST 可以对数据库进行多轮循环检索，每一轮的检索速度都大约是 BLAST 的两倍，但每一轮都能提高检索的敏感性。它是目前 BLAST 程序家族中敏感性性最高的成员。

由于蛋白质序列的进化要比 DNA 序列慢一些，在蛋白质序列水平上的远缘关系在 DNA 水平上可能被错过。因此，如果目的 DNA 序列中有蛋白质编码区，则用翻译的蛋白质序列来搜索蛋白质序列库，要比用 DNA 序列搜索核苷酸序列库更有价值。如果无法确定编码区，则可利用 BLASTX 按所有 6 种读框来翻译 DNA 序列，然后用它搜索蛋白质序列库。由于蛋白质序列库仅包含已鉴定的蛋白质，所以必须采用 TBLASTN 程序在现有的 GenBank、EMBL 或 DDBJ DNA 序列库中检索新确定的氨基酸或翻译过的 DNA 序列。这种检索有时可以找到一些显著相似的 DNA 序列，而原本并不知道这些序列可编码蛋白质。

（1）BLAST 核苷酸数据库搜索。

进入 BLAST 服务器主页（EXPASY BLAST 登陆网址：http：// web. expasy. org/ blast/；NCBI BLAST 登陆网址：http：// blast. ncbi. nlm. nih. gov/Blast. cgi；WU – BLAST 登陆网址：http：// www. ebi. ac. uk/Tools/sss/wublast/），按照以下步骤进行相关数据库搜索：

①在 BLAST 主页的序列输入框内键入 EMBL 的身份号（ID），GenBank 的记录号（accession number），或者复制未知序列，粘贴该序列到输入框内。②选择相关程序：BLASTN。③选择数据库：GenBank、EMBL 或 DDBJ DNA 序列库。④缺省替换矩阵选项：在 BLASTN 中不必应用矩阵。⑤选择序列输入格式：Plain TEXT，以文本格式发送核酸序列。⑥按如下选定：Gapped Alignment：ON；BLAST filter：ON；Graphic Output：ON。⑦按下运行按钮：Run BLAST。⑧等待，并检查运行结果。

BLAST 结果报告的上部是有关程序的描述（如 BLASTN）、程序的版本和相关信息，接下来是输入的未知序列，如果部分序列片段在过滤时未通过，则可看到一串 N 序列片段。下面的几行提供了搜索的数据库信息，包括该数据库最新更新时间。最后部分是在"searching"和"done"之间一系列（共 50 个）点（、），如果是星号（＊），则表示程序在搜索该数据库时发生了障碍，少于 50 个点表明程序未能搜索整个数据库。这些因素必须予以考虑，可能需要重新运行一次。在"Searching Done"行下，是一幅图。图最上面红色一条线代表未知的待搜索序列。在该线上有一个刻度，刻度下的数字为序列长度。其他不同颜色的线分别代表数据库中与之相似性显著的序列。（图 14 – 1）

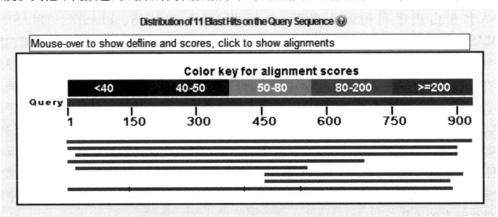

图 14 – 1　检索序列的 BLAST 结果分布图

结果报告的再下面是达到联配显著的序列描述（图 14 – 2）。其中第一行描述中，E 值越小，联配结果越显著。但是，E 值最小的序列并不总是目标序列。应注意短的重复序列和模序家族（motif family），它们可能不被统计联配算法（如 BLAST）看中。

返回 BLAST 服务器主页，点击"Advanced BLAST"按钮，将出现一个有很多选项的页面。对于大多数搜索，最佳选项设置往往已被设为缺省状况，但可以改变这些设置，进行一些必要的搜索研究，这需要准确地理解这些选项的真正含义。

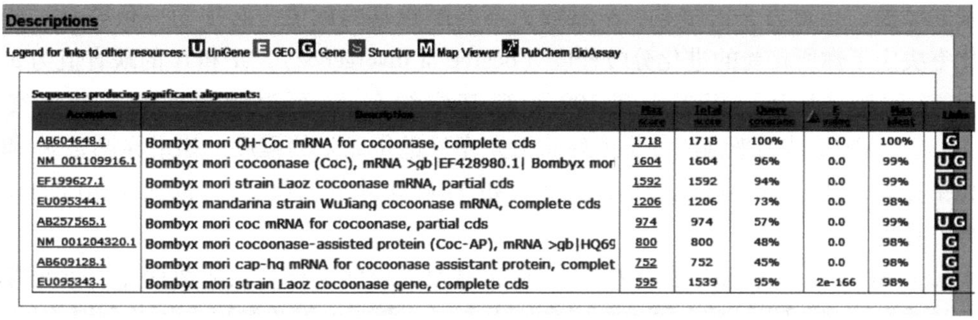

**Descriptions**

Legend for links to other resources: U UniGene E GEO G Gene S Structure M Map Viewer ☒ PubChem BioAssay

Sequences producing significant alignments:

| Accession | Description | Max score | Total score | Query coverage | E value | Max ident | Links |
|---|---|---|---|---|---|---|---|
| AB604648.1 | Bombyx mori QH-Coc mRNA for cocoonase, complete cds | 1718 | 1718 | 100% | 0.0 | 100% | G |
| NM_001109916.1 | Bombyx mori cocoonase (Coc), mRNA >gb\|EF428980.1\| Bombyx mor | 1604 | 1604 | 96% | 0.0 | 99% | U G |
| EF199627.1 | Bombyx mori strain Laoz cocoonase mRNA, partial cds | 1592 | 1592 | 94% | 0.0 | 99% | U G |
| EU095344.1 | Bombyx mandarina strain WuJiang cocoonase mRNA, complete cds | 1206 | 1206 | 73% | 0.0 | 98% | |
| AB257565.1 | Bombyx mori coc mRNA for cocoonase, partial cds | 974 | 974 | 57% | 0.0 | 99% | U G |
| NM_001204320.1 | Bombyx mori cocoonase-assisted protein (Coc-AP), mRNA >gb\|HQ69 | 800 | 800 | 48% | 0.0 | 98% | G |
| AB609128.1 | Bombyx mori cap-hq mRNA for cocoonase assistant protein, complet | 752 | 752 | 45% | 0.0 | 98% | G |
| EU095343.1 | Bombyx mori strain Laoz cocoonase gene, complete cds | 595 | 1539 | 95% | 2e-166 | 98% | G |

图 14-2　BLAST 结果中与检索序列达到联配显著的序列描述

①"WORDLENGTH"（字长）选项：BLAST 程序是通过比对未知序列与数据库序列中的短序列来发现最佳匹配序列的。最初进行"扫描"（scanning）就是确定匹配片段。序列的匹配程度由短序列（定义为"word"，即字）的联配得分总和来决定。联配时，"字"的每个碱基均被计分，如果碱基对完全相同（如 A 与 A），得某一正值；如果碱基对不很匹配（W 与 A 或 T），则得某一略小的正值；如果两个碱基不匹配，则得一负值。总的合计得分便决定了序列间的相似程度。得分高的匹配序列被称为高比值片段对（high-scoring segment pairs，HSP）。BLAST 程序在两个方向扩展 HSP，直至序列结束或联配已变为不显著。最后在 BLAST 报告中被列出的序列都是所有得分最高的序列。BLAST 的字长缺省值为 11，即 BLASTN 将扫描数据库，直到发现那些与未知序列的 11 个连续碱基完全匹配的 11 个连续碱基长度片段为止。然后这些片段（即字）被扩展。11 个碱基的字长已能有效地排除中等分叉的同源性和几乎所有随机产生的显著联配。

②"Filter"（过滤器）选项：过滤器将锁定诸如组成低复杂（low compositional complexity）序列区（如 Alu 序列），用一系列 N（NNNNNN）替代这些序列（N 代表任意碱基）。只有未知待检序列被过滤替代，而数据库的序列不被过滤。过滤对绝大多数序列都是有益的，"Filter"项的缺省选项为 ON。例如，多 A 碱基的尾部和脯氨酸富积的序列，这类序列数量极大，遍布整个基因组，直至整个数据库，会得到人为的高联配得分，从而误导分析。

③"Matrix"（矩阵）选项：联配的显著性是由返回的比对分值决定的，该分值反映的是所得到的联配随机产生的概率有多大。矩阵被用于鉴别数据库中的序列，同时又用来预测匹配的显著性大小。BLAST 系列程序主要使用两种类型矩阵（PAM 和 BLOSUM）。

④"EXPECT"选项：期望值阈值，缺省值设为 10。这一设置则表示联配结果中将有 10 个匹配序列是由随机产生，如果联配的统计显著性值（$E$ 值）小于该值（10），则该联配将被检出，换句话说，比较低的阈值将使搜索的匹配要求更严格，结果报告中随机产生的匹配序列减少。

⑤"Score Value"（分值）选项：在"WORDLENGTH"选项中曾论及碱基对匹配程度的赋分问题，其赋分的标准可由分值选项的 $M$ 和 $N$ 两个参数设置。M 参数为匹配

碱基的赋值，必须为一正整数；N 参数为不匹配碱基的赋值，必须为一负整数。$M/N$ 的比率决定了你所接受的进化分歧程度（degree of divergence），$M$ 和 $N$ 的缺省值为 5 和 -4。该比率（1.25）相当于在 100 个残基中约有 47 可以观测到的核酸点突变（PAM）。PAM 是被用来预测分子序列从祖先序列进化而来的程度。如果你调整 $M$ 和 $N$ 使比率提高，则 PAM 矩阵也应选择大些（指 PAM 矩阵后的数字），以适应相应的较大的分歧程度。

（2）BLAST　蛋白质数据库搜索。应用 BLAST 程序进行蛋白质数据库搜索步骤大致与核苷酸序列相同，登录 BLAST 服务器主页后，参照以下步骤进行相关数据库搜索：①选择序列联配程序：可选择 BLAST 或 FASTA 服务器。②复制蛋白质序列。③粘贴序列到输入框内，并调整相关选项。④运行 BLAST。使用提供的链接功能阅读检索结果报告。

（3）数据库信息检索系统　数据库信息检索系统操作性最强的是 SRS 和 Entrez。

①SRS 数据库信息检索系统：SRS（sequence retrieval system）检索系统可应用于大量不同的数据库，使用 SRS 系统的各个网站，其数据库可能略有差异。例如，OWL 数据库的数据来源主要是从其他主要蛋白质数据库中收集而来的，在 SEQNET 服务器（www. seqnet. dl. ac. uk/srs/srsc），可通过 SRS 搜索而进入 OWL，但在 EBI 网站通过 SRS 则不能进入 OWL。EBI 的 SRS 数据库检索系统登陆网址为：http:∥srs6. ebi. ac. uk/。

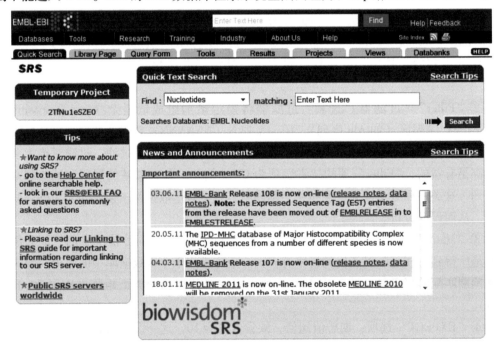

图 14 - 3　EBI 网站 SRS 主页

目的序列的检索一般可通过记录号或是该序列注释中的一些信息进行。SRS 的优势是可以使你通过普通的终端去检索大范围的数据库，并通过 DR 栏链接到其他数据库。SRS 的界面非常直观，图 14 - 3 所示是 EBI 网站 SRS 的主网。在 Find 框中选定搜索的数据库，并在 matching 文字框（text）中键入正确的检索词，检索可建立逻辑关系（and，or，not），然后按下"Search"按钮便开始检索，检索结果的输出格式等也可设定，选定的记录内容可通过网络浏览器上的保存功能存入计算机中。见图 14 – 3。

　　② Entrez 数据库信息检索系统：Entrez 是由 NCBI 创建并维护的基于 Web 界面的综合生物信息数据库信息检索系统，其通用网址为：http：// www. ncbi. nlm. nih. gov/entrez/。Entrez 提供了对 GenBank、EMBL、DDBJ、PIR – International、PRF、SWISS – PROT，以及 PDB 等数据库超过105000 个物种的序列数据的整合访问；可通过对收录了1100 多万篇生物医学论文的 PubMed 著作目录数据库检索，完成对著作目录或引用文献的检索；Entrez 还可以使用染色体图谱数据库和遗传数据库；可以检索来自 GeneBank 和其他数据库的蛋白质序列数据、基因组图谱数据、来自分子模型数据库（MMDB）的蛋白质三维结构数据、种群序列数据，并能在数据库间建立非常完善的联系。见图14 – 4。

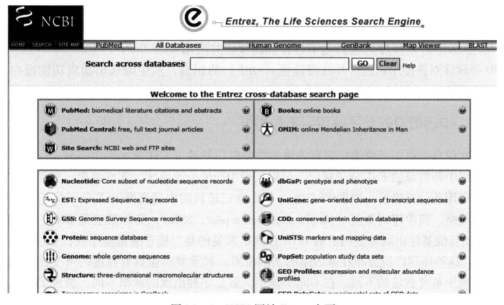

图 14 – 4　NCBI 网站 Entrez 主页

　　Entrez 所有操作都可以在网络浏览器上完成，并提供广泛的搜索方式，可将搜索限定在特定的范围，大大加快了检索速度，同时也有利于对检索结果的分析。用户还可以利用 Entrez 上提供的限制条件（limits）、索引（index）、检索历史（history）和剪贴板（clipboard）等功能来实现复杂的检索查询工作。Entrez 的另一个特点是把数据库和应用程序结合在一起，如通过"related sequence"可以直接找到与所查询的蛋白序列同源的其他蛋白质，在用 PubMed 查文献时，还可通过点击"related articles"查找到相关文献。

# 第三节 应用实例

## 一、中药功能基因的快速筛选与鉴定

基于表达序列标签（expressed sequence tags，EST）技术，应用生物信息学方法可以实现药用动、植物功能基因的快速筛选与鉴定。EST 的长度一般为 300～500bp，通过对特定生物材料的 cDNA 文库随机挑取的克隆进行大规模测序而获得，一般是 cDNA 分子的 5'或 3'端序列，但也有些 EST 是 cDNA 分子的内部短序列。EST 是基因的"窗口"，可特异性的代表生物体某种组织在某一时间的一个表达基因。基于 EST 技术的快速筛选与鉴定药用动、植物功能基因的一般程序如下。

建立中药特定组织 cDNA 文库，随机挑取 cDNA 克隆测序，获得大量 EST 序列；对 EST 序列应用 BLAST 等检索程序在 DNA 数据库或蛋白质数据库中进行序列联配和相似性分析，鉴定出哪些 EST 代表已知基因，哪些代表未知基因。在此基础上，利用 UNI-GENE 数据库对 EST 序列进行电子延伸和拼接，并应用 ORF finder、Gene SCAN 或 GeneID 等软件对拼接序列进行开放阅读框（ORF）的识别，从中筛选出相应功能蛋白基因的编码序列。

## 二、中药资源的分子鉴定与本草考证

生物信息学在中药资源学研究领域的重要应用是基于 EST 技术的中药分子标记的开发。应用中药资源的 EST 分子标记，可以实现中药的分子鉴定，正本清源，有助于提高中医临床用药的准确性。根据 EST 建立 SSR 标记是目前中药资源 EST 分子标记开发最常用的策略。简单序列重复（simple sequence repeat，SSR），又称微卫星 DNA，是由 1～6 个核苷酸基序串联重复组成的 DNA 序列。常见的是二核苷酸重复序列，如（AT）$_n$、（TG）$_n$，这种序列广泛分布在基因组的不同位置，其重复单位具有高度的可变性，其多态性来源于重复数量的不同。在不同个体中，重复序列出现的频率不同，造成了个体之间的多态性。在 GenBank、DDBJ 和 EMBL 等公共数据库中，提供了大量 EST 数据，这为中药资源 SSR 标记的开发提供了丰富的资源。应用生物信息学方法通过对大量 EST 数据进行 SSR 分析，可以估测 SSR 分子标记出现的频率和分布特征，进而形成中药资源的分子标记。其常用的筛选方法简述如下：

应用 EST - trimmer、Cross - match 等软件，对从数据库中直接获取的 EST 做前处理，以去除 poly A/T 尾巴和屏蔽载体序列；应用 Phrap 等软件，对处理后的 EST 序列做聚类分析，以剔除冗余的 EST；利用 Repeatmasker、MISA 等软件搜索 SSR，根据返回结果分析 EST 中 SSR 的频率特点和分布，然后选取目标 SSR 设计引物，即可通过 PCR 建立中药资源的 EST - SSR 标记。

## 三、中药新资源的发现

利用生物信息学技术构建中药资源的分子进化与系统发育树，通过纵横比对药用动、植物之间的进化发育距离，能够拓展中药资源的应用范围，进而挖掘和发现新型的中药资源。其一般策略如下：

检索并获得中药资源物种的基因序列、蛋白质序列或实验获得系列电泳图谱，基于距离矩阵法（distance matrix method）、最大简约（maximum parsimony）法，或最大似然（maximum likelihood）法，应用序列信息数据或电泳特征数据，计算物种间遗传距离，选用系统发育分析软件（表 14 - 3）绘制物种系统树，判别中药资源物种之间的进化亲疏关系。基于进化相近物种之间的物质基础相近或相似的认识，可以从中药资源的相近物种中挖掘和发现新型中药资源。

表 14 - 3　常用的分子进化与系统发育分析软件

| 软件名称 | 下载网址 | 软件说明 |
| --- | --- | --- |
| PHYLIP | http：// evolution. genetics. washinton. edu/phylip/ software. html | 由美国华盛顿大学 Felsenstein 开发，可免费下载，适用绝大多数操作系统 |
| PUZZLE | ftp：// fx. zi. biologie. uni – muenchen. de/ pub/ puzzle | 应用 quarter puzzling 方法（一种最大简约法）构建系统树 |
| phylogeny | http：// www. ebi. ac. uk/biocat/phylogeny. html | 欧洲生物信息研究所（EBI）的系统发育分析软件 |

# 参考文献

［1］唐克轩．中草药生物技术．上海：复旦大学出版社，2005.

［2］谢启昆．药用植物组织培养．上海：上海科学技术出版社，1986.

［3］冉懋雄．中药组织培养实用技术．北京：科学技术文献出版社，2004.

［4］邵鹏柱，曹晖．中药分子鉴定．上海：复旦大学出版社，2004.

［5］王蒂．植物组织培养．北京：中国农业出版社，2004.

［6］张自立，俞新大．植物细胞核和体细胞遗传学技术与原理．北京：高等教育出版社，1990.

［7］孙勇如，安锡培．植物原生质体培养．北京：科学出版社，1991.

［8］孙敬三，桂耀林．植物细胞工程实验技术．北京：科学出版社，1995.

［9］陈正华，Redenbaugh K．人工种子．北京：高等教育出版社，1990.

［10］崔凯荣，戴若兰．植物体细胞胚发生的分子生物学．北京：科学出版社，2000.

［11］潘瑞炽．植物组织培养．广州：广东高等教育出版社，2000.

［12］薛庆善．体外培养的原理与技术．北京：科学出版社，2001.

［13］黄学林，李筱菊．高等植物组织离体培养的形态建成及其调控．北京：科学出版社，1995.

［14］张献龙，唐克轩．植物生物技术．北京：科学出版社，2004.

［15］刘庆昌，吴国良．植物细胞组织培养．北京：中国农业大学出版社，2010.

［16］李胜，李唯．植物组织培养与技术．北京：化学工业出版社，2008.

［17］曹福祥．次生代谢及其产物生产技术．长沙：国防科技大学出版社，2006.

［18］郭勇，等．植物细胞培养技术与应用．北京：化学工业出版社，2004.

［19］刘进平．植物细胞工程简明教程．北京：中国农业出版社，2005.

［20］梅兴国．红豆杉细胞培养生产紫杉醇．武汉：华中科技大学出版社，2003.

［21］H. S. 查夫拉．植物生物技术导论．北京：化学工业出版社，2005.

［22］吴乃虎．基因工程原理．第2版．北京：科学出版社，1999.

［23］戴灼华，王亚馥，粟翼玟．遗传学．第2版．北京：高等教育出版社，2008.

［24］巩振辉．植物育种学．北京：中国农业出版社，2008.

［25］何光源．植物基因工程．北京：清华大学出版社，2007.

［26］王关林，方宏筠．植物基因工程．北京：科学出版社，2009.

［27］胡之璧．中药现代生物技术．北京：人民卫生出版，2009.

［28］吴剑波．微生物制药．北京：化学工业出版社，2002.

［29］曹军卫，马辉文，张甲耀．微生物工程．北京：科学出版社，2007.

［30］周世宁．现代微生物生物技术．北京：高等教育出版社，2007.

［31］余伯阳．中药生物技术．北京：中国医药科技出版社，2005.

［32］贾景明．中药生物技术．北京：化学工业出版社，2008.

［33］杨海龙，活泼，肖彩霞，章方龙．药用真菌深层发酵生产技术．北京：化学工业出版社，2009.

［34］黄年来，林志彬，陈国良．中国食药用菌学．上海：上海科学技术文献出版社，2010.

［35］梅乐和，岑沛霖．现代酶工程．北京：化学工业出版社，2006.

［36］郭勇．酶工程．第2版．北京：科学出版社，2004.

［37］孙志浩．生物催化工艺学．北京：化学工业出版社，2005.

［38］F. 奥斯伯，R. E. 金斯顿．精编分子生物学实验指南．北京：科学出版社，1998.

［39］贺林．解码生命——人类基因组计划和后基因组计划．北京：科学出版社，2000.

［40］夏其昌，曾嵘，等．蛋白质化学与蛋白质组学．北京：科学出版社，2004.

［41］郝柏林，张淑誉．生物信息学手册．上海：上海科技出版社，2000.

［42］张天真．作物育种学总论．北京：中国农业出版社，2008.

［43］Licino J，Wong ML. 蒋华良译．药物基因组学——寻求个性化治疗．北京：科学出版社，2005.

［44］冯新港．免疫信息学：原理及其应用．上海：上海科学技术出版社，2009.

［45］李仁利．药物构效关系．北京：中国医药科技出版社，2004.

［46］宋凯．合成生物学导论．北京：科学出版社，2010.

［47］Zhao H. Synthetic Biology. Elsevier publisher, 2013.

［48］Metcalf BW, Dillon S. Target validation in drug discovery. Beijing: Science Press (Elsevier, Ltd.), 2007.

［49］Clive J. Biotechnology. *Farm Chem Int*, 2006, 20 (1): 13.

［50］Schindel D E, Miller S E. DNA barcoding, a useful tool for taxonomists. *Nature*, 2005, 435: 17.

［51］Yu KW, Hosakatte NM. Ginsenoside production by hairy root cultures of *Panax ginseng*: influence of temperature and light quality. *Biochemical Engineering Journal*, 2005, 23 (1): 53 – 56.

［52］顾铭，欧阳藩．生化过程工程与中药现代化．中草药，2004，35 (8)：841.

［53］杨海龙，陈高洪，章克昌．利用药用真菌深层发酵加工中药．中国中药杂志，2005，30 (21)：1717.

［54］单宇，管福琴．生物技术在中药现代化中的应用．产业前沿，2008，3：11 – 13.

［55］朱倩．现代生物技术与中药研究开发．中国药业，2003，12 (12)：27 – 28.

［56］赵广荣，向志军，元英进，等．中药现代化研究的生物技术．中草药，2004，5 (35)：481 – 484.

［57］马小军，肖培根．种质资源多样性在药用植物开发中的重要意义．中国中药杂志，1998，23 (10)：579.

［58］韩碧文，李颖章．植物组织培养中器官建成的生理生化基础．植物学通报，1993，10 (2)：1 – 6.

［59］张荫麟．农杆菌转化后丹参植株再生．中国中药杂志，1997，22 (5)：274 – 275.

［60］Shimomura K, Sudo H, Saga H, et al. Shikonin production and secretion by hairy root cultures of *Lithospermum erythrorhizon*. *Plant Cell Rep*, 1991, 10: 282 – 285.

［61］Kawaguchi K, Hirotani M, Yoshikawaetal T. Biotransformation of digitoxigenin by ginseng hairy root cultures. *Phytochem*, 1990, 29 (3): 837 – 843.

［62］Fu CX, Xu YJ, Zhao DX, et al. A comparison between hairy root cultures and wild plants of *Saus-*

*surea involucrata* in phenylpropanoids production. *Plant Cell Rep*, 2006, 24（12）：750 – 754.

［63］ Dhakulkar S, Ganapathi TR, Bhargava S, et al. Induction of hairy roots in *Gmelina arborea* Roxb. and production of verbascoside in hairy roots. *Plant Sci*, 2005, 169（5）：812 – 818.

［64］李用芳，周延清. 发根农杆菌及其应用. 生物学杂志，2000，17（6）：29 – 31.

［65］ Georgiev M, Heinrich M, Kerns G, et al. Production of iridoids and phenolics by transformed *Harpagophytum procumbens* root cultures. *Eng Life Sci*, 2006, 6（6）：593 – 596.

［66］ Pavlov A, Bley T. Betalains biosynthesis by *Beta vulgaris* L. hairy root culture in a temporary immersion cultivation system. *Process Biochem*, 2006, 41（4）：848 – 852.

［67］黄炼栋，刘涤，胡之璧. 植物激素对丹参悬浮培养细胞生长和酚酸类化合物含量的影响. 中药材，2000，23（1）：1 – 2.

［68］姜广奋. 丹参组织和细胞培养研究概况. 中草药，1994，35（3）：156 – 157.

［69］胡凯，何颖，祝顺琴，等. 红豆杉细胞悬浮培养生产紫杉醇研究进展. 天然产物研究与开发，2003，14（5）：471.

［70］王敏，黄璐琦，李萌萌. 药用植物基因工程研究和应用展望. 中国中药杂志，2008，33（12）：1365 – 1371.

［71］董燕，张雅明，周联，等. 转基因技术在药用植物中的应用. 中草药，2009，40（3）：489 – 491.

［72］ Andow DA, Zwahlen C. Assessing environmental risks of transgenic plants. *Ecol Lett*, 2006, 9：196 – 214.

［73］庄毅. 中国药用真菌概况. 中国食用菌，2001，20（2）：3 – 5.

［74］ Zhang KC. The situation and feature of research and development of pharmaceutical fungi. *J Food Sci Biotechnol*, 2002, 21（1）：99 – 103.

［75］李羿，刘忠荣，吴沧庆. 发酵中药——拓展中药新药研究开发的新空间. 天然产物研究与开发，2004，16（2）：179 – 182.

［76］周选围，陈文强，邓百万，等. 生物技术在药用真菌资源开发与保护中的应用. 中草药，2005，36（3）：451 – 455.

［77］张显耻，何道珍. 中国冬虫夏草菌液体发酵工艺初探. 食用菌，1995，（6）：5 – 6.

［78］陈红霞. 酶工程在医药工业中的应用. 化学与生物工程，2005，10：5 – 7.

［79］欧阳平，张高勇，康保安. 类黄酮的新兴提取技术原理、应用及前景. 天然产物研究与开发，2003，15（6）：563 – 566.

［80］许明淑，罗明芳，邢新会，等. 酶法强化中药提取的研究进展. 中国中医药信息杂志，2005，12（12）：37 – 39.

［81］申彦晶，赵树进. 酶工程在中药有效成分提取及转化中的应用. 中国医药工业杂志，2007，38（4）：309 – 312.

［82］ Yim JS, Kim YS, Moon SK, et al. Metabolic activities of ginsenoside $Rb_1$, baicalin, glycyrrhizin and geniposide to their bioactive compounds by human intestinal. *Biological & Pharmaceutical Bulletin*, 2004, 27（10）：1580 – 1583.

［83］ Lee DS, Kim YS, Ko CH, et al. Fecal metabolic activities of herbal components to bioactive compounds. *Archives of Pharmacal Res*, 2002, 25（2）：165 – 169.

［84］ Kim DS, Cue YS, Yu HS, et al. Ginsenoside $Rh_2$ prepared from enzyme reaction. 大连轻工业学院学报，2001，20（2）：99 – 104.

［85］ Zhan JX, Zhang YX, Guo HZ, et al. Microbial metabolism of artemisinin by *Mucor polymorphos-*

porus and *Aspergillus niger*. *Nat Prod*，2002，65（11）：1693 – 1695.

［86］Fura A，Shu YZ，Zhu MS，et al. Discovering drugs through biological transformation：role of pharmacologically active metabolites in drugs discovery. *J Med Chem*，2004，47（18）：4339 – 4351.

［87］Ramachandra SR，Ravishankar GA. Plant cell cultures：Chemical factories of secondary metabolites. *Biotechnol dv*，2002，20（2）：101 – 153.

［88］刘国际，罗娜，陈俊英，等. 不同酶法酶提取薯蓣皂苷元的研究. 郑州大学学报（工学版），2005，26（4）：48 – 50.

［89］张黎明，张露亿，杜连祥. 酶解法提取胡芦巴种子中薯蓣皂苷元的工艺研究. 农业工程学报，2005，21（2）：161 – 164.

［90］史承，吴警，富瑶瑶，等. 酶解产物人参皂苷 $Rh_2$、$Rh_3$ 的二氯甲烷层析分离. 大连工业大学学报，2005，29（5）：313 – 316.

［91］欧阳平凯. 加强生物催化与生物转化技术在我国药物源头创新中的应用. 中国天然药物，2007，5（3）：161.

［92］Carballeira JD，Quezada MA，Hoyos P，et al. Microbial cells as catalysts for stereoselective red – ox reactions. *Biotech Adv*. 2009，27（6）：686 – 714.

［93］Stefan B，Danielle D，Melanie S. Whole – cellbiocatalysis：Evaluation of new hydrophobic ionic liquids for efficient asymmetric reduction of prochiral ketones. *Enzy Microb Technol*. 2009，45（4）：310 – 316.

［94］Stefan B，Stephanie BM，Dirk WB，et al. Asymmetric whole cellbiotransformations in biphasic ionic liquid／water – systems by use of recombinant *Escherichia col* with intracellular cofactor regeneration. *Tetra：Asym*. 2007，18：1883 – 1887.

［95］Holger P，Ross J，Dirk WB. Water immiscible ionic liquids as solvents for whole cell biocatalysis. *J Biotechnol*. 2006，124（1）：182 – 190.

［96］Peleman JD，van der Voort JR. Breeding by design. *Trends in Plant Sci*，2003，8（7）：330 – 354.

［97］黄姿梅. 罗汉果性别的分子标记研究. 桂林：广西师范大学出版社. 2007.

［98］李凤岚，马小军. 药用植物分子遗传图谱研究进展. 中草药. 2008，39（1）：129 – 133.

［99］Graham IA，Besser K，Blumer S，et al. The genetic map of *Artemisia annua* L. identifies loci affecting yield of the antimalarial drug artemisinin. Science，2010. 327：328 – 331.

［100］覃嘉明. 罗汉果品种资源花粉质量研究及遗传框架图构建. 南宁：广西大学，2009.

［101］Chen S，Yao H，Han J. Validation of the ITS2 region as a novel DNA barcode for identifying medicinal plants species. *PLOS one*，2010，5（1）：1 – 8.

［102］Newmaster SG，Fazekas AJ，Steeves RAD，et al. Testing candidate plant barcode regions in the *Myristicaceae*. *Molecular Ecology Resources*，2008，8：480 – 490.

［103］Meyer CP，Paulay G. DNA barcoding：Error rates based on comprehensive sampling. *Plos Biology*，2005，3：2229 – 2238.

［104］Lahaye R，van der Bank M，Bogarin D，et al. DNA barcoding the floras of biodiversity hotspots. *Proceedings of the National Academy of Sciences*. 2008，105：2923 – 2928.

［105］Meier RS，Kwong S，Vaidya G，et al. DNA barcoding and taxonomy in *Diptera*：A tale of high intraspecific variability and low identification success. *Systematic Biology*，2006，55：715 – 728.

［106］Kress WJ，Wurdack KJ，Zimmer EA，et al. Use of DNA barcodes to identify flowering plants. *Proceedings of the National Academy of Sciences*. 2005，102：8369 – 8374.

［107］李滢，孙超，罗红梅，等. 基于高通量测序 454 GS FLX 的丹参转录组学研究. 药学学报，

2010, 45 (4): 524 – 529.

［108］王勇波，刘忠，赵爱华，等．功能基因组学方法在药用植物次生代谢物研究中的应用．中国中药杂志，2009，34 (1): 6 – 10.

［109］Ansorge W. Next – generation DNA sequencing techniques. *New biotechnology*, 2009, 25 (4): 195 – 203.

［110］Blow N. Transcriptomics: the digital generation. *Nature*, 2009, 458 (7235): 239 – 242.

［111］Feinberg A. Epigenomics reveals a functional genome anatomy and a new approach to common disease. *Nature biotechnology*, 2010, 28 (10): 1049 – 1052.

［112］Hawkins RD, Hon GC, Ren B. Next – generation genomics: an integrative approach. *Nature Reviews Genetics*, 2010, 11 (7): 476 – 486.

［113］Oksman – Caldentey K, Saito K. Integrating genomics and metabolomics for engineering plant metabolic pathways. *Current opinion in biotechnology*. 2005, 16 (2): 174 – 179.

［114］Schmidt D, Wilson MD, Spyrou C, et al. ChIP – seq: using high – throughput sequencing to discover protein – DNA interactions. *Methods*, 2009, 48 (3): 240 – 248.

［115］Wang Z, Gerstein M, Snyder M. RNA – Seq: a revolutionary tool for transcriptomics. *Nature Reviews Genetics*, 2009, 10 (1): 57 – 63.

［116］Abbortt A. And now for the proteome. *Nature*, 2001, 409: 747.

［117］MacBeath G. Protein microarrays and proteomics. *Nat Genet.* 2002, 32: 625 – 632.

［118］Zhu H, Snyder M. Protein chip technology. *Curr Opin Chem Biol*, 2003, 71 (1): 55 – 63.

［119］王志平，乔建军，元英进．蛋白质组学在中药现代化研究中的应用．中草药，2004，35 (1): 1 – 41.

［120］Sergeeva A, Kolonin MG, Molldrem JJ, et al. Display technologies: application for the discovery of drug and gene delivery agents. *Adv Drug Deliv Rev*, 2006, 58 (15): 1622 – 1654.

［121］Li Q, Lai L. Prediction of potential drug targets based on simple sequence properties. *BMC Bioinformatics*, 2007, 8: 353.

［122］邢玉华，谭俊杰，李玉霞，等．合成生物学的关键技术及应用进展．中国医药生物技术，2012，7 (5): 357 – 363.

［123］Paddon CJ, Westfall PJ, Pitera DJ, et al. High – level semi – synthetic production of the potent antimalarial artemisinin. *Nature.* 2013, 496 (7446): 528 – 532.

［124］Westfall PJ, Pitera DJ, Lenihan JR, et al. Production of amorphadiene in yeast, and its conversion to dihydroartemisinic acid, precursor to the antimalarial agent artemisinin. *Proc Natl Acad Sci USA.* 2012, 109 (3): E111 – E118.

［125］黄璐琦，高伟，周雍进．合成生物学在中药资源可持续利用研究中的应用．药学学报，2014，49 (1): 37 – 43.